# COURS D'HYGIÈNE

PAR

**G. PERRIN**  ET  **H. COUPIN**

Docteur ès sciences, Docteur en médecine  
Ancien élève de l'École normale supérieure  
de Saint-Cloud  
Professeur à l'École normale  
et à l'École de Médecine de Clermont-F<sup>d</sup>

Docteur ès sciences  
Lauréat de l'Institut  
Chef de travaux d'Histoire naturelle  
à l'Université de Paris

## Troisième Année

TROISIÈME ÉDITION REVUE ET CORRIGÉE

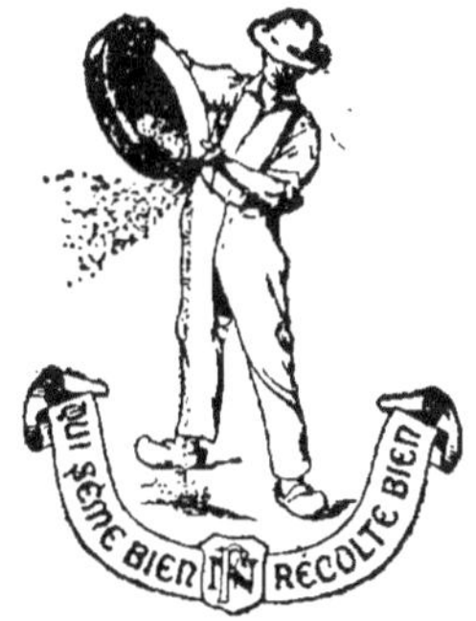


PARIS

**LIBRAIRIE CLASSIQUE FERNAND NATHAN**

16, RUE DES FOSSÉS-SAINT-JACQUES, 16

(Place du Panthéon, V<sup>e</sup>)

1920

# A LA MÊME LIBRAIRIE

LIEUTENANT GELLY. — **GYMNASTIQUE RATIONNELLE.** 1 beau vol.
13 1/2 × 20. Cartonné, orné de nombreuses gravures ......... **1 50**

— **COMMENT J'ENTRETIENS MA SANTÉ! MA MÉTHODE DE CULTURE PHY-
SIQUE.** — *Hygiène.* — *Ablutions.* — *Gymnastique.* — *Sports.* Un vol.
in-8°, broché, orné de nombreuses figures.................... **2 fr.**

MARIA DUPONT, préface du D<sup>r</sup> Surmont, prof. à la Faculté de médecine
de Lille. — **L'HYGIÈNE DE LA FEMME PROFESSEUR,** *guide à l'usage de
toutes les femmes qui sont dans l'enseignement.* 1 beau volume 13 × 18,
broché............................. ............................... **2 fr.**

D<sup>rs</sup> NATHAN et DUROT. — **LES ARRIÉRÉS SCOLAIRES.** — *Conférences mé-
dico-pédagogiques.* 1 volume in-8°, broché, orné de photogravures. **5 fr.**

M<sup>me</sup> MOLL-WEISS. — **DE LA RUE AU FOYER.** — *Trois années d'expériences
pédagogiques et sociales.* 1 beau volume in-12, illustré.......... **3 fr.**

# PRÉFACE

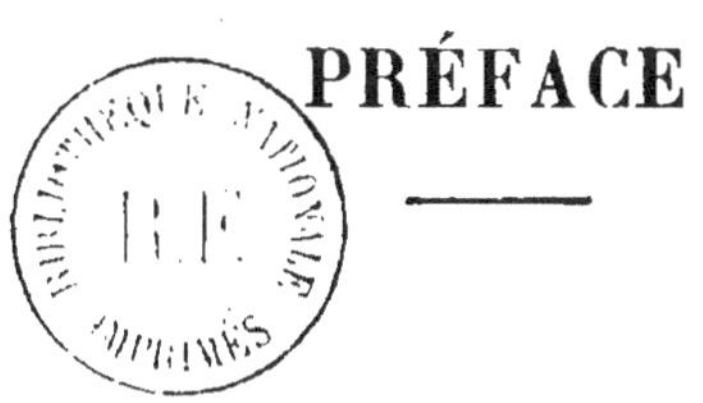

Dans ce livre d'hygiène à l'usage des élèves des Écoles normales, nous nous sommes attachés à suivre rigoureusement le programme prescrit par l'arrêté du 4 août 1905.

Nous avons cru devoir insister particulièrement sur les maladies contagieuses les plus communes, leurs causes et leur mode de propagation, n'oubliant pas quel peut être le rôle de l'instituteur dans leur prophylaxie. C'est grâce à ses efforts que l'on pourra lutter avec succès contre l'indifférence irréfléchie du gros public relativement aux prescriptions hygiéniques ; c'est sur lui que l'on compte avec raison pour faire entrer l'hygiène dans les mœurs.

Par endroits, nous n'avons pas craint de donner des conseils pratiques et même quelques formules thérapeutiques qui pourront, dans certains cas, être d'un utile secours.

Enfin nous avons terminé par un appendice qui traite des médicaments les plus usités et des accidents scolaires les plus fréquents. Très souvent, ces accidents demandent des soins d'urgence ; nous avons cru qu'il était bon d'initier l'instituteur sur ce qu'il avait à faire dans chaque cas, en attendant l'arrivée du médecin.

Nous souhaitons vivement que ce dernier volume soit accueilli par le personnel des Écoles normales avec la même faveur que nos ouvrages d'histoire naturelle; il a été rédigé et composé avec le même soin et dans le même esprit.

LES AUTEURS.

*N.-B.* — Quelques excellents clichés du présent volume ont été mis à notre disposition par les maisons *Adnet* et *Rainal frères,* nous leur en offrons nos meilleurs remerciements.

# HYGIÈNE

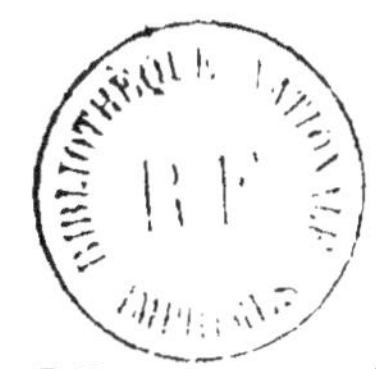


## BUT DE L'HYGIÈNE

**L'hygiène** est l'art de conserver la **santé** par opposition à la **médecine** qui est l'art de guérir. L'une préserve des maladies, l'autre les soigne lorsque notre organisme en est atteint.

En observant les règles de l'hygiène, on peut prévenir la plupart des maladies, principalement celles que l'on connaît sous le nom de **maladies contagieuses**, et conserver son corps en bonne santé. — Malheureusement l'hygiène est encore une science trop peu répandue.

Lorsqu'on jette un coup d'œil sur les programmes des divers enseignements, on constate qu'il faut arriver à ces dernières années pour lui voir prendre dans les classes la place qu'elle aurait toujours dû occuper.

Grâce aux progrès de la science, grâce aux découvertes récentes qui nous ont appris à mieux connaître l'origine de la plupart des maladies, nous devrions, si l'éducation hygiénique avait été commencée plus tôt, être mieux armés pour nous défendre.

Lorsque les hygiénistes élèvent la voix, lorsqu'ils dénoncent les périls qui nous menacent, ce n'est ni pour leur plaisir ni pour nous importuner, mais bien parce que mieux à même que beaucoup d'autres pour voir les dangers qui menacent la santé publique, et, effrayés par leur nombre, ils croient de leur devoir de les signaler aux populations moins clairvoyantes et aux pouvoirs publics. C'est grâce à leurs efforts que, depuis un demi-siècle, la *mortalité a diminué de moitié dans l'armée, d'un quart pour la population infantile* et que la *durée moyenne de la vie, en France, s'est élevée d'une dizaine d'années.* — Et tandis que, chez nous, la mortalité atteint encore 21 pour 1000, elle tombe à 15 pour 1000 en Angleterre où les lois protectrices de la santé publique existent depuis plus longtemps et où elles sont plus rigoureusement observées. Dans chaque ville existe une organisation sanitaire à pouvoirs très étendus, organisation dirigée par un médecin, assisté d'inspecteurs et de surveillants, chargés de faire appliquer les lois hygiéniques. L'Allemagne est également dotée depuis plusieurs années déjà d'une réglementation rigoureuse, et là comme en Angleterre, les résultats favorables n'ont pas tardé à se faire sentir.

En France, ce n'est que depuis 1902 que nous possédons une **loi sur la protection de la santé publique et sur l'organisation sanitaire**, et il est prématuré de dire qu'elle fonctionne complètement à l'heure actuelle. — Dans les grands centres, des bureaux d'hygiène ont été créés pour veiller à la salubrité publique ; mais, dans les petites villes et les campagnes, tout reste encore à faire. Presque partout l'opinion publique est encore à éclairer, et ce n'est que lorsque, de sa propre initiative, elle secondera les prescriptions administratives, que celles-ci ne resteront pas lettre morte et que les principes hygiéniques entreront réellement dans les mœurs !

Les prescriptions hygiéniques sont parfois gênantes pour le gros public en ce qu'elles l'obligent à rompre avec des habitudes séculaires ; aussi est-il nécessaire qu'elles soient bien comprises pour être acceptées au lieu d'être subies.

Il ne suffit pas en effet, comme le dit le professeur Vidal, de promulguer une loi d'hygiène, il faut assurer son application. Sa bonne exécution nécessite l'effort individuel de chaque citoyen ; il faut donc commencer par faire comprendre cette loi. On ne peut arriver à ce résultat qu'en initiant les jeunes générations aux principes fondamentaux qui servent de base aux prescriptions hygiéniques, principes qui doivent être parmi les premières empreintes qui frappent le cerveau de l'enfant. L'hygiène doit être catéchisée à l'école primaire comme à l'école normale ; c'est à l'école et par l'école qu'elle pénétrera réellement dans les mœurs.

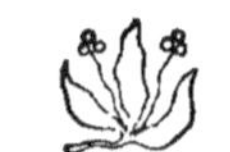

# CHAPITRE I

## MALADIES INFECTIEUSES

Les maladies infectieuses, appelées encore **maladies conta-gieuses**, sont des maladies dont on peut se préserver par une hygiène bien comprise ; c'est pour cela qu'on leur a donné le nom de maladies évitables.

Ces maladies sont le plus souvent causées par des *germes microscopiques*, désignés généralement sous le nom de **microbes**, qu'on a pu isoler, cultiver et même inoculer ; aussi leur donne-t-on encore le nom de **maladies microbiennes**.

Pour quelques maladies infectieuses cependant, telles que la *rougeole*, la *scarlatine*, la *variole*, le microbe qui les engendre, ou comme l'on dit, le microbe spécifique, reste encore à trouver ; mais leur analogie avec les autres permet de supposer qu'elles ont la même origine.

Dans l'étude de ces maladies, une chose étonne cependant : on constate en effet qu'elles ne frappent pas également tous les individus. En temps d'épidémie on voit un certain nombre de personnes résister à la maladie et continuer après comme avant à se bien porter. Depuis la découverte du savant Metchnikoff, sous-directeur de l'Institut Pasteur, rien n'est plus facile à expliquer.

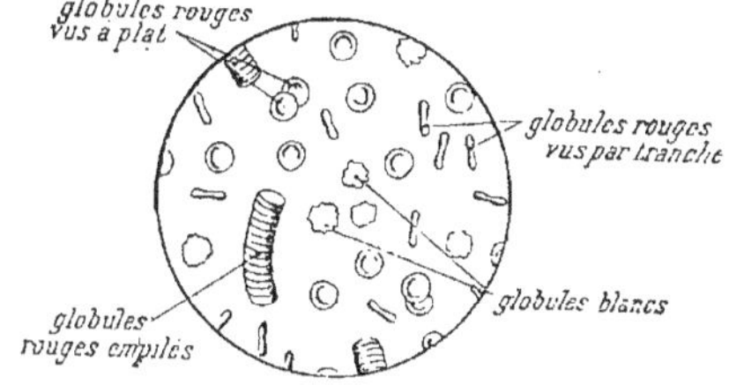



Fig. 1. — Sang humain vu au microscope.

On sait que le sang est formé de *globules rouges* et de *globules blancs* ou leucocytes en suspension dans un liquide appelé *plasma* (*fig.* 1).

Les leucocytes peuvent changer de forme à chaque instant, la plupart émettant des prolongements ou *pseudopodes* qui leur permettent de ramper (*fig.* 2 et 3) à la façon des amibes (*mouvements amiboïdes*) sur les parois des vaisseaux, et même de traverser les parois minces des capillaires, pour aller émigrer dans les tissus ; ce phénomène est connu sous le nom de diapédèse (*fig.* 4).

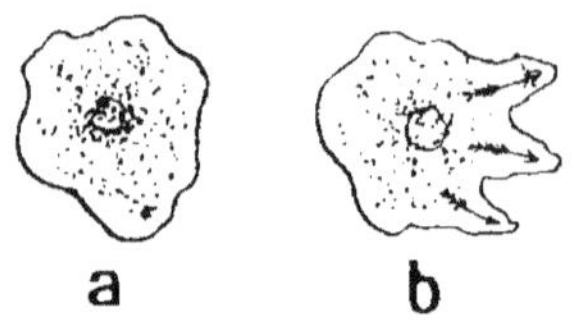



Fig. 2 et 3. — Globule blanc au repos (*a*) et en train de se déplacer (*b*)

Lorsque ces leucocytes sont dans les tissus, ils constituent des cellules migratrices qui vont faire la douane de l'organisme relativement aux microbes, c'est-à-dire empêcher ceux-ci de l'envahir. En effet, si un microbe vient à s'introduire dans le corps, ils rampent jusqu'à lui, se déforment de façon à l'englober dans leur masse et à le digérer ; ce phénomène est connu sous le nom de **phagocytose** (*fig.* 5).

C'est donc, à l'intérieur de notre organisme, une lutte constante entre les microbes et les leucocytes qui cherchent à les détruire ;

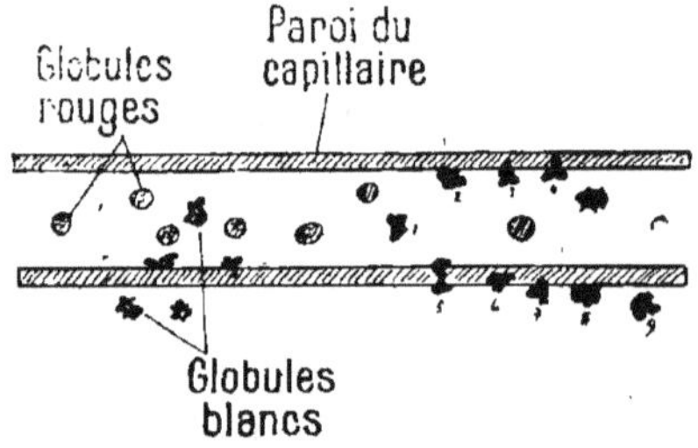



Fig. 4. — Globules blancs passant à travers la paroi d'un capillaire (diapédèse).

le plus souvent ces derniers ont le dessus ; cependant quelquefois il n'en est pas ainsi : c'est alors qu'éclate la maladie causée par l'invasion microbienne.

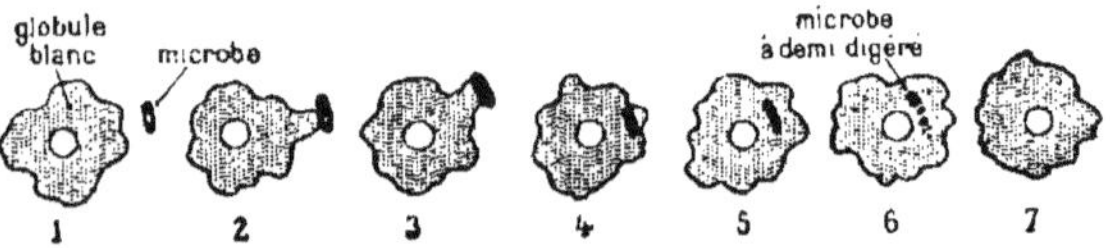



Fig. 5. — Capture et digestion d'un microbe par un globule blanc (très grossi) (phagocytose).

Pour que la défense de l'organisme soit complète, il faut naturellement que les phagocytes soient actifs, ou autrement dit appartiennent à un corps en pleine santé, ce qui faisait dire à Pasteur que « *le meilleur moyen de ne pas être malade c'était de se bien porter* ». Il en résulte que, lorsqu'un individu est fort, il est le plus souvent réfractaire aux maladies microbiennes, qui exercent surtout leurs ravages, en temps d'épidémie, sur les vieillards et les enfants.

Par suite deux facteurs sont donc à considérer dans les maladies infectieuses : le microorganisme cause de la maladie et l'état de résistance de l'organisme envahi, autrement dit, le microbe et le terrain.

### I. — Étude des microbes.

Les microbes ou infiniment petits (du grec, *micron*, petit, et *bios*, vie) ont été mis en évidence par les **travaux de Pasteur en 1850**, et appartiennent presque tous à la classe des **Bactéries**.

a) *Classification des bactéries.* — On sait qu'on les divise en trois groupes d'après leur forme (*fig.* 6) : 1° les Cocci (*a*) qui

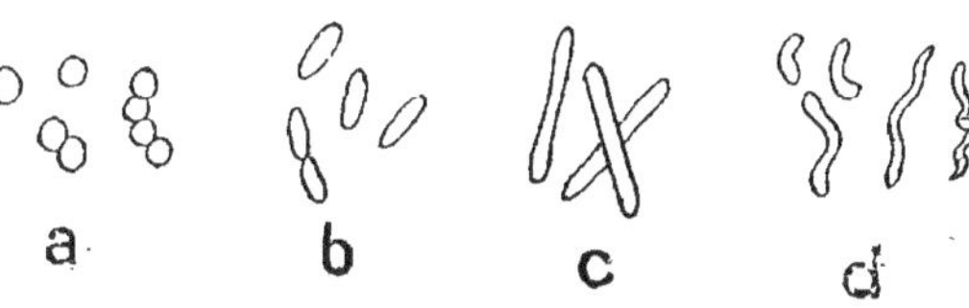

FIG. 6. — Différentes formes de Bactéries.
*a*, Microcoques; *b*, Bactérium; *c*, Bacilles; *d*, Spirilles.

sont sphériques; 2° les Bacilles (*b* et *c*), qui ont la forme de bâtonnets ; 3° les Spirilles (*d*) qui ont la forme de spires.

Les Cocci comprennent un certain nombre de genres, suivant que l'élément sphérique est isolé ou constitue avec d'autres des agglomérations de différents types : c'est ainsi que l'on peut citer le genre Micrococque *a* (*fig.* 6), composé d'un seul élément isolé; 2° le genre Diplocoque, composé de deux éléments accolés (ces deux éléments ont parfois l'apparence d'un rein ou d'un haricot); 3° le genre Staphylocoque, composé de plusieurs éléments groupés en ordre de manière que leur ensemble prenne l'aspect d'une grappe de raisin (*staphylos* signifie grappe) (*fig.* 7); 4° le genre Streptocoque composé d'éléments accolés les uns à la suite des autres pour constituer une sorte de chaîne (*strepton* signifie chaîne) (*fig.* 8).

Les Bacilles comprennent : 1° le genre Bactérium, représenté par des éléments épais, trapus, courts et gros *b* (*fig.* 6) ; 2° le genre **Bacille**, comprenant des éléments plus fins et plus longs *c* (*fig.* 6) ; 3° les **Streptobacilles**, composés de bacilles, juxtaposés par les extrémités et formant des chaînes de bacilles comme les streptococci forment des chaînettes de cocci.

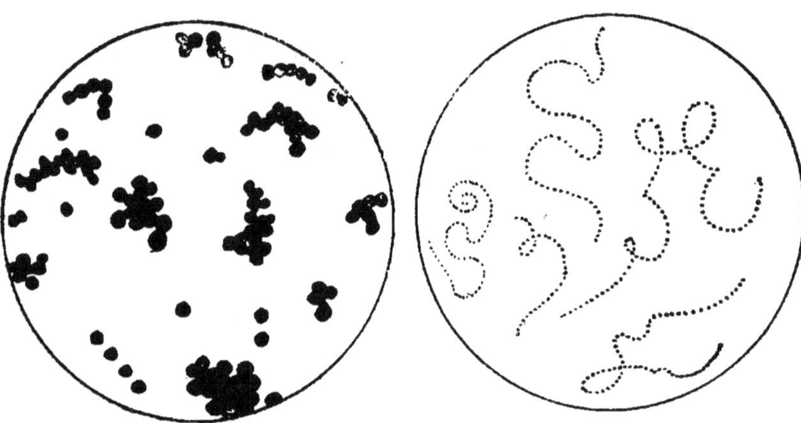

Fig. 7. — Staphylocoques.          Fig. 8. — Streptocoques.

Les **Spirilles** comprennent : 1° le genre **Vibrion** représenté par de petits bâtonnets plus ou moins incurvés ; 2° le genre **Spirille** comprenant des éléments plus longs, ondulés ou spiralés *d* (*fig.* 6) ; 3° le genre **Spirochète**, formé d'éléments spiralés plus petits et à sinuosités plus fines et plus serrées.

b) *Leurs dimensions.* — Toutes ces formes microbiennes, plus ou moins répandues dans la nature, sont évidemment petites ; leurs dimensions varient de 1 à 15 μ (*la lettre grecque* μ *employée comme mesure de longueur exprime* 1/1000 *de* millimètre).

Les formes du genre **Coccus** sont les plus petites, elles ont en général 1 μ de diamètre ; la longueur des **Bacilles** varie de 1 à 5 μ et celle des **Spirilles** de 5 à 10 μ. Ces chiffres montrent combien les bactéries sont petites et expliquent que, pour les apercevoir et les étudier, il est indispensable d'avoir des microscopes puissants, pourvus d'objectifs à immersion, dont le prix est très élevé.

c) *Leur habitat*. — Les bactéries vivent dans des milieux nutritifs variés ; les unes s'installent sur les *matières organiques* à leur portée, elles sont simplement **saprophytes** (du grec : *sapros*, pourri, et *phuton*, organisme végétal), mais d'autres pénètrent dans les *organismes vivants*, envahissent le sang et les tissus : ce sont de véritables **parasites**.

Certaines d'entre elles ont *besoin d'oxygène* pour se développer, aussi vivent-elles dans l'air, comme le *bacille de la tuberculose :* on les dit aérobies. D'autres au contraire sont *paralysées par l'oxygène ;* en présence de ce gaz elles passent à l'état de vie ralentie ou meurent, aussi les trouve-t-on uniquement dans l'eau, comme le *bacille de la fièvre typhoïde* ou dans le sol, comme le *bacille du tétanos ;* on les dit **anaérobies**.

d) *Leur reproduction*. — La reproduction des bactéries se fait généralement par **scissiparité**, c'est-à-dire que chaque élément grossit, s'allonge, puis se coupe en deux (*fig.* 9). Ce phénomène est d'une rapidité extraordinaire, à tel point qu'en

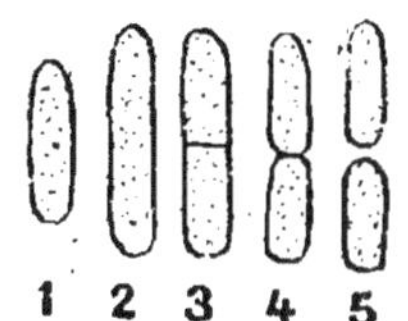

Fig. 9. — Reproduction des Bactéries par division. 1 à 5, phases successives.

moins d'une heure un seul microbe peut en donner des milliers.

Toutefois, lorsque les conditions de vie sont défavorables, ce mode de reproduction cesse d'exister ; les bactéries concentrent leur protoplasma et donnent des spores (*fig.* 10) bien protégées par une forte enveloppe, laquelle permet à la bactérie d'attendre plus ou moins longtemps sans mourir le retour des conditions favorables pour reprendre son développement.

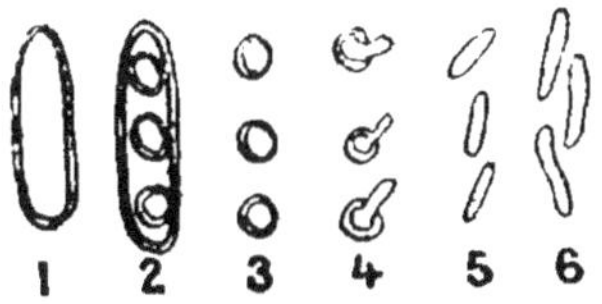

Fig. 10. — Reproduction des Bactéries par spores. 1 à 6, phases successives.

e) *Leurs conditions de vie*. — Ces conditions sont tout d'abord la chaleur et l'humidité ; le froid engourdit et endort les bactéries, il arrête leur activité et entrave leur reproduction par scissiparité. C'est au-dessous de 10° qu'elles forment des spores, éléments de plus grande résistance.

La **température** optima, c'est-à-dire celle qui convient le mieux au développement des bactéries, est celle de 37°, température du corps humain. Au-dessus, la plupart végètent et, vers 45°, elles ne peuvent plus se reproduire. Toutefois il faut arriver à une température de 100° (température de l'eau bouillante) pour les détruire; encore quelques-unes résistent-elles au moins par leurs spores. C'est là un procédé de destruction à la portée de tous.

**L'humidité** est indispensable aux bactéries; la sécheresse les tue. Toutefois un certain nombre de microbes, comme celui de la **tuberculose**, sont plus résistants, et peuvent persister pendant assez longtemps dans les poussières, d'où le danger d'habiter une maison contaminée par un tuberculeux sans une désinfection préalable.

**La lumière** a une action funeste sur les microbes, surtout la lumière du soleil. Ses rayons bienfaisants les détruisent rapidement; là où ils entrent en abondance, les maladies contagieuses disparaissent.

**Telles sont les conditions favorables et défavorables à la vie et à la reproduction des microbes.** Ces conditions ont pour effet d'augmenter ou de diminuer, suivant le cas, leur nombre ou leur activité. Des *microbes jeunes*, placés dans de bonnes conditions de chaleur et d'humidité, sont vigoureux; d'autres, *plus âgés* sont rapidement rendus paresseux par la sécheresse ou le froid; les premiers sont virulents, pleins de force, les autres sont à demi-paralysés et par suite peu dangereux.

f) *Leurs modes d'action.* — Tous les microbes ne sont pas malfaisants. Ainsi les microbes qui causent certaines **fermentations**, comme la *fermentation acétique* qui transforme l'alcool en vinaigre, les microbes de la *nitrification* qui transforment les matières organiques en nitrates, sont des **microbes utiles**.

A côté d'eux, il en existe qui sont simplement **inoffensifs**, comme ceux que l'on désigne sous le nom de **chromogènes** et qui engendrent des couleurs; tels ceux qui font prendre la *couleur bleue* au lait, à l'amidon cuit la *couleur rouge*.

Mais à côté de ces microbes utiles ou inoffensifs, il en est d'autres, et ce sont surtout ceux-là dont nous nous occuperons en hygiène, fort dangereux : on les appelle **microbes pathogènes**, c'est-à-dire qui *engendrent les maladies*. Ceux-là sont répandus partout : les uns, comme le **bacille de la fièvre typhoïde** (*bacille d'Eberth*) et celui du **choléra** (*bacille virgule*) sont dans les eaux ; d'autres, comme le **bacille de la tuberculose** (*bacille de Koch*) sont dans l'air ou sur les aliments ; enfin, certains, comme le **microbe du tétanos** (*bacille de Nicolaïer*), vivent dans le sol.

Bien mieux, quelques-uns se trouvent dans notre bouche (*Pneumocoque*) et dans notre intestin (*Colibacille*). Ils ont perdu leur virulence en temps normal et vivent dans notre corps en **saprophytes**. Toutefois il faut les combattre, car, à la suite de fatigue ou de refroidissement, ils peuvent se développer et reprendre leur virulence momentanément perdue.

Par suite, les maladies microbiennes ont donc une origine variable. Tantôt elles se prendront par les **eaux de boisson** (*fièvre typhoïde, choléra*), tantôt par l'air ou les aliments (*tuberculose*), tantôt par des **plaies** souillées de terre (*tétanos*), tantôt enfin par le réveil de la virulence de certains **microbes saprophytes** (*pneumonie, cholérine*, etc.).

**Variation de virulence des microbes pathogènes.** — Un microbe pathogène étant donné, son activité est susceptible de grandes variations, comme nous venons de l'indiquer. Tout d'abord, la **virulence du microbe varie avec son âge.** Un microbe jeune en pleine force est toujours plus à redouter qu'un microbe âgé et fatigué. C'est ce qui explique que les épidémies sont toujours plus à redouter à leur début qu'à la fin.

D'autre part, la **virulence du microbe varie avec les différentes espèces d'animaux** : ainsi le *bacille du charbon* injecté dans le sang d'un *Ruminant* provoque une maladie mortelle ; injecté dans le sang d'un *Oiseau*, dont la température est plus élevée, il ne cause aucune indisposition. On peut d'ailleurs, par la chaleur, atténuer la virulence de ce bacille, jusqu'à lui faire perdre toute action pathogène ; nous verrons que c'est le procédé qu'a employé Pasteur pour la **vaccination** contre le charbon.

Inversement, on peut faire remonter à un microbe affaibli l'échelle de virulence ; ce microbe retrouve son énergie première par son inoculation aux jeunes animaux d'espèces différentes ; ainsi le **virus rabique**, agent de la rage, se renforce par des passages répétés à travers l'organisme de jeunes lapins.

**Rôle des associations microbiennes.** — La virulence de certains microbes ou mieux de leurs spores, est en outre exaltée par la présence à la même place de microbes d'espèces différentes.

Ainsi, une injection de **spores du tétanos** sous la peau d'un animal très sensible, tel que la souris ou le cobaye, ne produit aucun symptôme de la maladie : c'est que les phagocytes s'emparent de ces spores et les digèrent sans leur laisser le temps de produire des bacilles. Pour que les spores engendrent le tétanos, il faut occuper ailleurs les phagocytes ; on y arrive en ajoutant d'autres microbes à l'injection. Ce fait éclaire la genèse du tétanos : il faut une plaie souillée par d'autres microbes en même temps que par des spores tétaniques pour que la maladie se déclare. Ainsi s'explique le rôle des **associations microbiennes**.

**Influence du terrain.** — Dans toute infection, l'influence du terrain est d'importance dominante. De même qu'en agriculture il ne suffit pas d'avoir de bonnes graines, il faut encore pour les faire lever, les semer en bonne terre ; de même en bactériologie, le microbe le plus actif peut ne pas se développer si l'organisme ne s'y prête pas. Dans la lutte engagée entre le microbe introduit accidentellement dans nos tissus et nos défenseurs les **phagocytes**, la victoire dépend de la promptitude avec laquelle ceux-ci arriveront sur l'envahisseur et de la vigueur avec laquelle ils procéderont à son attaque. Quand les voies d'arrivée sur le lieu du combat sont obstruées par le gonflement des tissus, par un trouble de circulation, il y aura obstacle à l'irruption des défenseurs et l'ennemi pourra exercer librement ses ravages. Ou bien quand les phagocytes manquent d'activité, par suite d'une mauvaise nutrition, qu'ils sont déprimés et languissants, leur pouvoir d'absorption sera diminué et ils devront céder la place aux microbes.

Telles sont les deux phases de la lutte : ou bien les microbes envahisseurs finissent par être dévorés et la maladie est évitée, ou bien ils triomphent et poursuivent leur marche victorieuse ; ils envahissent peu à peu les tissus et les vaisseaux, et c'est ce qu'on appelle l'**infection**.

D'après ce mécanisme de l'infection, il est facile de comprendre combien il est important pour la conservation de la santé que nos tissus soient bien vivants et que leur nutrition soit parfaite. **Tout ce qui diminuera la force de notre organisme** deviendra une cause favorable à l'éclosion des maladies contagieuses.

Ainsi s'explique l'influence du froid, de la fatigue, de la faim, du surmenage. Il ne faut pas voir dans ces agents physiques la cause directe des affections, comme on le dit dans les campagnes, où l'on attribue au « *chaud et froid* » les pneumonies ou fluxions de poitrine, mais bien ne pas oublier que c'est grâce à leur influence que notre corps est placé dans un **état d'infériorité** pour se défendre contre les microbes pathogènes qui l'envahissent. De tous temps les chirurgiens d'armées ont attribué au surmenage, aux misères de la guerre, à la mauvaise nourriture, à l'encombrement, au froid, un rôle prépondérant dans les infections épidémiques qui s'abattent sur les blessés.

Des expériences nombreuses viennent d'ailleurs corroborer ces faits. Des rats, contraints à un travail forcé en les obligeant à marcher longtemps dans une cage d'écureuil, ont acquis une réceptivité exagérée pour le *charbon*. Des pigeons affaiblis par l'inanition contractent facilement cette même maladie. La célèbre expérience de Pasteur, montrant que la poule réfractaire au charbon en temps ordinaire peut prendre cette maladie lorsqu'on la refroidit, en lui plongeant les pieds dans l'eau, indique assez que le froid provoque une défense moindre de l'organisme.

Les tissus ne sont point égaux devant l'envahissement microbien : ceux des personnes affaiblies par les privations ou par l'âge n'ont pas la même résistance que ceux des personnes jeunes et en pleine santé.

C'est ce qui explique qu'en temps d'épidémie les vieillards et les malingres sont surtout frappés. Leur organisme ne peut pas lutter avec assez de vigueur contre l'envahisseur ; à dose égale le microbe a une victoire plus facile.


## II. — Stérilisation et désinfection.

La **stérilisation** a pour but la *destruction de tous les microorganismes*, qu'ils soient pathogènes ou non. Ainsi, lorsqu'on passe une aiguille d'acier dans une flamme très chaude, tous les germes qui sont à la surface de l'aiguille sont brûlés : l'aiguille est *stérilisée*.

La **désinfection**, au contraire, ne vise que la *destruction des germes pathogènes*, c'est-à-dire de ceux qui peuvent engendrer des maladies. Ainsi un linge qui a servi à un malade atteint de fièvre typhoïde est désinfecté, lorsqu'on a détruit tous les *bacilles d'Eberth* qu'il pouvait renfermer.

La stérilisation est donc plus complète que la désinfection. *La première est indispensable pour les opérations chirurgicales*, où l'on ne doit employer que des instruments et des pansements stérilisés. La seconde suffit, le plus souvent, pour les objets usuels (*vases, crachoirs*), qui ont été en contact avec un malade, pour son *linge de corps*, ses *vêtements*, sa *literie*, etc.

Très souvent les germes pathogènes que l'on veut détruire par la désinfection sont très résistants ; dans ce cas la désinfection se rapproche de la stérilisation, puisqu'en détruisant les germes pathogènes on détruit également les germes saprophytes.

A noter qu'il ne faut pas confondre, contrairement à l'opinion courante, la **désinfection** et la **désodorisation**. Lorsqu'on place dans une pièce où a séjourné un malade et où l'air est plus ou moins vicié, des fleurs ou des parfums divers (*papier d'Arménie*), pour rendre plus agréable l'odeur de son atmosphère, on ne la désinfecte pas, on ne fait que la désodoriser. Après comme avant, les microbes persistent ; si son séjour devient plus supportable, il n'en est pas moins dangereux.

**Stérilisation.** — La stérilisation se fait en général par la chaleur, la plupart des produits chimiques connus sous le nom d'**antiseptiques**, autrement dit, de destructeurs de microbes, n'agissant qu'incomplètement.

On sait que la plupart des êtres vivants meurent dès que la température atteint 80 ou 90° ; en ce qui concerne les microbes, beaucoup sont détruits à une température relativement peu élevée. Quelques-uns : *bacilles de la peste, du choléra*, meurent après quelques minutes, à 70° ; d'autres sont plus résistants. Ceux qui se *reproduisent par spores* sont en général *plus difficiles à tuer* ; mais à 130°, même pour eux, la vie n'est plus possible. Dans la pratique, on peut estimer que 105° suffisent à détruire à peu près tous les germes pathogènes.

Les procédés de stérilisation basés sur l'emploi de la chaleur comprennent : 1° le flambage ; 2° l'ébullition ; 3° la chaleur sèche (étuves à air chaud); 4° la chaleur humide (étuves à vapeur d'eau).

1° *Flambage*. — Le flambage, conseillé par Pasteur, ne convient qu'aux instruments en métal, que l'on peut sans inconvénient passer dans une flamme. On se sert en général de la flamme d'une lampe à alcool (*fig.* 11), laquelle est très chaude et détruit en quelques secondes les germes qui sont à la surface des objets flambés.

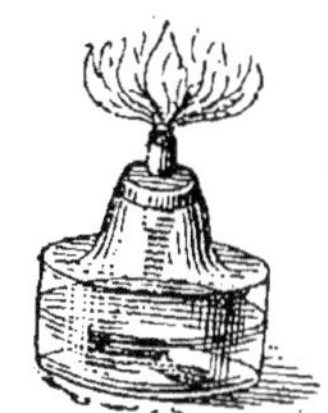

Fig. 11. — Lampe à alcool.

Le flambage est très pratique; malheureusement on ne peut guère l'employer pour les instruments coupants, tels que les rasoirs, les bistouris, les ciseaux, etc., car la flamme émousse à la longue le tranchant.

2° *Ebullition*. — L'ébullition est le procédé le plus simple et le plus pratique pour réaliser la stérilisation du linge ou des instruments. Le maintien des objets dans l'eau bouillante donne, d'après Pasteur, une stérilisation acceptable, surtout si l'ébullition est prolongée pendant une demi-heure. Toutefois l'emploi de l'eau ordinaire seule a l'inconvénient d'oxyder les instruments en métal et, d'autre part, d'avoir un point d'ébullition (100° à la pression de 760$^m$ ) tel qu'on n'est pas absolument certain de la destruction de tous les germes pathogènes.

L'addition de 20 grammes de carbonate de soude par litre d'eau, *élève légèrement le point d'ébullition de l'eau* (105° environ) et *augmente son action antiseptique* en dépouillant les germes des matières grasses qui les protègent; de plus, par ce procédé, il n'y a aucune altération des instruments.

Ce procédé est à la portée de tous, vu que dans les campagnes on se sert de la soude du commerce ou carbonate de soude pour le lessivage du linge.

3° *Emploi de la chaleur sèche*. — Ce procédé est moins pratique et moins efficace que les précédents. Il comporte l'emploi d'une étuve à air chaud (*fig.* 12), dans laquelle on place les objets à désinfecter ; on chauffe extérieurement avec une rampe de gaz. Malheureusement l'*air sec à* 105° *ou* 110° *ne possède pas les mêmes propriétés désinfectantes que la vapeur d'eau à cette température.* Pasteur a constaté que de nombreuses spores de bactéries, ne sont pas détruites par la chaleur sèche, même à 120° et, d'autre part, cette chaleur pénètre difficilement les parties centrales des objets volumineux.

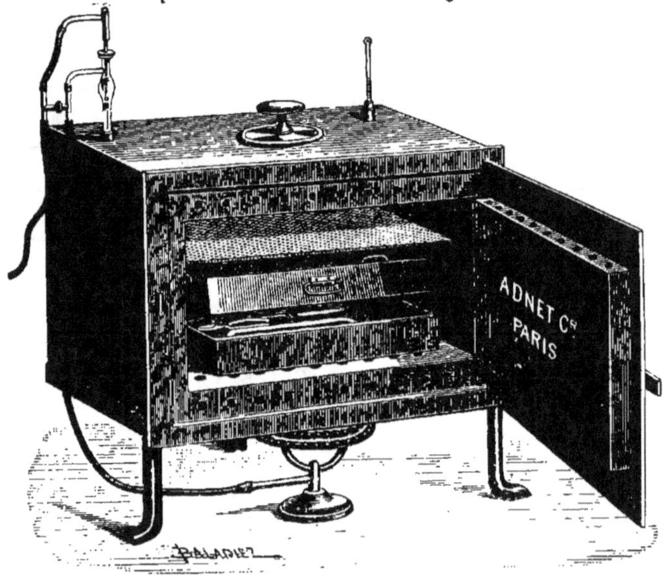

FIG. 12. — Étuve à air chaud.

Pour être sûr d'une bonne stérilisation, il faut que la température de l'étuve soit maintenue à 150° pendant trois bons quarts d'heure ; ce procédé ne peut donc convenir qu'aux instruments en métal, car on ne peut sans danger chauffer le linge à cette température, la fibre desséchée se désagrégeant rapidement.

4° *Emploi de la chaleur humide.* — La chaleur humide a une action microbicide beaucoup plus grande que la chaleur sèche. La vapeur d'eau sous pression à 110° ou 115°, agissant pendant un quart d'heure seulement, détruit tout ce qui a vie, *spores* aussi bien que *bactéries;* sans pression, c'est-à-dire à

100°, son action est beaucoup plus lente mais presque aussi efficace.

Pour produire la vapeur on se sert d'étuves qui sont fixes ou mobiles.

L'*étuve fixe* reste au lieu de la désinfection, et les objets à désinfecter sont amenés sur place pour être soumis à l'action de la vapeur.

L'*étuve mobile* se déplace et va sur le lieu même où se trouvent les objets à désinfecter.

Tantôt ces étuves sont à **vapeur circulante sans pression**; la vapeur balaye d'abord l'air renfermé dans les espaces capillaires des objets à désinfecter, condition essentielle d'une bonne stérilisation (car l'air, mauvais conducteur, constitue un manteau protecteur pour les microbes); puis elle se condense, dégageant une quantité de chaleur suffisante pour tuer les germes pathogènes. Dans d'autres cas, ces étuves sont à double enveloppe (*fig.* 13) de sorte que la vapeur est légèrement surchauffée avant d'arriver sur les objets à désinfecter.

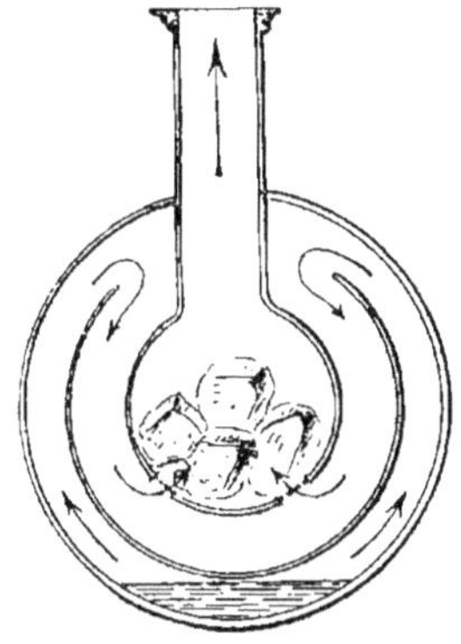

Fig. 13. — Étuve à vapeur circulante sans pression (Les flèches indiquent le chemin suivi par la vapeur).

Toutefois ces étuves sont moins rapides que les étuves à pression : il faut de *une heure* à une heure et demie pour que la stérilisation soit complète. Au contraire, dans les étuves à pression ou autoclaves (*fig.* 14), basées sur le principe de la marmite de Papin (*fig.* 15), avec une simple pression d'une atmosphère et demie, on obtient une température de 115°, et la stérilisation est absolue en moins de *quinze minutes*.

En général, pour s'assurer que la stérilisation est complète, on place à l'intérieur de l'étuve une bande de papier sur laquelle est imprimé le mot stérilisé, bande qu'on a eu soin de badigeonner au préalable avec de l'empois d'amidon et qu'on a trempé ensuite dans une solution iodurée qui la noircit assez pour faire disparaître les caractères d'impression. La vapeur sous pression décolore plus ou moins ce papier, et le mot stérilisé redevient apparent. La chaleur sèche, même à 150°, ne peut produire la décoloration. Dans une étuve à 105°, le papier bien exposé à la vapeur se décolore en dix minutes ; s'il est enfoui dans du linge, la décoloration exige vingt minutes. Si la température de la vapeur reste à 100°, la décoloration n'apparaît qu'après une heure.

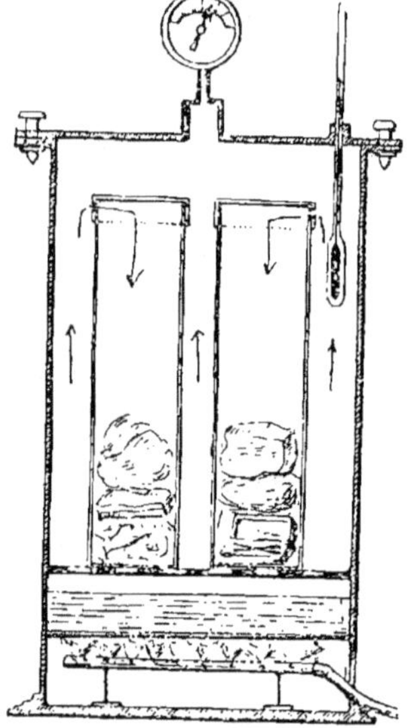

Fig. 14. — Autoclave dans lequel on stérilise des compresses placées dans des boites métalliques (Les flèches indiquent le chemin suivi par la vapeur).

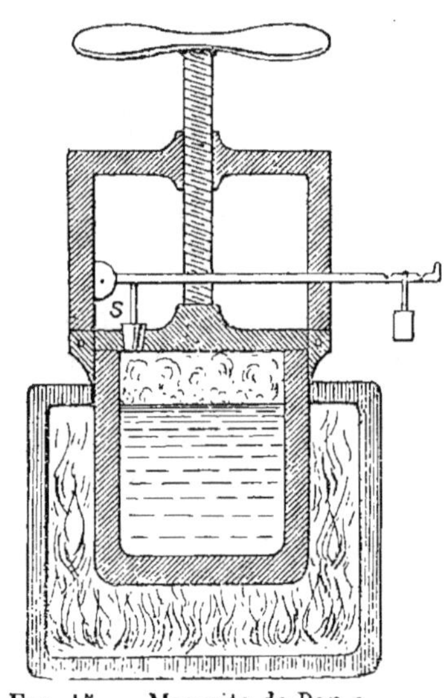

Fig. 15. — Marmite de Papin.

**Désinfection.** — La désinfection se fait surtout au moyen de produits chimiques capables de détruire les germes pathogènes ou tout au moins d'entraver leur développement. Beaucoup de ces antiseptiques agissent sur les bactéries, mais n'ont qu'une faible action sur les spores, d'où l'irrégularité des résultats obtenus. Leur nombre est des plus considérables. On s'est livré à des expériences multipliées afin de connaître leur mode d'action ainsi que leur puissance individuelle.

En ce qui concerne leur *mode d'action* tout ce que l'on sait, c'est qu'ils sont toxiques pour le microbe, mais qu'ils le sont *également pour l'homme ;* aussi leur emploi doit-il être surveillé et nécessite-t-il une certaine prudence. Ils ont, en outre de leur pouvoir microbicide, une influence assez fâcheuse sur les tissus animaux dont ils peuvent parfois, par leur *action caustique*, compromettre la vitalité.

Les expérimentateurs sont loin d'être d'accord sur la *puissance individuelle des antiseptiques*. Comme cette puissance varie suivant le microbe, suivant sa manière d'être, *bacille* ou *spore*, suivant le milieu dans lequel il se trouve, on est arrivé à des résultats extrêmement variés. On ne saurait donc chercher à classer les antiseptiques par ordre de puissance; il suffit de savoir au point de vue pratique que la **chaleur exalte le pouvoir microbicide de leurs solutions** quelles qu'elles soient; il sera donc bon de chauffer celles-ci avant de les employer.

Disons quelques mots des antiseptiques auxquels on a recours le plus souvent.

a) *Sublimé corrosif*. — Le plus puissant des antiseptiques, de l'avis de tous, est le **bichlorure de mercure**, bien connu sous le nom de *sublimé corrosif*. Les solutions de sublimé se préparent aisément; elles sont inodores, faiblement toxiques à la dose habituelle de 1 pour 1.000 (1 gramme par litre d'eau) et, ce qui n'est pas à dédaigner, peu coûteuses.

Les expériences de Behring ont montré que le *bacille du choléra* est tué en cinq minutes avec des solutions à 1 pour 25.000; que celui de la *fièvre typhoïde*, plus résistant, est tué en une heure avec la même solution.

Dans la pratique on admet que la plupart des microbes sont détruits par les solutions à 1 pour 1.000; aussi les pharmaciens vendent-ils, sur *ordonnance de médecin*, le sublimé par petits paquets de 1 gramme, quantité suffisante pour préparer 1 litre d'antiseptique. Ces paquets renferment en outre un peu de *chlorure de sodium* ou d'*acide tartrique*, corps qui facilitent la dissolution du sublimé; on y ajoute le plus souvent une petite pincée de *bleu de méthylène* pour colorer l'eau et empêcher les méprises.

Lorsqu'on veut faire une solution, il suffit de verser le contenu d'un paquet dans un litre d'eau; celle-ci prend une teinte bleue, et en quelques minutes, après agitation, la dissolution du sel est achevée. De même que le pharmacien emploie des *étiquettes rouges* pour mettre sur les paquets ou les flacons renfermant des **médicaments toxiques**, de même il sera prudent d'écrire en gros caractères le mot « poison » sur les verres contenant des solutions de sublimé.

L'emploi du sublimé doit être surveillé à cause de sa toxicité. S'il convient pour la **désinfection des mains**, des *plaies légères*, il faut éviter de s'en servir pour les *muqueuses* et les *plaies étendues et saignantes*, à cause des dangers que causent sa causticité et son absorption.

D'autre part, sa solution a l'inconvénient d'**attaquer les métaux** et de déposer sur eux une légère couche de mercure ; il est donc impossible de l'employer pour la désinfection des instruments métalliques, qu'il est préférable de flamber.

Enfin sur les matières organiques riches en **albumine**, le sublimé en détermine la **coagulation**; de la sorte les microbes sont à l'abri de son action. C'est pour cette raison qu'on n'emploie jamais le sublimé pour la *désinfection des crachats*, des *matières vomies* et des *matières fécales*.

b) *Sulfate de cuivre.* — Le **sulfate de cuivre** ou *vitriol bleu* est à la fois un désinfectant et un désodorisant énergique ; c'est pour cela qu'il est surtout utilisé pour la désinfection des matières fécales. Il est peu coûteux, très facile à se procurer et peu toxique. Il s'emploie en **solution à 5 0/0** pour la désinfection des selles, des crachats et des linges.

c) *Chaux.* — La **chaux** est un désinfectant qui depuis longtemps a fait ses preuves; on peut s'en servir à l'état de chaux vive ou de lait de chaux. Ce dernier produit est extrêmement actif et convient admirablement pour la désinfection des écuries, des matières fécales et des fosses d'aisance.

A côté de ces produits extrèmement simples qui sont généralement employés, il existe d'autres corps chimiques plus complexes, ayant une certaine valeur antiseptique.

d) *Phénols.* — Le **phénol** ou **acide phénique** à cause de son odeur désagréable, de ses propriétés caustiques et de son pouvoir antiseptique relativement faible, a beaucoup moins de vogue qu'autrefois; il tend de plus en plus à être remplacé par des phénols supérieurs appelés **crésols**, dont l'action est plus complète. Ceux-ci, comme l'acide phénique, sont employés en **solution à 5 0/0**.

Le commerce a cherché à rendre l'emploi de ces *crésols*

plus pratique en augmentant leur *solubilité* et en diminuant leur *odeur*. Ainsi le produit, vendu sous le nom de **crésyl**, est formé par des crésols émulsionnés, au moyen d'un savon résineux, avec des carbures d'hydrogène. Le crésyl se mélange très facilement à l'eau, dégage une odeur rappelant celle du goudron et en **solution à 5 0/0** a un pouvoir antiseptique et désodorisant assez élevé. Il n'est pas toxique, ne détériore pas les objets et ne laisse après lui qu'une odeur légère qui disparaît vite.

c) *Formol*. — A côté de ces composés phénolés, il convient de citer l'*aldéhyde formique*, plus connu sous le nom de **formol**. C'est un **gaz** qui peut être *employé tel quel* ou en *solution dans l'eau*.

Le formol à l'état gazeux paraît être un désinfectant de surface, c'est-à-dire qu'il n'exerce son pouvoir antiseptique que sur la surface des objets avec lesquels il est en contact. Il n'en est pas de même des solutions qui peuvent pénétrer les objets perméables (*linges, vêtements*), soumis à leur action.

L'aldéhyde formique est un **désinfectant extrêmement puissant**, mais, en solution, il a de graves inconvénients. En outre de son *odeur désagréable* et de son action irritante sur les yeux, ce produit a le grand défaut de *fixer la matière organique* sur les linges qui peuvent en être imprégnés. C'est ainsi qu'un linge souillé de sang et trempé dans une solution de formol restera taché de sang, et cette tache sera indélébile; il faut avoir soin, pour éviter cet inconvénient, de laver avant de les soumettre à l'action du formol, les linges imprégnés de matières organiques.

En résumé, si les antiseptiques sont nombreux, on peut dire qu'au point de vue pratique c'est le **sublimé corrosif** et le **formol** dont l'action est la plus certaine; c'est donc à eux, toutes les fois qu'on le pourra, qu'il faudra avoir recours.


### III. — **Dangers des plaies.**

La plupart des **plaies**, qui par elles-mêmes n'ont aucun danger, s'aggravent et se compliquent souvent, faute de soins éclairés. Il n'est donc pas inutile de donner quelques conseils sur la manière de traiter les blessures pour en assurer la guérison rapide; en cas de complications on aura toujours, cela va sans dire, recours au médecin.

Les plaies, en général, sont dangereuses pour deux raisons: d'abord par l'**hémorragie** qu'elles déterminent, ensuite par l'**infection** qui peut s'ensuivre; leur hygiène consiste à éviter ces deux dangers.

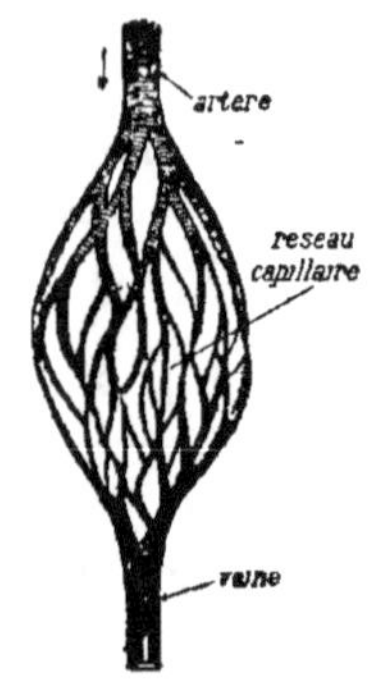


FIG. 16. — Les vaisseaux capillaires.

a) *Hémorragie.* — L'hémorragie est causée par la **perte de sang** qui résulte de l'ouverture d'un vaisseau. On sait que le sang passe des **artères** qui partent du cœur, dans les **veines** qui y arrivent, par l'intermédiaire des **capillaires**, fins vaisseaux qui se ramifient dans tous les tissus (*fig.* 16). Aussi la moindre piqûre amène-t-elle la perforation d'un certain nombre de capillaires qui laissent suinter au dehors quelques gouttes de sang. La plus légère **pression** suffit pour *arrêter une aussi faible hémorragie.*

Lorsque la blessure est plus profonde, lorsqu'elle est faite par exemple avec un instrument tranchant, des veines et des artères peuvent être sectionnées. On sait que les parois de ces vaisseaux n'ont pas la même structure. Les artères sont élastiques et, comme le caoutchouc, conservent leur forme cylindrique après leur section (*fig.* 17); les veines au contraire sont molles,

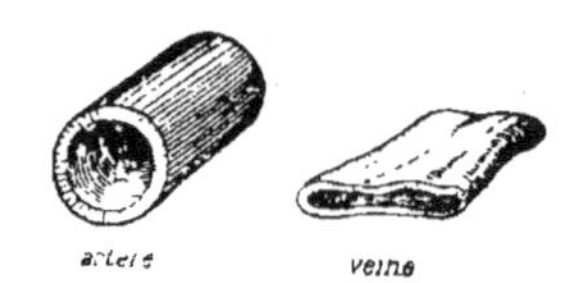


FIG. 17. — Comparaison d'une artère et d'une veine

flexibles, dépourvues d'élasticité; aussi dès qu'elles sont coupées leurs bords se rapprochent. Il en résulte que les veines saignent peu, le sang sort en suintant et l'hémorragie s'arrête par simple pression. Il n'en est pas de même des artères. Si celles-ci sont de petit calibre, le sang se coagule assez rapidement à la sortie et les deux orifices résultant de la section se bouchent d'eux-mêmes. Mais si l'artère blessée est volumineuse, le sang sort par saccades, correspondant aux

pulsations cardiaques et forme un jet plus ou moins puissant
selon les dimensions de l'artère. Il est des cas où l'hémorragie
est tellement abondante, qu'en moins d'un quart d'heure le
blessé est saigné à blanc et meurt faute de sang. Heureusement les grosses artères sont profondément situées et leur
section est assez rare.

Que faire en pareil cas? L'artère
est ouverte, il faut la fermer. Le
moyen le plus simple est de presser
sur la plaie pour aplatir les deux extrémités béantes du vaisseau (*fig.* 18).
C'est ce qui explique que les plaies
par écrasement (membre écrasé par
une roue de wagon, par exemple) sont
moins dangereuses, à ce point de
vue, que les plaies par sectionne-
ment (membre coupé par une scie
circulaire, par exemple).

Mais la pression directe de la plaie
n'est pas toujours une manœuvre efficace et suffisante. Il faut alors presser

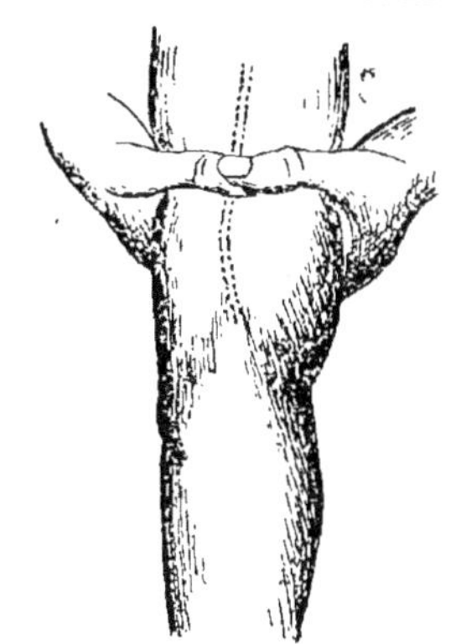

Fig. 18. — Compression
directe d'une artère.

fortement au-dessus de
la plaie, du côté où le sang
arrive, c'est-à-dire du côté
du cœur. Avec un lien quelconque, foulard, ceinture
de cuir, on entoure le
membre blessé (car il s'agit
presque toujours d'un
membre) à 5 ou 6 centi-
mètres de la section, du côté
de la racine du membre, en
serrant jusqu'à ce que le
sang ne coule plus; au besoin on se sert d'un gar
rot, comme l'indique la

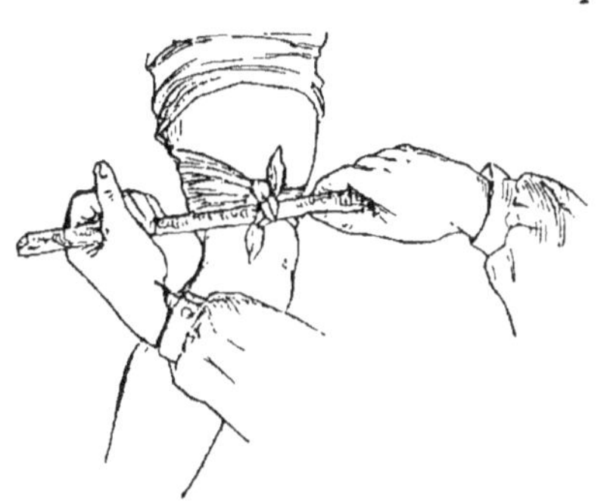

Fig. 19. — Emploi du garrot
pour arrêter une hémorragie.

figure 19, pour serrer plus fortement. Une fois le nœud fait,
il est bon, pour plus d'efficacité, de placer entre le bandage et
le membre un morceau de bouchon juste au-dessus de l'artère
pour que son occlusion soit plus parfaite.

Bien entendu ce procédé n'a qu'un but : **arrêter d'urgence l'hémorragie pour empêcher la mort du blessé**. C'est un procédé de fortune qui ne dispense pas de faire de suite appel au médecin, lequel **ligature l'artère**, enlève le lien, et prend les dispositions nécessaires pour assurer la guérison de la plaie. Il est évident qu'on ne saurait laisser longtemps un membre ainsi comprimé sans amener **sa gangrène**, car le sang ne circulant plus dans ses vaisseaux, les tissus se mortifient rapidement. Après la ligature de l'artère blessée, au contraire, la circulation se rétablit par les vaisseaux collatéraux qui augmentent de volume et les tissus reprennent leur vitalité.

Dans les cas de plaies du tronc ou de la face, le tamponnement et la compression des vaisseaux sont les seules mesures à prendre.

On peut aussi laver les plaies avec des **hémostatiques** pour arrêter l'écoulement des petits vaisseaux. Ce sont des corps qui facilitent la **coagulation du sang**, de sorte qu'aux extrémités de ces vaisseaux sectionnés, se produit un petit caillot qui forme **bouchon**. Bien entendu la valeur des hémostatiques est nulle dans les plaies des vaisseaux de quelque importance.

Les principaux hémostatiques sont : l'eau **vinaigrée**, l'eau très froide ou la **glace**, le **perchlorure de fer** qui n'est pas à conseiller à cause de son action caustique, l'eau **oxygénée** qui est excellente, car, à son action hémostatique, elle joint une action antiseptique qui n'est pas à dédaigner. Pour les **plaies souillées de terre** surtout, il y a toujours à craindre la présence du **bacille du tétanos** qui vit dans le sol ; ce microbe étant *anaérobie* est rapidement détruit par l'eau oxygénée, qui laisse dégager ce gaz en **abondance**.

Quelquefois on se sert d'**absorbants** tels que l'*agaric*, la *toile d'araignée*, pour arrêter les hémorragies légères. Ces corps agissent mécaniquement en formant avec le sang, une croûte solide qui s'oppose à la continuation de l'hémorragie. La toile d'araignée n'est pas à conseiller, toutefois, à cause de la possibilité de l'infection de la plaie, par suite des poussières dont elle est couverte.

b) *Infection*. — Toute plaie livrée à elle-même a tendance à guérir par ses propres moyens, et la bonne nature produit en général, à elle seule, la guérison, mais à une condition cependant : c'est que la plaie ne soit pas **infectée**, c'est-à-dire **envahie par des microbes pathogènes**. Ceux-ci, lorsqu'ils y pénètrent, s'y installent et s'y multiplient, trouvant là, nourriture et température convenables à leur développement.

C'est à ce moment qu'entrent en scène les globules blancs ou **phagocytes**. On sait qu'ils sont abondants dans le sang et dans la *lymphe* qui baignent nos tissus, et dans les ganglions lymphatiques, lieux de leur formation. Les microbes qui ont été introduits dans la plaie sont donc en contact avec les phagocytes de la lymphe et du sang; une véritable lutte s'engage entre eux.

Les phagocytes accourent de toutes parts vers la région envahie, y déterminant le phénomène qu'on appelle l'**inflammation** et qui se traduit par de la *tuméfaction*, *de la douleur*, de la *chaleur* et de la *rougeur*, ce que les anciens exprimaient par l'expression latine, *tumor, dolor, calor, rubor*.

Si dans cette lutte les phagocytes ont le dessus, au bout de quelques jours l'inflammation disparaît et la plaie se cicatrise. Dans le cas contraire, il se forme un **abcès** qui ne tarde pas à suppurer, les *globules blancs morts*, vaincus, *constituent le pus*.

Mais souvent l'infection ne s'arrête pas là, elle grandit et parfois s'étend à tout un membre, bien que le siège de la plaie primitive soit à la main ou au pied, par exemple. Le mécanisme de cette extension est assez facile à comprendre.

Lorsqu'un abcès s'est formé, il se peut que les **vaisseaux lymphatiques** qui aboutissent à la plaie ne soient pas obturés. Dans ce cas les microbes pénètrent dans ces vaisseaux et le combat s'engage avec les phagocytes contenus dans leur intérieur, mais surtout dans les **ganglions** qui se trouvent sur leur parcours et où la lymphe est abondante. Ceux-ci grossissent, se tuméfient, prennent l'aspect de **billes mobiles** situées sous la peau et élaborent en quantité des globules blancs pour lutter contre l'envahisseur. Généralement l'infection s'arrête là ; cette **première ligne de résistance offerte par les ganglions lymphatiques** suffit à avoir raison de l'envahissement microbien et alors au bout de quelques jours tout rentre dans l'ordre.

Les ganglions tuméfiés reprennent assez vite leur volume primitif et l'inflammation disparaît. Cette ligne de résistance se trouve pour la face et les membres à l'entrée du thorax et de l'abdomen où les ganglions sont nombreux.

Ainsi, pour les plaies des *bras*, ce sont les ganglions de l'aisselle qui gonflent, pour celles des *jambes* les ganglions de l'aine qui sont à la racine de la cuisse, pour celles de la *bouche* ou des *dents*, les ganglions sous-maxillaires.

Il peut arriver cependant que les phagocytes, malades, peu entraînés, ne mènent pas le combat contre les microbes avec assez d'activité ; alors, de même que dans la plaie il s'était formé un abcès, de même les ganglions suppurent et, dans certains cas, faits fort rares heureusement, l'infection peut se généraliser à tout le corps, et le blessé meurt en quelques jours par **septicémie**, c'est-à-dire par empoisonnement microbien du sang.

**Les plaies sont donc moins graves par elles-mêmes que par leurs complications.** Aussi est-il de toute nécessité, après l'arrêt de l'hémorragie, d'éviter l'infection.

Si la plaie a été faite avec un instrument que l'on suppose dépourvu de germes pathogènes, ou comme l'on dit **aseptique**, il suffit de la mettre à l'abri des germes dangereux en la fermant par un pansement protecteur qui la recouvre et l'isole. Il faut éviter de la laver comme on le fait souvent avec de l'eau **non bouillie**, car celle-ci peut apporter des germes ; mieux vaut la laisser sans laver et appliquer dessus une compresse de gaze stérilisée. Ces compresses se trouvent chez tous les pharmaciens et sont enroulées dans un papier qui les enveloppe hermétiquement. A défaut, il faut placer provisoirement sur la plaie, une bande de toile découpée dans un vieux mouchoir bien propre, en remplaçant au plus tôt cette bande par une autre que l'on aura placée un certain temps dans l'eau bouillante.

Dans le doute où l'on peut être que la plaie soit infectée par l'instrument qui l'a produite, il est prudent, si celle-ci est légère, de la badigeonner avec de la **teinture d'iode** avant de placer le pansement. Cette teinture a un double but : d'abord elle est antiseptique et peut à elle seule détruire les microbes qui se trouvent dans la plaie, ensuite, par l'inflammation qu'elle provoque, elle attire, mobilise les phagocytes qui arrivent en plus grand nombre et peuvent avoir plus facilement raison de l'envahisseur. Cette pratique est surtout à recommander pour les blessures de l'extrémité des doigts, blessures le plus souvent insignifiantes et qui, faute de soins, dégénèrent souvent en « mal blanc » ou panaris.

Lorsque la plaie est considérable, les chances d'infection augmentent. Si celle-ci, comme c'est le cas le plus général, siège aux membres, il est prudent de placer le membre blessé matin et soir, pendant 1/4 d'heure au minimum, dans des bains de sublimé chaud et d'appeler le médecin, qui seul pourra ordonner le traitement curateur.

Enfin, lorsque la plaie est souillée de terre, une complication possible très grave peut survenir : c'est, comme nous l'avons dit, le **tétanos**, maladie très douloureuse et le plus souvent mortelle. Dans ce cas, il faut laver fortement la plaie à l'*eau oxygénée* et ne pas hésiter à aller trouver un médecin, qui, par une **injection de sérum antitétanique**, peut prévenir l'apparition du tétanos.

Les conseils que nous venons de donner n'ont pas pour but d'apprendre à chacun à se soigner lui-même en cas de plaie ou de blessure, mais simplement d'initier sur ce qu'il convient de faire pour attendre sans danger des soins plus complets; ceux-ci ne peuvent, bien entendu, être donnés que par un médecin.

## IV. — Asepsie et antisepsie.

L'asepsie a pour but d'éloigner du corps humain tous les germes susceptibles de l'infecter; bien pratiquée, elle est donc supérieure à l'antisepsie, qui s'efforce de détruire des germes déjà existants.

L'asepsie et l'antisepsie, intimement liées aux progrès de la chirurgie, sont de date relativement récente. Encore, dans le courant du siècle dernier, malgré l'adresse des chirurgiens, les malades succombaient à peu près tous, à la suite d'**opérations**. Leur façon d'*opérer* nous en explique aujourd'hui la cause. Ils se servaient d'instruments sortis d'une vitrine quelconque et étalés sur n'importe quel support; après s'être lavé les mains avec de l'eau ordinaire, on s'essuyait avec un linge suspendu à côté du robinet ou bien à son tablier; la plaie était exposée à l'air pour être desséchée rapidement, et par dessus on plaçait un **peu de charpie** sortie d'un tiroir voisin et remplacée, les jours suivants s'il y avait lieu, par des cataplasmes.

Bien entendu la fièvre s'allumait, la plaie gonflait, rougissait, sécrétait, mais la **suppuration** était considérée comme une fonction naturelle, et personne ne s'étonnait de voir du pus.

Il est pénible de constater que des chirurgiens éminents aient pu être inférieurs à des charlatans, qui eux au moins, avec leurs onguents mercuriels, avec le fer rouge, faisaient de l'antisepsie sans le savoir.

Ce fut **Pasteur** qui vint fournir la raison scientifique de tant d'échecs par sa découverte des **microbes pyogènes** (*Staphylocoques et streptocoques*), c'est-à-dire des microbes qui produisent le pus, lorsqu'ils sont à l'intérieur des plaies.

Dès lors on s'est efforcé de lutter contre eux et de les détruire. La réussite a été complète et a permis le développement invraisemblable de la chirurgie pendant ces trente dernières années.

**Antisepsie.** — Pour la première fois, un chirurgien anglais, **Lister**, commença, dès qu'il eut connaissance des travaux de Pasteur, à se servir d'**antiseptiques** pour ses opérations.

Avec l'**acide phénique**, il faisait des solutions à 5 0/0 dont il se servait pour se *désinfecter les mains*, dans lesquelles il *trempait ses instruments et les linges à pansement*. Après avoir *lavé les blessures* ou les téguments du malade, il *commençait l'operation, qu'il faisait durer le moins de temps possible et recouvrait ensuite la plaie avec les linges trempés dans les solutions phénolées.*

Les résultats, comparativement à ce qu'ils étaient auparavant, furent merveilleux ; plus de la moitié des opérés guérissaient sans suppuration.

Alors de toutes parts on se mit à chercher de nouveaux **antiseptiques plus puissants ou moins toxiques que** l'acide phénique aujourd'hui délaissé, et l'on se servit successivement du **sublimé corrosif**, de l'*acide borique*, du *permanganate de potassium*, etc.

Malgré des résultats bien meilleurs que par le passé, cette nouvelle méthode ne répondit pas complètement aux espérances que l'on avait placées en elle. Chose imprévue, l'antisepsie, qui se montrait si efficace pour prévenir et empêcher l'infection des plaies, ne donnait pas ce qu'on était en droit d'attendre pour guérir cette infection une fois créée.

C'est qu'en effet, pour que les microbes mis au contact d'une solution antiseptique soient détruits. il faut que ce contact soit prolongé pendant plusieurs heures. Si on se contente de laver une plaie suppurante et par suite chargée de *streptocoques* avec une solution de sublimé, la plus active des solutions antiseptiques, on constate que le lendemain cette plaie renferme presque autant de germes que la veille.

Par suite *en pratique*, c'est-à-dire *employées pendant quelques minutes seulement*, les *substances antiseptiques ne sont pas germicides*, comme le croyait Lister. Si on voulait les laisser agir sur les plaies souillées pendant le temps nécessaire à la destruction des germes, tout ne serait pas encore détruit: les **spores des germes** subsisteraient; mais en revanche les tissus sur lesquels ces substances agiraient s'en trouveraient fort mal, s'ils ne périssaient pas, et le plus souvent le malade serait empoisonné.

**Asepsie.** — L'inefficacité de l'antisepsie dans beaucoup de cas a fait naître une nouvelle méthode : l'asepsie. Avec l'asepsie, tous les germes sont détruits **par la stérilisation**, eux et leurs spores. Cette stérilisation est réalisée par la *chaleur sèche pour les instruments*, par la *vapeur sous pression pour les pansements ;* elle atteint tous les objets sans exception qui doivent approcher l'opéré. Les téguments du malade et les mains du chirurgien sont lavés et brossés avec de l'*eau bouillie chaude* et du *savon*, frottés avec des *solutions de sublimé* et passés à l'*alcool* qui entraîne tous les débris épidermiques.

Les résultats obtenus par cette nouvelle méthode sont surprenants : **plus de suppuration**, plus d'intoxication ; les plaies se cicatrisent en quelques jours ; jamais de fièvre, guérison dans presque tous les cas. C'est grâce à l'**asepsie** que la chirurgie a pu faire de si rapides progrès !

Ce n'est pas seulement dans le cas d'une infection à éviter ou d'une opération à faire que l'on cherche à appliquer ces méthodes, mais encore pour traiter les plaies infectées. Les lavages de ces plaies, qu'ils soient faits avec de l'eau bouillie ou avec des solutions antiseptiques, n'agissent surtout que d'une façon mécanique en entraînant et en balayant les germes ; ils ne s'adressent que rarement à la source de l'infection, qui généralement n'est pas à la surface des plaies, mais dans leur profondeur.

Pour éliminer les germes infectieux il faut donc après avoir essayé de *laver les plaies à l'eau chaude bouillie, les recouvrir ensuite d'un simple tampon de coton hydrophile stérilisé*, maintenu en place avec des bandes. Ce pansement réalise un courant d'élimination de la profondeur à la surface, de l'intérieur à l'extérieur, une véritable **exosmose** de tous les produits de sécrétion au fur et à mesure de leur formation. On pourrait déposer sur la plaie un poison des plus violents, de la *strychnine* par exemple, que le malade ne serait pas empoisonné, car la strychnine serait purement et simplement éliminée avec le pus vers l'extérieur.

Il n'en serait pas de même si l'on entourait le coton d'une **toile imperméable,** car on *supprimerait ce courant d'élimination ;* ce serait sous la toile un *lac purulent dans lequel macéreraient les tissus infectés ;* il ne serait pas impossible dans ce cas, si l'on répétait l'expérience avec la strychnine, que le malade soit empoisonné, car il pourrait y avoir **absorption;** donc **jamais de toile imperméable sur les pansements.**

Bien entendu, si les plaies sont trop infectées et si elles siègent dans des parties du corps que l'on peut facilement baigner, aux bras par exemple, il est sage, avant d'appliquer le pansement antiseptique, de *placer le membre blessé pendant un quart d'heure dans une solution chaude de sublimé,* c'est-à-dire de faire de l'**antisepsie;** si l'on ne détruit pas la source de l'infection, au moins peut-on ainsi ralentir l'action microbienne.

En somme, entre l'**antisepsie** et l'asepsie, bien que l'une soit censé *détruire tous les germes,* tandis que l'autre ne fait qu'*atténuer leur action* en luttant contre eux avec plus ou moins d'efficacité, il n'y a pas une différence fondamentale ; le plus souvent toutes deux se pénètrent et s'entr'aident. **L'asepsie** *prévient la suppuration des plaies non infectées,* l'antisepsie *la diminue sur les plaies infectées et renforce ainsi l'action de l'asepsie.*

## V. — Etude de la tuberculose.

La tuberculose est une maladie contagieuse qui cause annuellement la mort de plus de 150.000 personnes en France. C'est Villemin qui pour la première fois, en 1865, montra que la tuberculose est une affection virulente et inoculable. Jusqu'alors cette maladie, plus meurtrière encore, était considérée comme une conséquence de la misère physiologique, soit transmise par hérédité, soit acquise par les mauvaises conditions hygiéniques. Bouleversant toutes les opinions en cours, Villemin montra que l'inoculation sous la peau de crachats tuberculeux, développe d'abord une *tumeur locale*, puis, après un temps plus ou moins long, une *généralisation dans tous les organes* et en particulier dans les poumons.

Restait à déterminer le microbe pathogène. Cet honneur revient à Koch, qui en 1882 découvrit le bacille auquel il donna son nom (*Bacille de Koch*). La tuberculose est donc une maladie contagieuse, d'origine microbienne, due à un agent spécifique, le bacille de Koch.

Etiologie. — L'étiologie de la tuberculose se résume dans les conditions d'invasion de l'organisme par le bacille de Koch.

Cette invasion peut se faire par la *voie respiratoire*, par la *voie digestive* ou par la *voie cutanée*.

a) *Voie respiratoire*. — Le bacille de Koch (*fig. 20*) est formé par de petits bâtonnets de 2 à 6 μ de longueur, le plus souvent parsemés d'espaces clairs qui donnent au protoplasma l'apparence d'une chaînette.

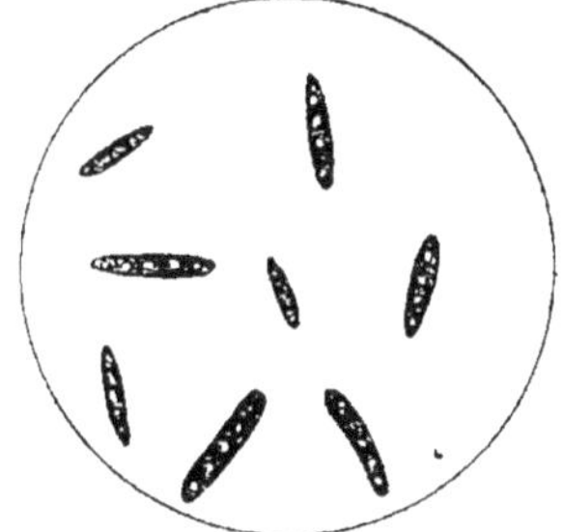

Fig. 20.
Bacilles tuberculeux.

Ce bacille présente une résistance considérable. Dans les crachats desséchés, il conserve sa vitalité pendant plusieurs mois ; l'air sec et chaud, même à une température de 100°, n'arrive pas à le détruire. Bien qu'aérobie, il se développe parfaitement dans les milieux humides et peut rester dans l'eau plus d'un an sans perdre son activité.

Le principal véhicule du bacille de la tuberculose est le crachat, ce qui justifie la multiplication des affiches recommandant de ne pas cracher par terre.

Lorsqu'un crachat a été expectoré, les microbes qu'il renferme sont disséminés soit par l'air, soit par l'eau.

Sous l'influence de la chaleur en effet, les crachats se dessèchent, se réduisent en une poussière impalpable qui s'envole dans l'atmosphère, poussée par le vent, jusqu'à nos voies respiratoires. D'autres fois, par suite des eaux de pluie, ces crachats sont dilués et leurs bacilles sont transportés au loin : le danger des crachats est donc considérable.

La pénétration des bacilles par les voies respiratoires avait déjà été prouvée par Villemin, bien avant la découverte du bacille de Koch. Il arrosait de la ouate avec des crachats tuberculeux qu'il laissait se dessécher, et il constatait que les cobayes qui piétinaient cette ouate, respiraient des bacilles et devenaient tuberculeux.

Le **crachat tuberculeux** est donc le principal agent de la contagion par les voies respiratoires.

Lorsque le bacille de Koch se trouve dans l'air inspiré, la muqueuse respiratoire humide et couverte de cils, animés de mouvements ondulatoires, retient et repousse le plus souvent ce bacille vers l'extérieur, soit dans la salive buccale, soit dans le mucus nasal, avec lesquels il est expulsé. Donc, si la muqueuse est en bon état, aucun danger à craindre ; mais si un rhume l'irrite, l'enflamme, l'excorie, la pénétration du bacille tuberculeux est favorisée, et alors la tuberculose peut se déclarer.

b) *Voie digestive.* — Plus rarement l'intestin est une voie de pénétration du bacille : le lait, la viande d'animaux tuberculeux peuvent être des causes d'infection.

Le bacille apporté par les aliments ne pénètre pas la muqueuse stomacale trop résistante : il arrive dans l'intestin et souvent ne fait qu'y passer. Mais, si la muqueuse intestinale est en mauvais état par suite de maladies antérieures (*dysenterie, fièvre typhoïde*) ayant déterminé des inflammations ou des ulcérations, le bacille s'arrête, passe à travers la paroi intestinale et s'en va dans les **ganglions lymphatiques** si nombreux autour de l'intestin. Ces ganglions grossissent par multiplication de leurs phagocytes qui s'efforcent de détruire l'envahisseur. Lorsqu'ils n'y réussissent pas, le bacille tuberculeux passe outre et arrive au poumon ou dans les autres organes par la voie circulatoire.

c) *Voie cutanée.* — L'inoculation bacillaire peut parfois se produire par une plaie des téguments. On cite le cas de certains garçons d'amphithéâtre d'école de médecine, qui deviennent tuberculeux par infection cutanée à force de manier les cadavres ; on cite encore l'exemple de Laennec qui, s'écorchant le pouce en faisant l'autopsie d'un tuberculeux, voit se produire en ce point une lésion tuberculeuse et plus tard meurt phtisique.

Bien entendu, dans la tuberculose comme dans toutes les maladies contagieuses, la **graine**, c'est-à-dire le *bacille*, ne suffit point : le **terrain**, autrement dit, la force de résistance de l'organisme, est également à considérer. L'influence de l'hérédité est considérable. Toutefois, s'il est admis que les enfants de souche tuberculeuse sont prédisposés à la tuberculose, il est également établi que la **tuberculose n'est pas héréditaire**. La tuberculose enfantine reste avant tout une tuberculose par contagion, frappant ceux que l'hérédité y prédestine, ceux qui pâtissent d'une mauvaise hygiène, d'air rare et impur, d'absence de lumière et de soleil, de mauvaise et insuffisante alimentation. La preuve que la tuberculose de l'enfant est surtout une tuberculose par contagion, et non une tuberculose innée, est fournie par les statistiques, qui montrent la tuberculose exceptionnelle pendant les premiers mois de la vie et croissant avec les années au fur et à mesure que le contact s'établit plus intime entre l'enfant et le monde extérieur, par la fréquentation de la rue, de l'asile et de l'école. Si les enfants des tuberculeux sont le plus souvent eux-mêmes tuberculeux, c'est que leur organisme déjà affaibli par l'hérédité se développe dans un milieu journellement contaminé par les parents ; le bacille expectoré par le père ou la mère trouve un milieu de culture favorable chez l'enfant et ne tarde pas à s'établir dans ses voies respiratoires. C'est pourquoi, sur les 150.000 décès attribués annuellement à la tuberculose, le sixième des cas, soit 25.000, est attribué à tort à l'hérédité. Retirez en effet ces enfants du milieu contaminé, placez-les dans de bonnes conditions de défense, et vous les verrez grandir et se développer comme les autres, sans devenir tuberculeux.

**Lésions causées par le bacille tuberculeux.** — Vers le point où le bacille est amené dans l'organisme, se fait un afflux de phagocytes (*fig.* 21); ceux-ci se réunissent en amas, se tassent les uns contre les autres, pour former une barrière au bacille, essayant en même temps de l'englober ; ainsi se forme une toute petite sphère constituant ce qu'on appelle un nodule tuberculeux. Plusieurs nodules peuvent s'agglomérer en masse plus grosse, du volume d'une tête d'épingle, pour constituer un tubercule. Lorsque ces tubercules se multiplient en se rapprochant les uns des autres, ils créent un état de ramollissement, de désagrégation, de caséification de l'organe dans lequel ils se forment; ces tissus caséifiés, c'est-à-dire réduits en une substance qui rappelle la caséine du fromage, s'éliminent plus ou moins vite, par expectoration dans le cas des poumons, et à leur place, au lieu d'alvéoles pulmonaires, existe un trou, une caverne (*fig.* 22). Lorsque les tubercules atteignent les vaisseaux, ceux-ci se déchirent, et il se produit des crachements de sang plus ou moins abondants.

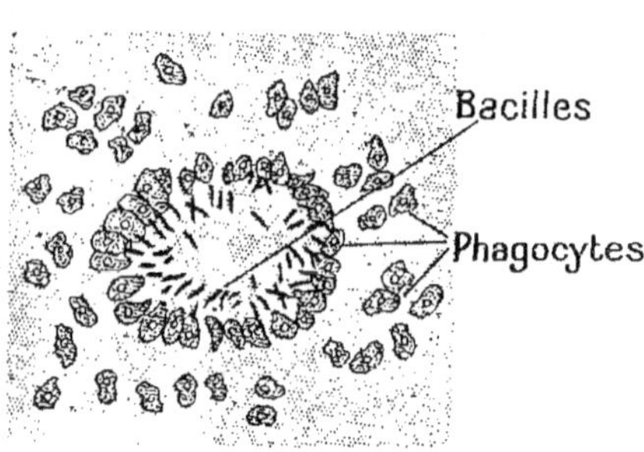


FIG. 21. — Nodule tuberculeux en formation.

Cette évolution du tubercule est la mauvaise évolution, c'est celle qui se produit chez le tuberculeux qui n'a pas voulu se soigner à temps. Dans bien des cas, surtout si l'on vient à son aide par un traitement efficace, la nature se charge de réparer les dégats causés par la présence du bacille tuberculeux; la tuberculose est curable à son début et souvent guérit d'elle-même.

En effet le tissu pulmonaire, comme tous les autres tissus du corps humain, est capable de produire du tissu cicatriciel, dur et serré, autour des colonies microbiennes. Pendant que les phagocytes luttent contre les bacilles, à la périphérie de la zone de combat, du tissu fibreux s'organise qui englobe peu à peu la masse des combattants et l'étouffe par sa rétraction. Ces tubercules durs et parfois calcifiés que l'on trouve au cours des autopsies peuvent atteindre la grosseur d'une bille et se forment d'autant plus rapidement que le traitement a été appliqué de meilleure heure; ils traduisent l'un des nombreux moyens de défense de l'organisme contre les infections microbiennes.

**Causes prédisposantes à la tuberculose.** — Le rôle des causes prédisposantes à la tuberculose est presque aussi important que celui du bacille lui-même. Ce bacille se trouve en effet à peu près partout, et fréquemment il peut vivre sur certaines muqueuses à l'état de **saprophytes**. Chez les infirmiers on le trouve en abondance sur la muqueuse nasale où il n'occasionne aucun désordre.

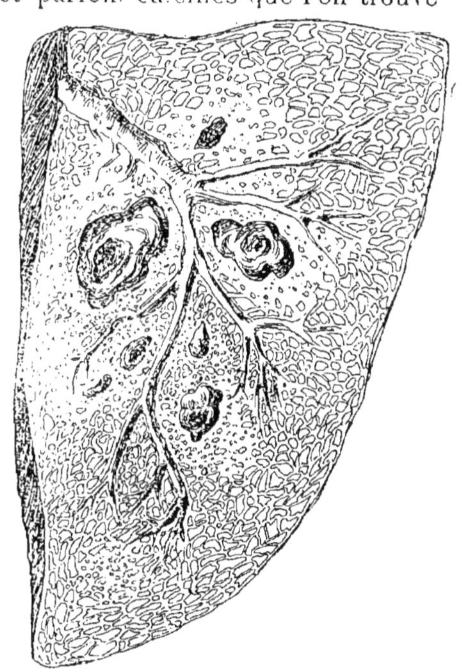

FIG. 22. — Partie de poumon montrant des cavernes d'origine tuberculeuse.

L'homme robuste et sain offre une résistance des plus remarquables à l'infection par le bacille tuberculeux. Tous nous sommes exposés à des risques fréquents de contagion, tous ou presque tous nous avons respiré des bacilles de Koch, et cependant, dans l'immense majorité des cas, il n'y a pas eu tuberculose. C'est qu'en effet il faut, comme nous l'avons déjà indiqué, tenir grand compte du terrain, c'est-à-dire de la résistance de l'organisme. Le bacille tuberculeux ne s'implante que sur des terrains déjà préparés, semblable aux plantes parasites qui ne vivent que dans les terrains pauvres.

Toutes les causes qui affaiblissent l'organisme : air confiné, logements insalubres, croissance trop rapide, alimentation insuffisante, vie sédentaire, surmenage, alcoolisme, syphilis, prédisposent à la tuberculose.

L'air confiné, les **logements insalubres** surpeuplés (*fig.* 23) n'interviennent pas seulement comme causes prédisposantes

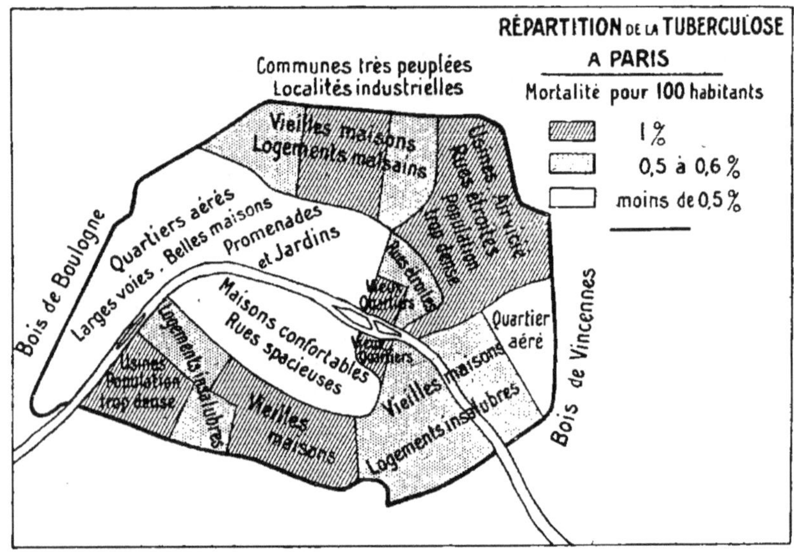


FIG. 23. — Répartition de la mortalité par tuberculose à Paris.

en facilitant la contagion mais encore en compromettant la vitalité et la résistance de l'appareil pulmonaire.

Les poumons ne peuvent se développer et conserver leur activité que si l'air qu'on respire est, en *quantité* et en *qualité*, conforme aux données de l'hygiène. Il n'en est malheureusement pas toujours ainsi ; aussi les milieux pauvres, qui ont l'air mesuré, fournissent-ils le contingent le plus élevé à la tuberculose que l'on a pu appeler avec raison une **maladie de misère**.

La croissance rapide, *qui caractérise la deuxième enfance et l'adolescence*, affaiblit l'organisme et, en raison de l'intensité du travail nutritif qu'elle détermine au niveau des extrémités articulaires, prédispose à la **tuberculose osseuse**. C'est

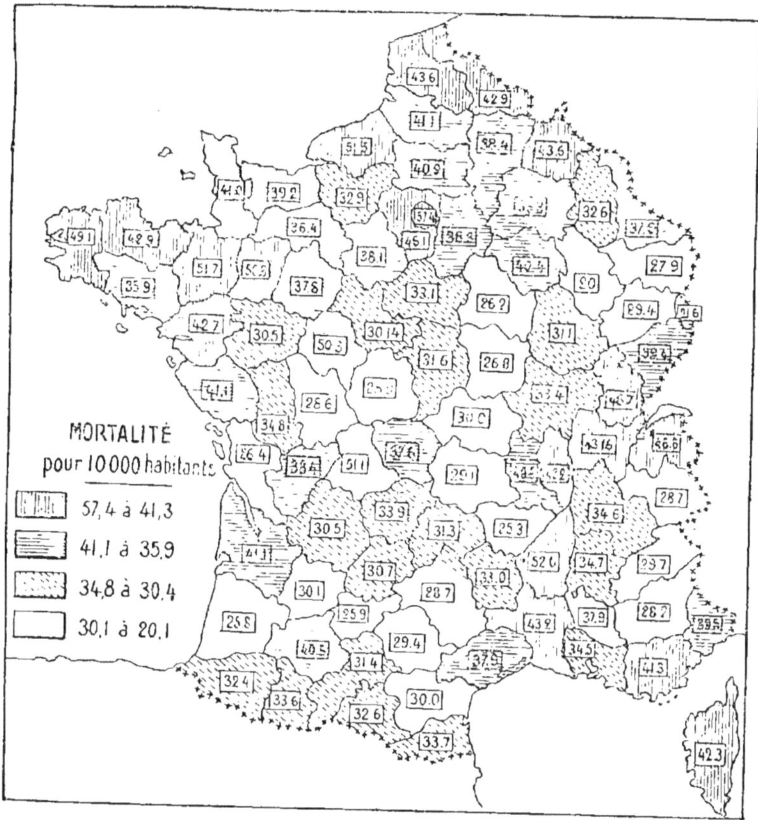


FIG 24. — Carte de la mortalité par tuberculose en France.

l'âge des *tumeurs blanches* ou tuberculose du genou, des *coxalgies*, ou tuberculose de la tête du fémur, ce qui rend douloureux les mouvements de la hanche, du *mal de Pott* ou tuberculose des vertèbres, mal qui produit des déformations de la colonne vertébrale.

Peu après, au moment des études sérieuses, si aux inconvénients d'une vie sédentaire s'ajoutent ceux d'une *alimentation insuffisante* et du *surmenage* intellectuel, le danger croît. Le jeune homme s'anémie, il maigrit à vue d'œil, perd ses forces : c'est l'âge critique. Il suffit à ce moment d'un rhume négligé, d'une bronchite mal soignée pour mettre son appareil respiratoire en état d'infériorité et le rendre apte à être contaminé par le bacille tuberculeux. Aussi est-ce vers la vingtième année que la tuberculose est surtout meurtrière.

Plus tard ne sont guère infectés que les alcooliques et les **syphilitiques**. L'*alcoolisme* et la *syphilis*, comme nous le verrons plus tard, dépriment l'organisme, le mettent en état de moindre résistance et préparent ainsi le terrain pour la tuberculose. La carte de la mortalité par tuberculose en France (*fig.* 24) correspond dans ses grandes lignes à la carte de l'alcoolisme ; les départements qui consomment le plus d'alcool comme ceux du Nord, de la Normandie, de la Bretagne sont aussi ceux qui ont la plus forte mortalité par tuberculose.

**Diagnostic de la tuberculose à son début.** — Si encore on pouvait dépister la tuberculose à son début, comme c'est à ce moment une **maladie curable**, la mortalité serait moins considérable. Mais là est le difficile.

Le plus souvent, il s'agit d'une jeune fille ou d'un jeune homme qui, depuis quelque temps, ne se sent pas bien ; il *a maigri*, il *toussote un peu*, il *est fatigué le soir, son appétit est moins bon*. Les parents sont inquiets à juste raison, mais ils ne songent pas un instant à la tuberculose ; il n'y en a pas dans la famille .

On met cet état sur le compte de la croissance ou du surmenage, et pendant ce temps la maladie s'installe sournoisement.

Ce n'est pas sortir de notre cadre que de montrer combien l'on a tort de ne pas demander à ce moment les conseils éclairés d'un médecin et d'indiquer brièvement par quels procédés l'homme de l'art pourra arriver à dépister une tuberculose en germination.

Tout d'abord, après avoir questionné le malade sur son état et avoir appris qu'il a beaucoup **maigri**, qu'il tousse, d'une petite **toux sèche et brève** survenant surtout le matin ou à intervalles répétés, qu'il **respire difficilement** à cause d'une vieille bronchite négligée, l'examen de la cage thoracique et des poumons met sur la voie.

Cet examen se fait par *inspection, palpation, percussion* et *auscultation*.

**L'inspection** du thorax le montre aplati, étroit, avec une certaine atrophie des muscles du côté malade, le *sommet droit* le plus souvent.

**La palpation** se fait en appliquant la main à plat sur la région du thorax correspondant aux parties atteintes ; en faisant parler le malade d'une voix forte, on constate que les vibrations de la cage thoracique sont augmentées.

La **percussion** (action de frapper à petits coups sur la cage thoracique) est douloureuse et décèle un *son mat* qui est le résultat de l'envahissement du poumon par les tubercules. Le poumon tuberculeux perd sa sonorité, n'étant plus rempli d'air, dans les parties malades; il ressemble au tissu hépatique et acquiert sa matité.

L'**auscultation** indique une respiration saccadée en même temps qu'un affaiblissement du murmure vésiculaire; l'air entre en moins grande quantité dans le poumon qui a perdu son élasticité et est partiellement induré.

L'ensemble de ces constatations permettra de conclure que le malade est atteint de tuberculose. Mais dans certains cas ces signes seront peu nets, et il serait peut-être imprudent d'affirmer l'existence d'une maladie dont on n'est pas certain. L'examen **bactériologique des crachats** (*fig*. 25), lorsque le malade expectore, lèvera tous les doutes; si en effet le microscope décèle dans ces crachats le bacille de Koch, il n'y a plus à hésiter. Mais il peut arriver qu'on ne trouve pas de bacille, soit parce qu'il y en a peu dans le crachat examiné, soit parce qu'on n'est pas très au courant de la technique à suivre. En pareil cas, avant de conclure à la non-tuberculose, il est prudent d'expérimenter sur l'animal et d'inoculer *un crachat suspect sous la peau d'un cobaye*. Si le malade est tuberculeux, on voit apparaître au bout de deux ou trois semaines une tumeur au point d'inoculation; puis l'animal maigrit et succombe rapidement.

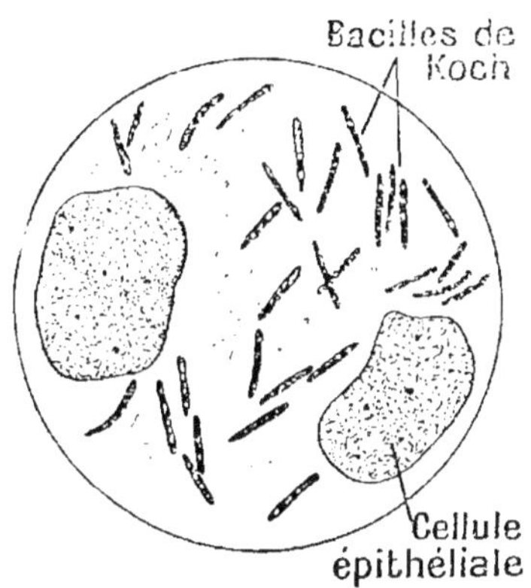

Fig. 25. — Crachat tuberculeux vu au microscope.

Lorsque le résultat est négatif, il y a beaucoup de chance pour que le malade ne soit pas tuberculeux.

Pour terminer l'étude des procédés de diagnostic de la tuberculose, nous devons dire deux mots d'une méthode peu employée pour l'homme, mais couramment employée pour déceler la tuberculose chez les bovidés: c'est la réaction à la tuberculine.

On sait que le *bacille de Koch*, comme tous les bacilles d'ailleurs, sécrète une toxine connue sous le nom de tuberculine. En injectant sous la peau 1 millimètre cube de tuberculine, on n'obtient aucun effet chez l'animal sain, tandis qu'on observe une violente réaction chez les tuberculeux. Quatre à cinq heures après l'injection, surviennent des frissons, de l'abattement, des vomissements et une élévation de température de 2 ou 3°.

Cette méthode n'est pas toujours sans danger pour le malade. En plus de son action générale, la tuberculine a une action locale sur les foyers tuberculeux. Elle les révèle, mais en les révélant elle les congestionne et peut mettre en évolution un foyer jusque-là presque latent. De sorte qu'elle donne un *coup de fouet à la tuberculose* et par cela même hâte le dénouement. Aussi, après expérimentation, la réaction à la tuberculine a été abandonnée pour l'espèce humaine. Mais elle a trouvé son utilisation en médecine vétérinaire pour la recherche de la tuberculose chez les bovidés. Les animaux réagissent moins activement : une élévation de température de 1°,5, une dizaine d'heures après l'injection, suffit pour affirmer chez eux la tuberculose.

**Hygiène des tuberculeux.** — La tuberculose, bien soignée à son début, est curable. C'est un principe sur lequel il faut insister pour que le malade n'attende pas la *formation des cavernes pulmonaires* avant de consulter un médecin. A ce moment le malade n'est pas seulement tuberculeux, il est **phtisique** et condamné à une mort prochaine.

La tuberculose commence en effet par l'**induration pulmonaire** caractérisée par l'envahissement progressif du poumon par les tubercules ; le poumon perd son élasticité et peu à peu l'air ne pénètre que très difficilement dans son intérieur. Le tissu pulmonaire induré, mal nourri, mal ventilé ne tardera pas à être envahi par de nouveaux microbes qui hâteront la fonte des tubercules, leur transformation en caséum purulent, expectoré avec les crachats. C'est la **phtisie** qui s'annonce, c'est-à-dire la **formation des cavernes**, indice d'une mort prochaine.

La tuberculose est donc curable, mais à son début seulement. C'est moins par des médicaments que l'on agira sur l'état du malade que par une hygiène bien comprise. Il n'y a pas en effet de traitement spécifique de la tuberculose ; nous n'avons guère d'action sur le *bacille de Koch*, et nous ne possédons pas de corps capable de le tuer, sans nuire à l'organisme. Cela veut-il dire qu'on n'ait jamais l'espoir d'arriver à découvrir une **vaccination préventive** ou **curative** de la tuberculose ? Non, car les recherches se multiplient et il est à espérer qu'elles seront un jour couronnées de succès.

Toutefois, si l'on ne peut agir à l'heure présente directement sur le bacille tuberculeux, au moins peut-on, par un ensemble de moyens, exercer une action bienfaisante sur l'organisme du malade, en modifiant son terrain bacillisé, soit par la **suralimentation**, soit par la **cure d'air**, soit par des médicaments appropriés.

a) *Alimentation des tuberculeux*. — L'alimentation des tuberculeux doit être surveillée de très près. On dit au malade : suralimentez-vous, et alors il se gave, il absorbe toute une série de mets fortifiants (*lait, œufs, viande crue*), et le plus souvent il augmente de poids d'une façon extraordinaire. Mais défiez-vous; invariablement le malade perd *très rapidement* le bénéfice de cette suralimentation intense qui lui a fatigué l'estomac. L'appareil digestif du tuberculeux doit être manié avec plus de soin, et l'accroissement de recettes doit être modéré si l'on veut en attendre des résultats durables.

Comme aliments, on peut employer la *viande crue* à la dose de 100 à 150 grammes par jour, le *lait*, les *œufs*, le *riz* et les *légumineuses* (pois, haricots) et surtout *l'huile de foie de morue*, excellente préparation, lorsqu'elle est bien tolérée par le tube digestif.

Avec cette gamme variée d'aliments, on arrive à constituer au malade une **ration de guérison** qui, jointe au **repos absolu**, amène une augmentation régulière de poids, sans fatigue pour l'estomac.

b) *Cure d'air*. — La cure d'air doit ajouter son action à celle de l'alimentation dans l'hygiène du tuberculeux. Remarquons d'abord qu'il n'y a pas de climat spécifique de la tuberculose. On améliore partout les tuberculeux par la cure d'air aussi bien à la plaine, qu'à la mer ou à la montagne. Les seules conditions à réaliser sont une sécheresse relative, l'abri **du vent** et **l'exposition en pleine lumière, la plus ensoleillée** possible.

Les autres indications tiennent moins à la tuberculose en général qu'au tempérament individuel des tuberculeux.

Les sanatoriums où l'on traite les tuberculeux sont le plus souvent établis au *bord de la mer* ou *à la montagne*.

Le **climat marin** convient surtout aux *tuberculoses en germination*, aux lymphatiques pâles, blafards, mais est contre-indiqué dans la tuberculose avancée. Il agit surtout par sa température à peu près constante, par la pureté microbienne de l'air, la mer étant le grand tombeau des microbes, par son *chlorure de sodium* et ses traces d'iode que renferme, l'atmosphère.

Le **climat d'altitude** convient mieux à *tous les genres de tu-*

*berculose*, à l'exception toutefois des phtisiques caverneux que personne ne se soucie de soigner. Par suite de la raréfaction de l'oxygène à cause de l'abaissement de pression, les mouvements respiratoires sont précipités et amplifiés, les globules rouges se multiplient; d'autre part l'air est remarquablement pur, lumineux et ensoleillé. Toutefois il est prudent de ne pas passer brusquement de la plaine à la montagne; il faut faire monter le malade par étapes progressivement élevées sous peine de risquer une congestion pulmonaire.

c) *Médicaments*. — Les médicaments n'arrivent qu'en troisième lieu dans le traitement de la tuberculose à son début; de l'avis de certains médecins on pourrait même s'en passer. Toutefois un certain nombre de préparations, comme l'*arsenic*, le *cacodylate de soude*, le *tanin*, les *glycérophosphates*, etc., ont une action tonique indiscutable sur la nutrition générale et par suite une influence favorable sur la guérison de la tuberculose. Leur prescription est entièrement du domaine médical.

**Prophylaxie de la tuberculose.** — Pour lutter avec succès contre la tuberculose, il faudrait répandre dans le public et vulgariser les mesures d'hygiène préventives, individuelles et collectives, que chacun a intérêt à suivre, à faire suivre aux siens et à faire accepter par autrui pour se prémunir contre la contagion.

« La Société de préservation contre la tuberculose par l'éducation populaire s'est assigné la tâche de faire pénétrer dans l'esprit des masses un petit nombre de notions indispensables. Apprendre aux grands comme aux petits les ravages causés par la phtisie, faire savoir à tous que le mal se communique surtout par les germes mélangés aux poussières banales des rues et des maisons, faire comprendre qu'il suffirait de détruire ces germes pour éteindre le fléau, voilà ce que veut cette société.

« Lorsque ces données seront familières à tous, lorsque chacun sera pénétré de cette idée que le tuberculeux qui crache par terre s'expose à devenir le meurtrier de sa femme, de ses enfants et de ses voisins, on aura créé un état d'esprit qui rendra facile l'application des mesures que réclament à la fois l'hygiène publique et l'hygiène privée. Alors seulement les règlements édictés rendront leur plein effet, car les meilleures lois restent inappliquées, lorsqu'elles ne concordent pas avec les aspirations et les habitudes du public.

« Or modifier les mœurs n'est pas l'affaire d'un moment, des efforts patients, continus, sont nécessaires : il faut frapper à coups redoublés pour se faire entendre. »

La société a fait répandre et afficher dans les écoles, dans les gares, dans tous les lieux publics des affiches ordonnant de ne pas cracher par terre, d'éviter les poussières, d'employer le balayage humide, etc.

Le crachat est l'agent le plus actif de la dissémination de la tuberculose ; il est le plus souvent rempli de bacilles qui sont destinés à flotter dans l'air avec les poussières.

Et cependant nous ne pouvons pas empêcher les malades de cracher sous peine de mourir asphyxiés par les mucosités qui envahissent leurs bronches. Tout ce que nous pouvons exiger d'eux, c'est qu'ils ne crachent pas par terre, ni dans leur mouchoir, car celui-ci, souillé, devient un danger pour l'entourage des tuberculeux.

Dans les endroits publics (ateliers, écoles, casernes, hôpitaux, etc.), on doit établir des **crachoirs** dans tous les cou-

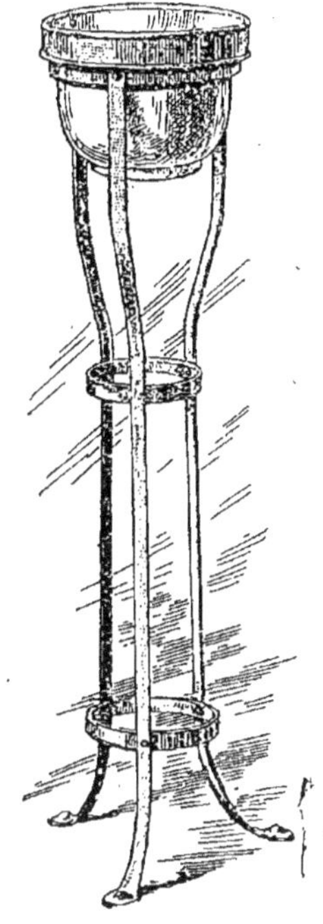

Fig. 26.
Crachoir d'hôpital.

loirs (*fig.* 26), crachoirs nombreux, bien en vue et pleins d'un liquide antiseptique. Les crachoirs seront vidés chaque jour et désinfectés à l'eau bouillante.

Dans la rue et à la maison, les malades devront cracher dans des crachoirs de poche (*fig.* 27) facilement démontables et stérilisables ; les modèles créés par l'industrie hygiénique sont nombreux : on n'a que l'embarras du choix.

Les bacilles tuberculeux se trouvant au milieu des **poussières**, on doit également faire la chasse à celles-ci en *évitant le balayage à sec*, auquel on doit substituer le balayage au linge mouillé ; l'*époussetage au plumeau* sera remplacé par l'essuyage au linge humide ; les tentures, étoffes, rideaux, véritables nids à microbes, seront proscrits ou aussi rares que possible.

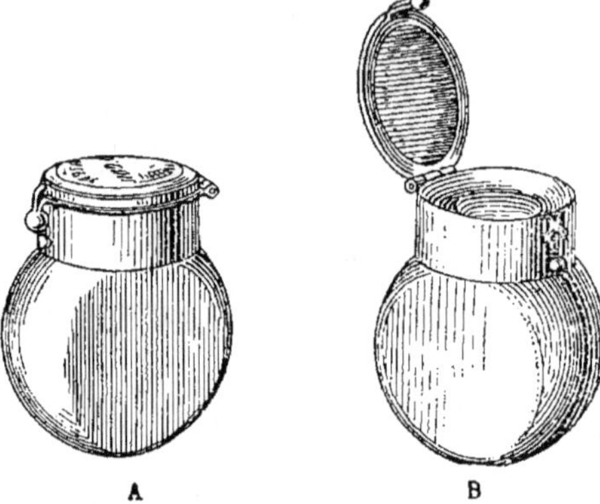

FIG. 27. — Crachoir de poche.

A, crachoir fermé ; — B, crachoir ouvert

Dans les professions à poussières, les ouvriers se préserveront avec un masque protecteur (*fig.* 28).

La Société de préservation contre la tuberculose ne s'en est pas tenue aux moyens préventifs. Elle a créé des **sanatoriums** où les malades pauvres sont soignés gratuitement ; des colonies agricoles pour tuberculeux convalescents où l'on ramène peu à peu à la pratique du travail, **par des** exercices appropriés à leurs forces, les malades qui sortent des sanatoriums. Elle a multiplié les colonies de vacances et encouragé l'œuvre des enfants à la montagne, qui permettent d'envoyer pendant la belle saison les enfants d'ouvriers respirer l'air pur de la mer ou de la montagne, de façon à combattre, par cette cure naturelle, l'anémie et les maladies qui les guettent, tout en contribuant à leur développement physique et moral.

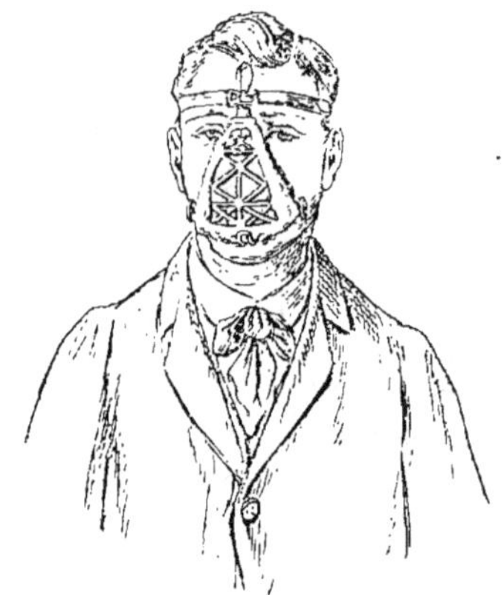

FIG. 28. — Masque de poussière.

Cette société est secondée par celle des **habitations à bon marché**, dont le but est de lutter contre les logements insalubres, en louant à bon compte, à chaque père de famille, une petite maison propre et claire, bien ensoleillée et entourée d'une certaine étendue de terrain à usage de jardin.

L'œuvre de la « goutte de lait », en fournissant aux mères nécessiteuses du lait parfaitement stérilisé, prévient les cas de tuberculose enfantine et diminue dans une notable proportion la mortalité dans le jeune âge.

L'action publique vient renforcer l'initiative privée dans la lutte contre cette terrible maladie. Les *lois d'assistance*, les *subventions aux ligues antituberculeuses*, les *récompenses* et les *encouragements* aux personnes qui se distinguent par leur activité et leur propagande, sont autant de mesures propres à enrayer le développement de la tuberculose.

Bien mieux, la déclaration obligatoire, demandée actuellement par l'Académie de médecine, ne va probablement pas tarder à devenir légale. On sait que lorsqu'un médecin traite des personnes atteintes de certaines maladies contagieuses, comme la *variole*, la *diphtérie*, la *fièvre typhoïde*, etc., il doit en faire la déclaration à l'autorité. L'État s'oblige par réciprocité à faire tous ses efforts pour circonscrire le mal et préserver ainsi de la contagion les bien portants.

Jusque-là, la tuberculose n'était pas encore admise par l'État français au nombre des maladies à déclaration obligatoire dont on trouvera la liste page 68. Pourquoi? C'est qu'à l'inverse des principales maladies infectieuses la tuberculose n'est pas à proprement parler une *maladie aiguë*. Alors que *variole*, *diphtérie*, *fièvre typhoïde*, pour ne citer que les plus terribles de nos ennemis, envahissent l'organisme en quelques jours, la tuberculose, elle, demande du temps pour se déclarer, pour nous tuer ou pour se laisser guérir. Avec elle il faut compter par mois et par années. Et puis, pour la plupart des autres maladies à déclaration obligatoire, la désinfection suffit pour enrayer le fléau ; pour la tuberculose, il faut quelque chose de plus. Comme c'est une « maladie de misère », qui frappe par conséquent surtout la classe pauvre, il faudrait, pour lutter contre elle, assurer aux familles ouvrières une nourriture saine à des prix abordables, pourchasser les logements insalubres, obtenir pour les travailleurs un salaire suffisamment rémunérateur, leur assurer un repos quotidien normal, lutter contre l'alcoolisme qui fait le lit de la tuberculose; mais, hélas! c'est la **question sociale** qui apparaît. La lutte contre la tuberculose devient la lutte contre la misère humaine.

Et cependant l'Angleterre nous a précédé dans cette voie. *Depuis le 1ᵉʳ janvier 1912 tout médecin pratiquant sur le territoire anglais qui, dans sa clientèle d'hôpital ou dans sa clientèle privée, se trouve en présence d'un cas de tuberculose, doit,* SOUS PEINE D'AMENDE, *le notifier aux autorités officielles locales.*

De leur côté, les autorités locales reçoivent pleins pouvoirs pour prendre aussitôt toutes les mesures utiles afin de combattre le fléau et d'empêcher sa diffusion. Une somme de 40 millions de francs est mise annuellement à la disposition des villes et communes pour qu'elles puissent faire le nécessaire, tant au point de vue surveillance et contrôle qu'au point de vue préservation et traitement.

Une seule restriction est apportée : les médecins comme les autorités locales devront éviter tout ce qui aurait une apparence de publicité. La notification du docteur devra rester strictement confidentielle et « les autorités devront s'abstenir de tout ce qui pourrait causer peine ou ennui aux malades et à leurs amis ».

Le gouvernement anglais pense, à l'aide de ces mesures, arriver à réduire encore le fléau de la tuberculose. En 1881, on comptait en Angleterre 18 morts par tuberculose sur 10.000 habitants ; en 1909, on ne comptait plus que 10 morts ; on espère arriver à réduire ce chiffre par la déclaration obligatoire.

La France se doit à elle-même de suivre les autres pays dans cette voie, si elle veut enrayer les progrès de la tuberculose, beaucoup plus meurtrière chez nous qu'en Angleterre et que dans la plupart des autres pays.

## VI. — Principales maladies contagieuses.
### Leur mode de propagation et leur prophylaxie.

### I. — FIÈVRES ÉRUPTIVES

Les fièvres éruptives sont des maladies contagieuses dont le microbe est encore inconnu et qui sont caractérisées, comme leur nom l'indique, par une *élévation de température du corps* (**fièvre**) et par l'apparition d'une éruption cutanée.

Dans ces maladies, comme d'ailleurs dans toutes les *maladies fébriles*, il est bon de prendre la température du malade, *matin* et *soir*, pour établir la courbe de température de la maladie, courbe qui est d'un grand secours pour le médecin. Pour cela on se sert de thermomètres spéciaux appelés **thermomètres médicaux** (*fig.* 29), qui sont basés sur le principe du thermomètre maxima et s'étendent de 34° à 45°. Après avoir huilé ou vaseliné le réservoir pour faciliter son glissement, on l'introduit dans une cavité naturelle, le rectum le plus souvent (*température rectale*), et l'on attend quelques minutes, cinq au minimum ; en le sortant, on le nettoie et on lit la température. On peut également placer le thermomètre sous l'aisselle (*température axillaire*), ce qui évite de le vaseliner ; mais le thermomètre glisse souvent, et l'on obtient des résultats moins précis, aussi le procédé n'est pas à recommander.

La *température normale du corps est* de 37° ; si le thermomètre indique une *température plus élevée*, c'est qu'il y a fièvre. On prend la température des malades vers sept heures du matin et sept heures du soir ; il faut remarquer que le soir la température est normalement supérieure de 1/2 degré à celle du matin, à cause de l'agitation de la journée.

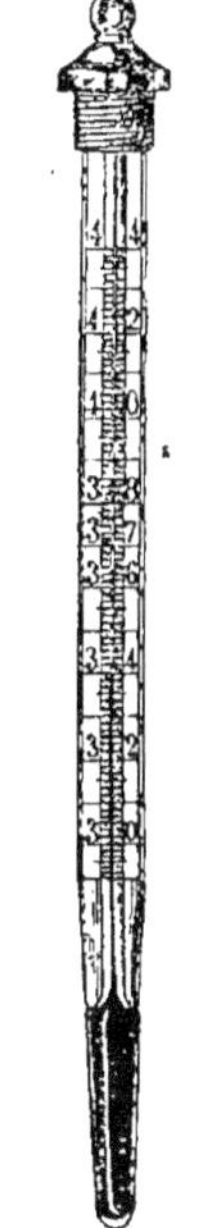

Fig. 29.
Thermomètre
médical.

Ces températures sont reportées sur une feuille dont le modèle est ci-joint (*fig.* 30), et les différents points marqués sont réunis par une série de lignes dont l'ensemble donne la courbe de température de la maladie. La forme de cette courbe éclaire le médecin sur la marche de la fièvre et lui permet d'agir avec plus de sûreté pour amener la guérison.

Les fièvres éruptives comprennent la **rougeole**, la **scarlatine** et la **variole**.

**Rougeole.** — La rougeole est la plus commune des fièvres éruptives. Rare dans les premiers mois de la vie, elle devient

surtout fréquente de trois à dix ans. En général, la rougeole
ne récidive pas, de sorte que si les adultes échappent à ses
atteintes, cela tient moins à une immunité conférée par l'âge
qu'à celle acquise par une première atteinte dans l'enfance.

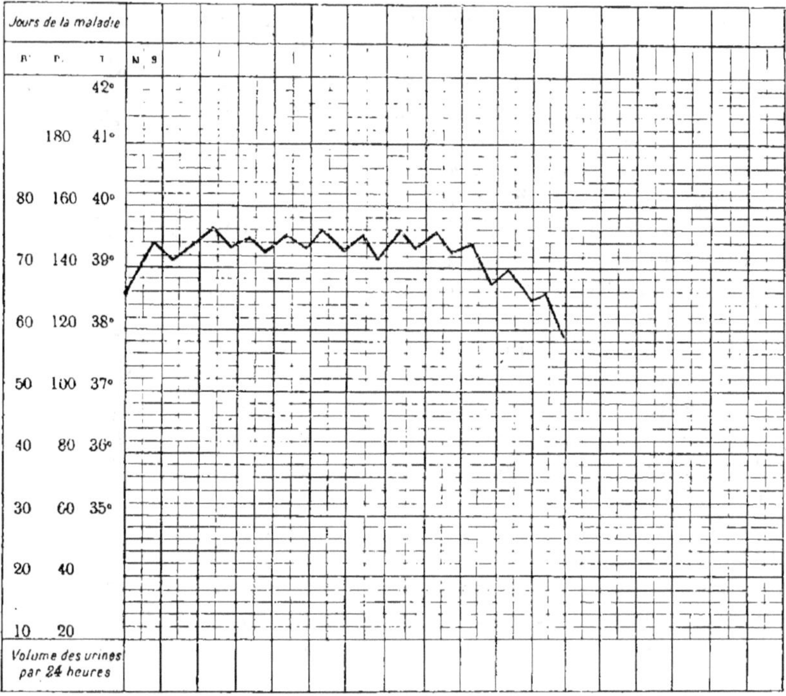

FIG. 30. — Feuille de température.

R, nombre de mouvements respiratoires par minute ; — P, nombre de pulsations
T, température rectale.

Il est peu d'affections aussi contagieuses que la rougeole, et,
cependant, presque toujours il s'agit de contagion directe avec
le malade, la contagion par l'atmosphère ne semblant jouer
qu'un rôle accessoire. La contagion indirecte ne s'exerce que
par les objets ayant eu depuis peu contact avec le malade ; le
virus a si peu de vitalité, hors du sujet infecté, qu'il perd son
activité en deux ou trois heures, d'où l'inutilité de la désinfection des objets et des locaux après une rougeole.

La rougeole est surtout contagieuse avant et pendant l'éruption, grâce au mucus sécrété par les muqueuses du nez et des yeux qui sont enflammées ; dès que cette inflammation est terminée, la contagion n'est plus à craindre, d'où également l'inutilité d'isoler le malade pendant la desquamation.

C'est une maladie bénigne qui évolue spontanément vers la guérison en moins d'une semaine.

Toutefois pour éviter sa diffusion à l'école, l'instituteur devra essayer de dépister les cas de rougeole qui pourraient se produire parmi ses élèves, afin de rendre immédiatement à leur famille les enfants suspects, puisque c'est tout à fait au début de la maladie que se produit la contagion.

Comme premiers symptômes de la maladie, on peut citer l'*éternuement*, la *voix enrouée*, les *yeux rouges et larmoyants*, l'*apparition de petites plaques blanchâtres sur les gencives*, d'*un piqueté rouge sur le palais*, le *tout accompagné d'une fièvre légère*.

Vers le troisième jour, des **taches rosées**, séparées par de larges intervalles de peau saine apparaissent sur tout le corps **en commençant par** la face ; ces taches pâlissent rapidement et disparaissent en quelques jours ainsi que la maladie.

**Scarlatine.** — La scarlatine est caractérisée par une fièvre plus intense et une éruption plus **prononcée** que celles causées par la rougeole.

Surtout fréquente, comme la rougeole, dans la **seconde enfance**, de trois à huit ans, elle peut aussi se déclarer chez l'adulte. Sa principale cause est la contagion qui peut se faire directement ou par l'intermédiaire d'objets contaminés. A l'inverse de la rougeole, c'est à la **fin**, pendant la **période de desquamation**, que la scarlatine est le plus contagieuse, parce que les squames desséchés sont disséminés un peu partout et peuvent pénétrer dans les voies respiratoires de ceux qui approchent les scarlatineux.

La nature du virus nous est inconnue ; mais, contrairement à celui de la rougeole, sa vitalité est considérable, d'où la nécessité d'une **désinfection sérieuse** après cette maladie qui, dans certains cas, est d'une réelle gravité.

La fièvre scarlatine s'annonce par des *frissons*, une *élévation brusque de température*, des *nausées*, des *vomissements* et *de la douleur à la déglutition occasionnée par un violent mal de gorge*.

L'éruption apparaît le lendemain et débute par le **thorax** contrairement à celle de la rougeole qui commence par la face ; elle est formée de plaques

**rouge vif**, confluentes, dont l'ensemble donne au corps la couleur écarlate. La desquamation se produit au bout de 3 ou 4 jours en même temps que la fièvre tombe.

**Variole**. — La variole peut survenir à tout âge et en toutes saisons. C'est une maladie contagieuse qui sévit souvent sous la forme épidémique. La propagation par l'air est cependant douteuse; il s'agit, le plus souvent, comme pour les fièvres précédentes, d'une **contagion directe** avec le malade ou d'une **contagion indirecte** par les objets souillés de pus variolique. Cette maladie étant caractérisée par l'apparition de **vésicules purulentes**, qui peuvent laisser des cicatrices indélébiles, c'est au moment de la **suppuration** et de la **dessiccation** de ces vésicules qu'a surtout lieu la contagion.

Le virus de la variole présente également une très grande vitalité; les varioleux comme les scarlatineux sont dangereux pendant **40 jours** au moins.

La variole est une maladie qui tend à disparaître par suite de la généralisation de la pratique de la **vaccination**, étudiée plus loin (p. 75).

Il ne faut pas confondre la variole avec la **varicelle**, qui est une *maladie bénigne* avec fièvre légère et pustules se desséchant rapidement sans laisser de cicatrices.

*La vaccine ne préserve pas de la varicelle* qui est cependant une maladie très contagieuse.

### II. — Maladies transmises par les déjections humaines et les eaux de boisson

Les principales maladies transmises par les déjections humaines et les eaux de boisson sont la **fièvre typhoïde**, le **choléra** et la **dysenterie**.

**Fièvre typhoïde**. — La fièvre typhoïde est caractérisée par une température élevée et un état général grave qui dure de un mois à six semaines. Elle est causée par un microbe, le *bacille d'Eberth* (*fig.* 31), qui, introduit dans le tube digestif (*fig.* 32), amène l'inflammation de *follicules clos*, ou follicules lymphatiques, nombreux dans la partie terminale de l'intestin grêle ou *iléon* (*fig.* 33). Ces follicules groupés forment des plaques connues sous le nom de plaques de Peyer, et, lorsqu'ils sont en contact avec le *bacille d'Eberth*, qui pénètre la muqueuse intestinale, ils augmentent de volume et parfois arrivent à suppurer comme les furoncles, ce qui a fait appeler la fièvre typhoïde, la **furonculose de l'intestin.**

Le bacille d'Eberth vit parfaitement dans l'eau et le lait ; il résiste au froid et peut conserver sa vitalité pendant plusieurs semaines.

L'infection se fait donc par les **eaux de boisson** ou les **légumes souillés** par les déjections des typhiques, lesquelles renferment en abondance le *bacille d'Eberth.*

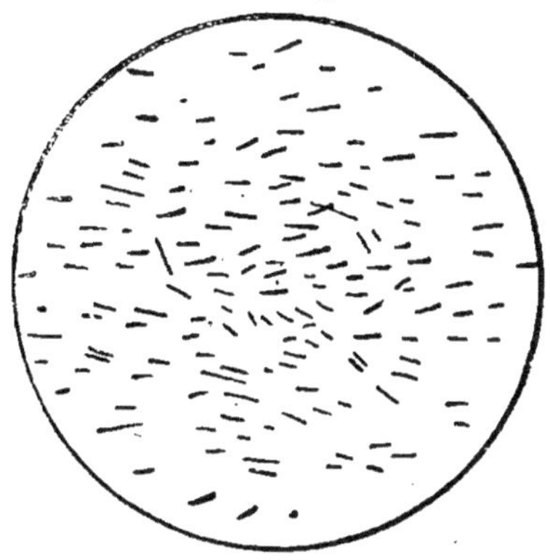

Fig. 31.
Bacilles de la fièvre typhoïde.

La réalité de l'infection par l'eau est démontrée par la coïncidence de certaines épidémies avec la distribution d'eaux polluées, comme l'eau de Seine à Paris, et par leur disparition à la suite de l'usage d'eau filtrée. On a pu d'ailleurs, dans la plupart des cas de fièvre typhoïde, constater la présence du microbe dans les eaux d'alimentation.

Lorsque ces eaux sont captées dans les montagnes, elles sont bactériologiquement pures et n'occasionnent pas la typhoïde; au contraire, les eaux de rivières ou de puits, contaminées par le voisinage de fosses d'aisances ayant reçu des déjections provenant de typhiques, sont souvent très dangereuses. Il en est de même des légumes

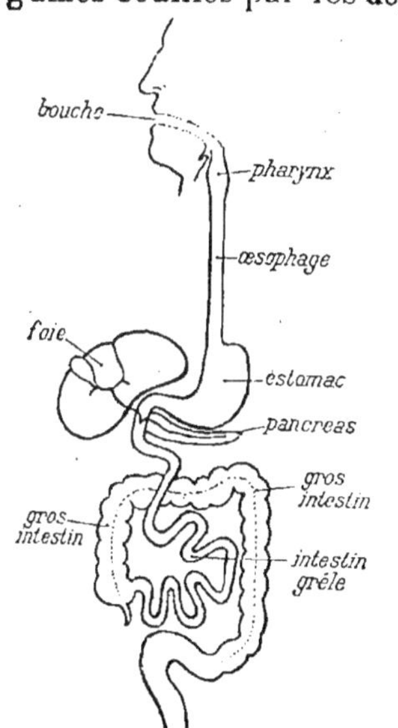


Fig. 32. — Ensemble de l'appareil digestif de l'homme.

cultivés et arrosés avec des matières fécales et consommés crus ou insuffisamment cuits.

La contagion directe peut s'observer chez les personnes en contact avec les malades, mais elle est très rare, si l'on prend les précautions voulues indiquées par la suite; quant à la contagion par l'air, elle est exceptionnelle.

La fièvre typhoïde est une maladie de la jeunesse ou de l'âge adulte, et en général elle ne récidive pas,

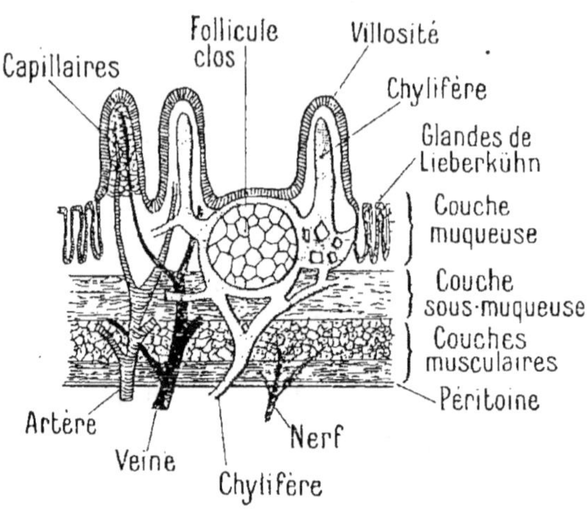


Fig. 33. — Coupe schématique de la paroi de la partie terminale de l'intestin grêle.

de même que les autres maladies infectieuses.

Choléra. — Le choléra est une maladie endémique dans l'Inde, maladie qui est caractérisée par des *vomissements*, une *diarrhée abondante* et un *refroidissement général* précurseur de la mort.

Le choléra est causé par le bacille virgule, qui se trouve en abondance dans les **selles des** **cholériques**. Peu résistant à l'air sec, il se développe à merveille dans l'eau et peut ainsi être disséminé par les rivières et les fleuves.

La contagion directe est assez rare, à cause des précautions prises; la contagion indirecte par les linges souillés par les déjections est plus fréquente, mais c'est surtout par l'eau de **boisson** infectée que se transmet cette maladie.

En temps d'épidémie de fièvre typhoïde ou de choléra, il est donc prudent de boire de l'eau filtrée ou de l'eau bouillie, c'est-à-dire dépourvue de germes pathogènes, et en même temps de s'abstenir de manger des légumes ou des fruits crus qui peuvent véhiculer les bacilles de ces maladies.

**Dysenterie.** — La dysenterie est une maladie contagieuse dans laquelle les lésions se trouvent dans le **gros** intestin. Dans certains pays chauds, comme l'Indo-chine, elle est à l'état endémique. On suppose qu'elle se transmet par les eaux de boisson contaminées et par les déjections diarrhéiques, sans être cependant tout à fait fixé sur sa cause véritable. Elle est caractérisée par des *douleurs abdominales* et des *selles sanguinolentes* toujours nombreuses.

Il ne faut pas confondre, comme on le fait souvent, cette dysenterie avec les infections intestinales si fréquentes en été à la suite d'absorption exagérée d'eau glacée ou de fruits verts et qui se traduisent également par des douleurs abdominales et une diarrhée intense. Ces infections, contrairement à la dysenterie, sont en général bénignes.

### III. — MALADIES TRANSMISES PAR LES ANIMAUX DOMESTIQUES

Un certain nombre de maladies sont transmises à l'homme par les animaux domestiques. Les mesures sanitaires, prises contre les maladies infectieuses de ces animaux, concourent donc dans une mesure notable à protéger la santé publique.

Les maladies le plus communément transmises à l'homme par les animaux domestiques sont : la **tuberculose**, le **charbon**, le **tétanos**, la **rage** et la **morve**.

**Tuberculose.** — La tuberculose vient en première ligne parmi les maladies transmises par les animaux de la ferme, en particulier par la race bovine. Chacun connaît, ou doit connaître les **rapports** étroits qui **existent entre la tuberculose bovine et la tuberculose humaine** dont l'unicité est à peu près formellement établie.

Comme le dit le D#r Petit, le tiers environ des cas de tuberculose humaine a une origine animale, les autres peuvent être rattachés à la contagion d'homme à homme, et ces chiffres montrent l'intérêt qu'il y a, à ne rien négliger dans la lutte contre une maladie, qui, non seulement décime l'humanité, mais encore étend ses ravages à un certain nombre d'animaux : *on décrit en effet la tuberculose de l'homme, celle du bœuf, celle des oiseaux, celle des poissons,* etc. Par une longue série de passages successifs, le microbe s'est spécialisé en quelque sorte, et sa virulence n'est pas la même pour toutes les espèces, mais le bacille bovin est resté très virulent pour l'homme.

La **contagion du bœuf** à l'homme trouve, dans les conditions normales de l'existence, de nombreuses occasions de s'exercer.

La **cohabitation** a parfois été incriminée, et l'on a vu que la tuberculose humaine était d'une grande fréquence dans certains villages où la population passait dans l'étable une bonne partie de l'hiver : c'est que le *jetage* de l'animal malade renferme de nombreux bacilles qui peuvent envahir l'organisme humain et contaminer les autres bêtes de l'étable, où la maladie se propagera d'autant plus rapidement que l'hygiène y sera plus déplorable.

Les produits qui servent à la consommation, le **lait** et ses dérivés, la crème, le beurre et même certains fromages, la **viande** des animaux malades, présentent pour la santé de l'homme les plus sérieux dangers, et leur ingestion doit être évitée, puisque l'on connaît l'importance du tube digestif comme voie de pénétration de la tuberculose ; on pourrait citer l'exemple de familles qui furent indemnes de cette maladie jusqu'au jour où une vache, pourtant réputée bonne laitière, l'introduisit au foyer.

La tuberculose, après avoir envahi l'étable, en sort trop souvent pour contaminer le fermier et sa famille ; elle sort de la ferme pour aller se disperser à la ville, de sorte que campagnards et citadins ont intérêt à poursuivre la lutte entreprise contre cette terrible maladie.

L'injection de **tuberculine** (toxine sécrétée par le bacille de la tuberculose) sous la peau, fournit un moyen facile de dépister les lésions, même au début ; si l'animal est infecté, il réagira par une élévation de température ; il sera donc possible de ne laisser entrer dans l'étable que des animaux sains et d'en éliminer les malades. La **surveillance des abattoirs** et des tueries met à l'abri de l'ingestion des **viandes tuberculeuses** ; d'autre part le **lait** et ses dérivés ne devraient être livrés à la consommation qu'à la condition de provenir de vaches soumises à l'épreuve de la tuberculine. Le lait, en principe, doit être considéré comme **suspect**, et le moyen le plus simple et le plus rapide de détruire les germes qu'il est susceptible de contenir est de ne jamais le consommer sans ébullition préalable. Le lait cru n'est, du reste, pas seulement favorable à la propagation de la tuberculose, il peut encore être la cause de nombreuses autres affections que l'ébullition permettra d'éviter. On a montré les dangers qui pouvaient résulter de l'ingestion du lait provenant de vaches atteintes de la fièvre *aphteuse;* des épidémies de *fièvre typhoïde* ont été provoqués par la vente d'un lait mouillé avec une eau contenant des bacilles typhiques. Le lait a pu même servir à la propagation de la *scarlatine*, quand cette maladie sévissait sur le personnel affecté au service de l'étable.

**Charbon**. — Après la tuberculose, mais bien moins répandue qu'elle, vient la fièvre charbonneuse. Cette maladie, surtout fréquente chez les **bovidés**, atteint également le cheval et le mouton. On sait, depuis les admirables travaux de Pasteur, que les animaux contractent le charbon en avalant des herbes et des fourrages souillés par des germes; ceux-ci sont répandus sur le sol, où ils vivent longtemps, par les animaux malades, ou bien encore ils sont ramenés à la surface par les **vers de terre**, qui ont été les puiser au contact des cadavres enfouis. La bactérie charbonneuse souille ainsi les prairies et peut être disséminée au loin par les eaux. Les animaux qui broutent dans les prairies contaminées s'inoculent alors le charbon, soit par la muqueuse buccale, à la faveur des piqûres produites par le fourrage et qui constituent autant de portes d'entrée, soit par la muqueuse intestinale.

L'homme s'infecte le plus souvent en maniant des *viandes* ou des *peaux*, des *laines* ou des *crins* provenant d'animaux charbonneux; une légère plaie suffit, et la maladie débute, dans ce cas, par un accident local, la **pustule maligne**, qui siège habituellement sur les parties découvertes, sur le visage, la nuque, les mains.

La bactérie peut envahir l'organisme par les voies respiratoires et provoquer le **charbon pulmonaire**, comme on l'a parfois observé chez les *trieurs de laine*. Plus rarement la maladie est le résultat de la *piqûre d'une mouche* restée en contact avec le cadavre d'un animal charbonneux ou de l'ingestion de *viande charbonneuse;* la viande mal cuite est particulièrement dangereuse, malgré l'action destructive exercée sur les bactéries par le suc gastrique.

La fièvre charbonneuse est très grave chez l'homme et chez les animaux ; aussi l'application de la législation sanitaire et la pratique de la **vaccination anti-charbonneuse** ont-elles rendu et rendent-elles encore d'immenses services ; grâce à ces mesures, le charbon tend à disparaître et les cas observés chez l'homme deviennent également de plus en plus rares.

**Tétanos.** — La grande réceptivité du **cheval** pour le tétanos a permis de croire à l'origine équine de cette affection ; il est maintenant démontré que le bacille tétanique est très répandu dans la nature : on le trouve dans la boue des rues, dans le fumier, dans la terre des jardins ; il existe enfin dans le contenu intestinal d'un grand nombre d'animaux, et le cheval n'est pas plus dangereux à ce sujet que les autres herbivores. C'est généralement à la suite d'une plaie du pied que la maladie apparaît chez le cheval et chez la vache, et l'on a vu de véritables épidémies au moment de la castration autrefois si redoutée des éleveurs.

Chez l'homme, le tétanos se développe après une plaie opératoire ou après une **plaie accidentelle** parfois insignifiante, au point d'être cicatrisée quand apparaissent les premiers symptômes du mal, qui semble alors être spontané.

L'injection préventive du **sérum antitétanique** résume toute la prophylaxie du tétanos : grâce à elle, il n'est plus à craindre chez les animaux qui subissent des interventions chirurgicales, et il a disparu des hôpitaux. Il ne faut pas oublier que le sérum prévient la maladie, mais ne la guérit pas quand elle est déclarée ; on fera donc procéder d'urgence à l'injection, quand on aura des raisons de penser qu'une plaie a pu être infectée.

**Rage.** — La rage ou **hydrophobie** est une maladie communiquée à l'homme par la morsure d'animaux enragés, principalement du **chien**. D'autres animaux, le *chat*, le *bœuf*, le *cheval* et même le *mouton* et le *porc*, peuvent contracter cette affection, mais c'est surtout l'espèce canine qu'il faut redouter, puisque les statistiques montrent que, sur cent animaux enragés, il y a quatre-vingt-douze chiens et six chats.

Le germe encore inconnu, mais révélé par l'inoculation,

existe dans la salive et les centres nerveux des animaux
malades ou morts de la rage.

Le mode de contamination le plus fréquent consiste dans la
morsure ou même dans le simple lèchement; les griffes du
chat chargées de bave sont également dangereuses.

La stricte application des règlements de police sanitaire et
l'abatage des chiens errants et des animaux mordus ont
abaissé dans de fortes proportions le nombre des cas de rage
animale et, par suite, celui des cas de rage humaine.

Malgré tout, il ne faut pas négliger les morsures d'animaux
qui peuvent être souillées de virus; on ne pouvait que recommander autrefois d'**exprimer les blessures**, de les faire saigner
et de les **cautériser**; mais ces mesures, sans être pourtant
inutiles, devront être complétées aujourd'hui par le **traitement
antirabique** qu'il faudra sans tarder aller suivre à l'Institut
Pasteur. Ce traitement réduit presque à zéro la mortalité
qui s'élevait autrefois à 80 0/0.

**Morve.** — La morve est une affection assez fréquente chez
le **cheval**, l'*âne* et le *mulet*, et susceptible de se transmettre à
l'homme. Elle frappe surtout les *palefreniers*, les *cochers* et,
en général, ceux qui approchent les chevaux; ils sont contaminés par le **jetage**, c'est-à-dire par la sérosité qui s'écoule
incessamment des fosses nasales des animaux morveux. Des
peaux, des cuirs, des objets infectés sont toutefois capables de
transmettre la morve à distance, dans des cas exceptionnels.

La présence d'une plaie ou d'une écorchure paraît une condition indispensable, en permettant l'inoculation du virus.

La morve est causée par un **bacille aérobie** qui sécrète un
produit toxique, la **malléine**. De même que la tuberculine
pour la tuberculose, la malléine, toxine du bacille de la
morve, permet de poser un diagnostic précoce et de prendre
d'urgence des dispositions propres à empêcher l'extension de
la maladie. La morve humaine est le plus souvent mortelle,
et il est heureux que les rigueurs de la police sanitaire permettent, par l'abatage d'urgence, de supprimer radicalement
la cause de contagion.

**Abatage et enfouissement.** — Les animaux atteints de maladies contagieuses telles que la *morve*, le *charbon*, la *rage*, la *tuberculose*, doivent
être abattus par ordre du maire, à la demande du vétérinaire sanitaire.

Les cadavres de ces animaux ne peuvent être livrés à la consommation ; ils doivent être **détruits** dans les vingt-quatre heures par combustion ou **enfouis**, préalablement recouverts de chaux vive et de telle sorte que la couche de terre au-dessus du cadavre ait au moins 1 mètre d'épaisseur.

**Notions de police sanitaire des animaux.** — La police sanitaire des animaux a pour but de prévenir et de combattre les maladies contagieuses énumérées ci-dessus par une série de mesures édictées par la loi du 21 juin 1898.

D'après cette loi, tout animal atteint de maladie contagieuse doit être signalé par le propriétaire au maire de la commune sur laquelle il se trouve. Dès qu'il a connaissance de la maladie, le maire doit faire procéder sans retard, par le vétérinaire sanitaire, à la visite de l'animal. Le vétérinaire prescrit les mesures d'**isolement** et les procédés de **désinfection** indispensables en pareil cas et adresse immédiatement un rapport au préfet du département. Le préfet prend, s'il est nécessaire, un arrêté portant déclaration d'infection, entrainant l'interdiction momentanée de la circulation du bétail des foires et marchés dans les localités atteintes.

Lorsque ces mesures sont prises à temps, il est assez rare que les maladies contagieuses prennent une grande extension. Malheureusement la loi du 21 juin 1898 n'est pas encore appliquée partout avec rigueur, et parfois certaines maladies infectieuses, la **fièvre aphteuse** principalement, étendent leurs ravages à toute une contrée.

### IV. —· MALADIES TRANSMISES PAR LES INSECTES

Les principales maladies transmises par inoculation du virus sous la peau grâce aux insectes sont : la **fièvre paludéenne**, la peste et la **fièvre jaune**.

**Fièvre paludéenne.** — La fièvre paludéenne, encore appelée **malaria**, est due à un protozoaire, l'hématozoaire du paludisme. Cet être microscopique, qui existe dans le sang de tous les paludéens, n'est pas transmissible par contagion, mais il peut s'inoculer à l'homme.

Autrefois on attribuait le paludisme au mauvais air, d'où le nom de *malaria* donné à la maladie, qui était surtout commune dans les pays marécageux. Ce n'est qu'en 1880 que Laveran, médecin militaire, découvrit la véritable cause de la maladie et son mode de propagation. D'après lui, c'est un moustique du genre *Anophèles* qui, ayant sucé sur un malade du sang infecté, va l'inoculer à des individus sains, ou mourir dans les marais en semant l'hématozoaire à leur surface. On peut donc contracter la fièvre paludéenne soit par la *piqûre du moustique*, soit par l'ingestion d'eau contenant des larves de ces insectes infectées par l'hématozoaire.

L'hématozoaire vit à l'intérieur des globules rouges (*fig.* 34) en se nourrissant à leur dépens et en s'emparant rapidement de *l'hémoglobine* qu'il décompose en une substance brune, qui donne aux paludéens le **teint terreux** caractéristique de la maladie.

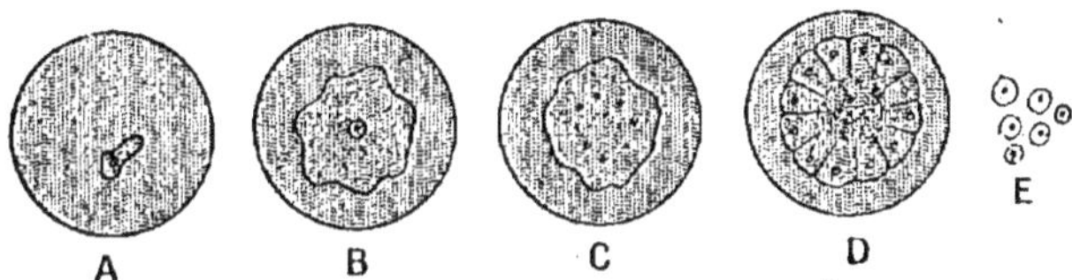


Fig. 34. — Globule rouge attaqué par un Hématozoaire dont on voit ici l'évolution (A à D) jusqu'à la formation des spores E.

Lorsque l'hématozoaire a atteint les dimensions du globule, il se divise en un certain nombre de parties ou *spores*; chaque spore se dirige par des mouvements amiboïdes vers un autre globule rouge qu'elle envahit et ne tarde pas à détruire. La destruction des globules est ainsi rapide et accompagnée de fièvre que seule la **quinine** peut calmer.

On combat la maladie, soit en prévenant les piqûres d'*Anophèles* dans les régions paludéennes, soit en empêchant ces insectes de se reproduire, en se basant sur ce que leurs larves comme celles de tous les moustiques vivent dans les eaux stagnantes. La disparition des régions marécageuses amène donc avec elle la disparition du paludisme.

**Peste.** — La peste est une maladie qui existe à l'état endémique dans l'Inde et est due à un bacille découvert par Yersin en 1894. Sa transmission se fait surtout par la peau, vraisemblablement par l'intermédiaire de **puces** s'étant nourries du sang de l'homme ou d'animaux pesteux. Le *bacille d'Yersin* est en effet commun sur les rats des pays contaminés. Que ces rats soient amenés par les navires en Europe, et aussitôt leurs puces peuvent disséminer la peste, d'où l'habitude, en temps d'épidémie, de faire une guerre impitoyable aux rats qui habitent les cales des navires.

**Fièvre jaune.** — La fièvre jaune est une maladie exotique qui existe au Brésil à l'état endémique ; elle affecte une prédilection marquée pour les ports ; il est rare qu'elle pénètre profondément dans l'intérieur des terres.

Sa diffusion se fait par contact, mais aussi par les moustiques. La race noire jouit à son égard d'une véritable immunité.

A côté de ces maladies infectieuses, surtout propagées par les insectes, on peut encore citer la maladie du sommeil, inoculée par la *mouche Tsé-Tsé* (*fig.* 35), maladie qui cause de véritables ravages dans les troupeaux du Sud africain et s'attaque parfois à l'homme, et enfin la Tuberculose et le Charbon, inoculés assez fréquemment par les insectes piqueurs, *punaises* (*fig.* 158), *puces* (*fig.* 135) et *mouches* (*fig.* 159). Il est donc prudent de déclarer par tous les moyens la guerre à ces insectes aussi inutiles qu'ennuyeux.

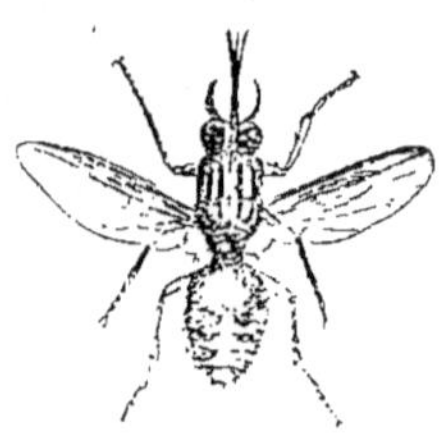

FIG. 35.
Mouche Tsé-Tsé.

## VII. — Mesures à prendre dans le cas de maladies infectieuses.

Les mesures à prendre lorsqu'on se trouve en présence d'une maladie infectieuse sont au nombre de deux : l'isolement et la désinfection.

*a*) Isolement. — L'isolement, comme son nom l'indique, consiste à placer le malade seul dans une chambre et empêcher qui que ce soit d'y pénétrer, sauf les personnes absolument indispensables : médecin, garde-malade, etc...

C'est un des facteurs essentiels dans la lutte contre les maladies contagieuses, car c'est éviter que les germes ne soient colportés par les personnes qui ont approché le malade.

Malheureusement, si l'isolement est parfait en théorie, il est souvent peu pratique. S'il est en effet possible de disposer d'une pièce spéciale pour installer le malade chez une famille riche, d'avoir des infirmiers et des infirmières, il est bien difficile de demander cela dans une famille pauvre, où parfois la maison ne comporte que la cuisine et une chambre à coucher. C'est alors qu'il faut s'appliquer avec grand soin à détruire les germes morbides au fur et à mesure qu'ils sortent de l'organisme du malade, pour procéder par la suite à une désinfection finale.

*b*) Désinfection. — Les germes des différentes maladies con-

tagieuses s'échappent par cinq voies principales : les **déjections**
et les **crachats**, les **produits cutanés**, et enfin par le **sang** et les
**parasites**. Il faut les détruire le plus rapidement possible ;
c'est le but de la désinfection en cours de maladie.

I. **Désinfection à domicile.** — Pendant le cours d'une maladie contagieuse, il faut songer avant tout à la désinfection
rapide de tous les objets et déjections qui proviennent du
malade.

a) *Désinfection des mains.* — Chaque fois qu'on a touché un
malade atteint de maladie contagieuse, il faut se désinfecter
**les mains**. Autant que possible il ne faut approcher du malade
que muni d'une blouse spéciale que l'on prend avant d'entrer
dans la chambre d'isolement et que l'on quitte à la sortie ; de
cette façon les mains seules peuvent être contaminées. Pour
les désinfecter, on se sert de solutions chaudes de **sublimé** à
**1 pour 1000** ou d'**alcool à 50°**, c'est-à-dire d'eau-de-vie qu'on
peut se procurer partout.

Mais il ne faut pas oublier que les moyens mécaniques
jouent un grand rôle et qu'il est indispensable d'employer
dans tous les cas, avant la substance antiseptique, la **brosse**
et le **savon** pendant plusieurs minutes, en insistant surtout au
niveau des *ongles*, parties le plus souvent contaminées.

b) *Désinfection des objets usuels.* — La meilleure désinfection pour les objets en métal est encore la **chaleur**. Il suffit
de placer ces objets dans la flamme
d'une lampe à alcool (*flambage*) ou
de les laisser séjourner un certain
temps dans l'eau bouillante, à laquelle on a ajouté 2 0/0 de carbonate de soude.

c) *Désinfection du linge.* — Le
linge peut être désinfecté par une
simple *ébullition dans de l'eau addi-
tionnée de carbonate de soude*, c'est-
à-dire par une **lessive** faite dans
une lessiveuse ordinaire (*fig.* 36) ;
mais il ne faut pas oublier que cer-

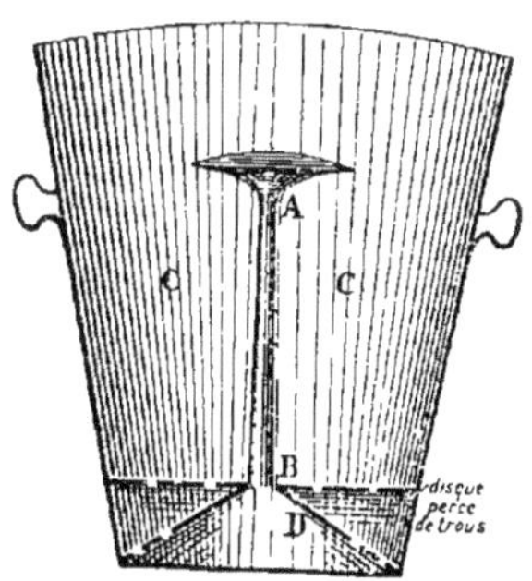


FIG. 36. — Lessiveuse.

tains tissus délicats ou de couleur supportent mal l'ébullition, et il est alors nécessaire de faire un trempage à froid

et prolongé dans un des antiseptiques précédents ou dans l'eau de Javel à faible dose, si les tissus ne sont pas colorés.

Pour les *mouchoirs* ou les *compresses* destinés à soigner les plaies on se sert plus généralement de l'*autoclave* (*fig.* 37) dans lequel on fait agir la vapeur d'eau sous pression, ce qui assure une désinfection complète.

d) *Désinfection des crachats et des selles.* — La désinfection des crachats et des selles se fait par le **sulfate de cuivre** employé à la dose de **7 grammes par litre.** Nous avons vu que le sublimé ne pouvait pas être utilisé, à cause de son action coagulante sur les matières albuminoïdes. D'ailleurs le sulfate de cuivre coûte moins cher (0 fr. 60 le kilogramme), est moins dangereux et plus facile à se procurer.

II. **Désinfection dans les étuves.** — Lorsque la maladie est terminée, il faut procéder à la désinfection finale des *vêtements*, de la *literie* et des *appartements*.

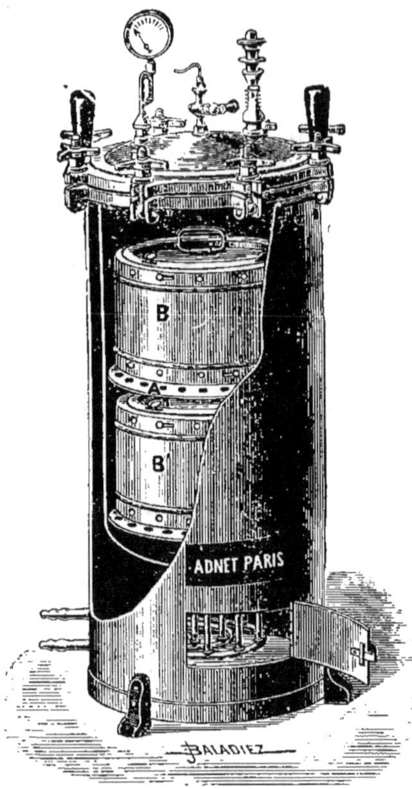


FIG. 37. — Autoclave.

La désinfection des vêtements et de la literie se fait dans des **étuves à vapeur** qui sont, comme nous l'avons vu, **fixes** ou **mobiles.** Dans les villes se trouvent de grandes étuves fixes, et la désinfection est faite par des employés municipaux moyennant une légère rétribution; dans les campagnes, l'inspecteur départemental d'hygiène peut envoyer des étuves mobiles, à la demande des médecins. Toutes ces étuves sont basées sur *l'action désinfectante de la vapeur d'eau* ou du **formol.**

III. **Désinfection des appartements.** — La désinfection des appartements est des plus faciles lorsque les murs sont recouverts de *ripolin* (couleur lavable) ; il suffit de procéder à un lavage complet au sublimé (*solution à 1 pour* 1000) pour détruire tous les germes pathogènes.

Mais le plus souvent, les murs sont recouverts de papier, et ce procédé est inapplicable ; il faut alors faire des **pulvérisations antiseptiques** ou remplir la pièce de **gaz microbicides,** pendant un certain laps de temps.

a) *Pulvérisations antiseptiques.* — Ces pulvérisations se font avec des **pulvérisateurs ordinaires à poire** (*fig.* 38), ou avec

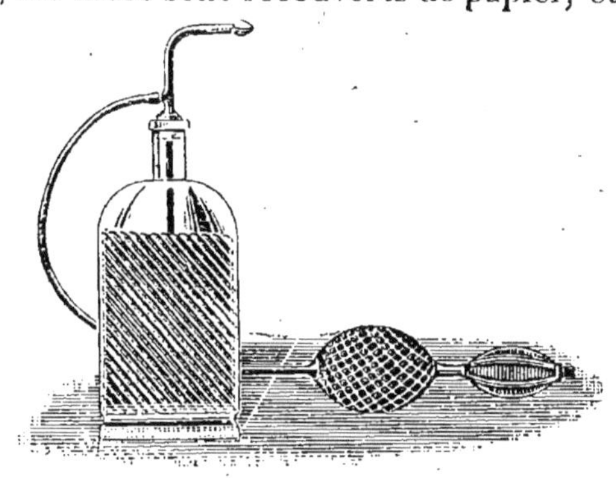

Fig. 38. — Pulvérisateur à poire.

des **pulvérisateurs mécaniques** plus puissants (*fig.* 39). Les liquides employés sont le plus souvent des solutions de **sublimé** ou de **formol.**

b) *Gaz microbicides.* — Le gaz désinfectant le plus anciennement employé est l'**anhydride sulfureux.** Aujourd'hui l'action de ce gaz est très discutée ; on le considère plutôt comme un insecticide que comme un microbicide.

Pour l'obtenir, on brûlait du soufre (*fig.* 40) à la dose de 25 à 30 grammes par mètre cube d'air, à l'intérieur de la pièce à désinfecter, après avoir eu soin d'enlever toutes les tentures et de fermer toutes les issues ; on aérait au bout de vingt-quatre heures, et on considérait à tort que tous les germes pathogènes étaient détruits.

Aujourd'hui, on préfère employer le **formol** dont l'action antiseptique est plus puissante. L'un des appareils les plus pratiques pour cet emploi est le **fumigateur,** basé sur la *décomposition du trioxyméthylène en formol, sous l'action de la chaleur.*

Ce fumigateur se compose d'une boîte métallique à parois

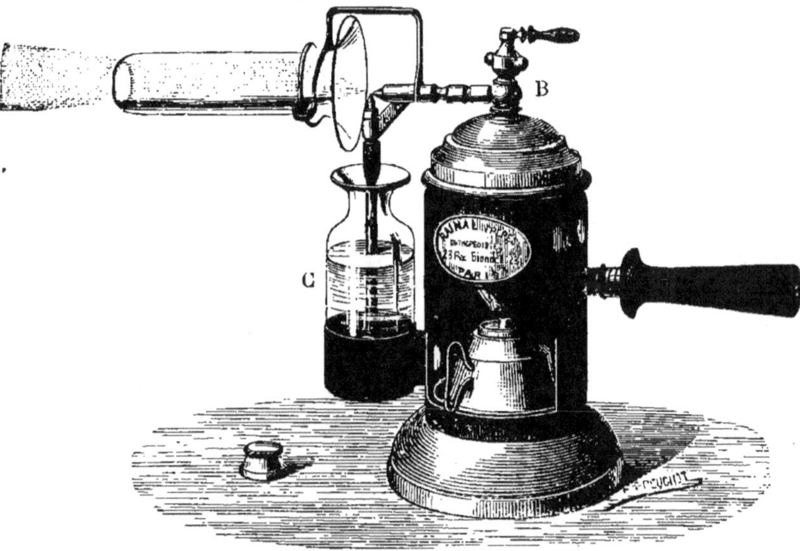

Fɪɢ. 39. — Pulvérisateur mécanique. (Le liquide antiseptique est dans le vase C; il est aspiré et pulvérisé par la vapeur qui vient du vase B.)

minces et renfermant le trioxyméthylène (*fig.* 41). Cette boîte est fermée par un couvercle percé au milieu d'un trou bouché à la paraffine. La boîte métallique avec son contenu est fixée dans un bloc cylindrique constitué par une masse combustible; le tout est maintenu par des griffes et forme un appareil de petites dimensions (*fig.* 42).

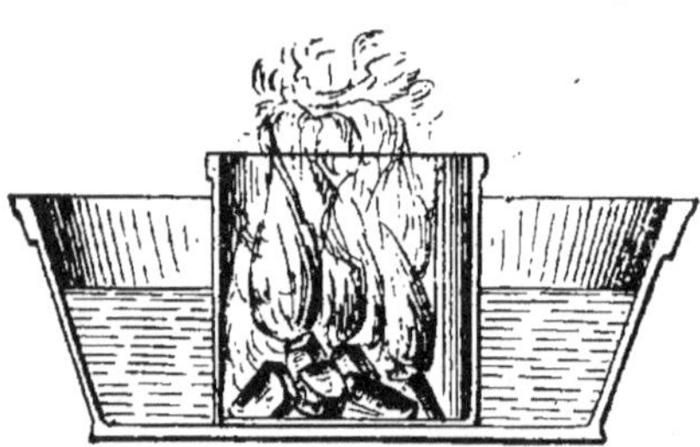

Fɪɢ. 40. — Désinfection par le soufre. (Le soufre brûle dans un vase qui repose dans un récipient à demi plein d'eau pour éviter les causes d'incendie.)

Son emploi est extrêmement simple : pour allumer le fumigateur, on le laisse entre les griffes du support et on approche la masse combustible d'une flamme; aussitôt les vapeurs de formol se dégagent.

Il faut toujours isoler le fumigateur du sol quand il est constitué par un plancher ou recouvert d'un tapis.

Pour cela on pose le fumigateur allumé sur une plaque de métal quelconque ou sur une couche de gravier, de sable ou de terre, épaisse de 4 à 5 centimètres et formant un carré de 20 centimètres de côté.

En se retirant, on ferme soigneusement la porte et toutes les ouvertures.

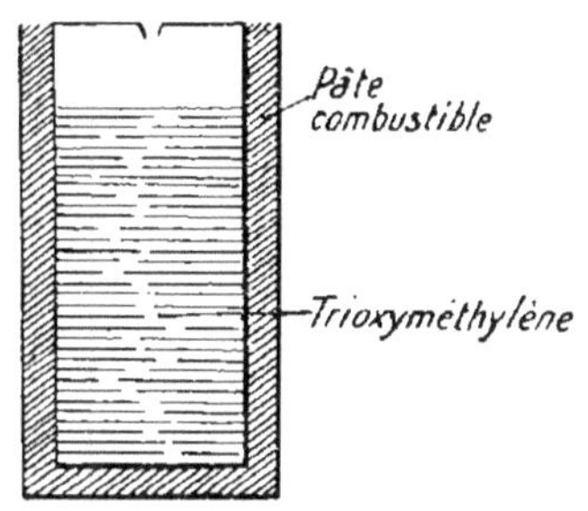


Fig. 41.
Coupe d'un fumigateur.

Sept heures après, on peut entrer dans la pièce et en ouvrir les fenêtres pour aérer. Au bout d'une heure, la pièce est habitable.

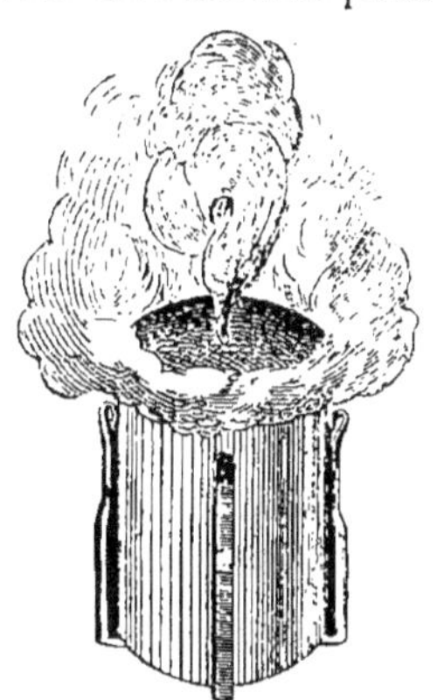

Fig. 42. — Fumigateur en activité.

Si l'odeur de formol persistait et qu'elle fût désagréable, il suffirait de faire bouillir dans la pièce, pendant 1/2 heure, 1/3 de litre d'ammoniaque à 22°, pris chez un pharmacien ou un marchand de couleurs. Les vapeurs ammoniacales se répandraient instantanément dans la pièce et détruiraient cette odeur. Pendant cette fumigation ammoniacale, il faut avoir soin de tenir portes et fenêtres fermées.

Chaque fumigateur, du prix de 2 ou 3 francs, suffit pour la désinfection de 20 mètres cubes : il est donc facile, connaissant les dimensions d'un appartement, de calculer le nombre de fumigateurs nécessaires pour une désinfection complète.

## VIII. — Prophylaxie des maladies infectieuses.

**Maladies dont la déclaration est obligatoire (pour le médecin). Maladies dont la déclaration est facultative. Désinfection obligatoire et désinfection facultative.**

La loi de 1902, qui a établi la charte sanitaire de la France, a désigné un certain nombre de maladies contagieuses dont la *déclaration est obligatoire pour le médecin traitant*, à seule fin que les autorités puissent d'office faire procéder à la désinfection.

**Maladies à déclaration et à désinfection obligatoires.** — La liste de ces maladies offre une assez grande importance pour les instituteurs, car beaucoup d'entre eux sont secrétaires de mairie et par suite appelés à transcrire sur des registres spéciaux, les déclarations des médecins. Bien entendu, à ce titre, ils sont liés, aussi bien que les médecins, par le **secret professionnel**, et toute indiscrétion de leur part serait blâmable et pourrait même les exposer à des poursuites judiciaires.

En donnant cette liste, un peu aride par elle-même, nous dirons quelques mots du **mode de transmission** de ces maladies et indiquerons sommairement en quoi consistent celles qui ne sont pas étudiées spécialement dans ce livre.

Les maladies à déclaration et désinfection obligatoires sont, d'après l'ordre du règlement :

1° La **fièvre typhoïde** qui se transmet par les *matières fécales* et les *eaux impures* ;

2° Le **typhus exanthématique**, maladie contagieuse produite le plus souvent par l'*encombrement*, la *misère*, et dans laquelle on observe une *éruption* ou **exanthème** et un état de *somnolence* ou de **stupeur** (du grec, *tuphos*), qui persiste pendant toute la durée de la maladie ;

3° La **variole** et la **varioloïde**, maladies caractérisées, comme on l'a vu pour la variole (page 52), par une éruption constituée par des pustules ombiliquées, qui deviennent *purulentes* dans le premier cas et laissent des *traces indélébiles*, tandis que dans la *varioloïde*, plus connue sous le nom de **varicelle**, il n'y a *jamais de suppuration, ni de cicatrices*. La contagion se fait par les poussières provenant des *croûtes desséchées* ;

4° La **scarlatine**, qui se transmet par les *desquamations* de la peau au moment de la convalescence ;

5° La **rougeole**, surtout contagieuse au début, par le *mucus* sécrété par les yeux, le nez, la gorge ;

6° La **diphtérie**, connue vulgairement sous le nom de croup, qui étouffe les enfants par suite de la formation de *fausses membranes* obturant le larynx. Elle est très contagieuse et se transmet par ces fausses membranes et par les *sécrétions nasales*;

7° La **suette miliaire** est caractérisée par des *sueurs* très abondantes, une légère fièvre et une *éruption miliaire*, c'est-à-dire en forme de petits boutons rouges ne dépassant pas la grosseur d'un *grain de millet*;

8° Le **choléra** et les maladies cholériformes, qui se transmettent par les *matières fécales* et les *eaux impures*;

9° La **peste**, maladie assez rare en France, qui nous est apportée des Indes par les *navires où pullulent* les *rats infectés*;

10° La **fièvre jaune**, transmise par un *moustique* qui ne peut vivre que dans les pays chauds;

11° La **dysenterie** qui, comme la fièvre typhoïde et le choléra, est surtout contagieuse par les *eaux souillées* et les *déjections diarrhéiques*:

12° Les **infections puerpérales** et l'ophtalmie des nouveau-nés, lorsque le secret de l'accouchement n'a pas été réclamé. Ces *infections*, très communes dans les maternités, avant l'usage de l'antisepsie, sont assez rares de nos jours. A la suite de l'accouchement, faute de propreté, la femme était contaminée; la fièvre s'allumait et en quelques jours, la mort pouvait se produire. Quant à l'*ophtalmie des nouveau-nés*, nous verrons (page 186) en quoi consiste cette maladie et comment on peut la prévenir.

13° La **méningite cérébro-spinale épidémique**, qui sévit de préférence sur les soldats et consiste en une *inflammation* simultanée *des méninges, du cerveau et de la moelle*. Cette maladie est due à un microbe connu sous le nom de *méningocoque*; elle est très grave et fait chaque année un assez grand nombre de victimes dans les *casernes*.

Lorsqu'un médecin constate dans sa clientèle l'un de ces cas de maladie, il doit en faire la **déclaration à la mairie et à la sous-préfecture**.

La mairie prévient le *chef de poste de désinfection*, qui réside ordinairement au chef-lieu de canton, et celui-ci se met à la disposition des familles pour la **désinfection** *en cours de maladie* et la *désinfection finale*, lesquelles sont **obligatoires**. Cette désinfection est gratuite pour les indigents.

La sous-préfecture saisit à son tour le service départemental d'hygiène, qui envoie un de ses délégués s'assurer que toutes les mesures prophylactiques ont été prises.

**Maladies à déclaration et à désinfection facultatives.** — Le médecin n'est tenu à déclaration que pour les maladies contagieuses énumérées ci-dessus. Encore souvent, à la demande des familles, qui par sentiment ou intérêt ne veulent pas laisser savoir qu'il y a chez elles un cas de maladie contagieuse, le médecin néglige-t-il à tort de faire cette déclaration.

Pour un certain nombre d'autres maladies contagieuses, la *déclaration* et la *désinfection* ne sont que **facultatives**. Ces maladies sont les suivantes :

1° La **tuberculose** pulmonaire, qui fait chaque année plus de 100.000 victimes. L'Académie de médecine, devant l'étendue du mal, vient d'émettre le vœu que cette maladie soit, à déclaration obligatoire ;

2° La **coqueluche**, maladie caractérisée par une *toux violente et convulsive* revenant par *quintes* à des intervalles plus ou moins longs. Cette maladie, très contagieuse, le plus souvent épidémique, s'attaque surtout aux enfants ;

3° La **grippe**, connue encore sous le nom d'*influenza*, est une maladie fébrile sans gravité, qui coïncide, en général, avec de brusques variations de température·

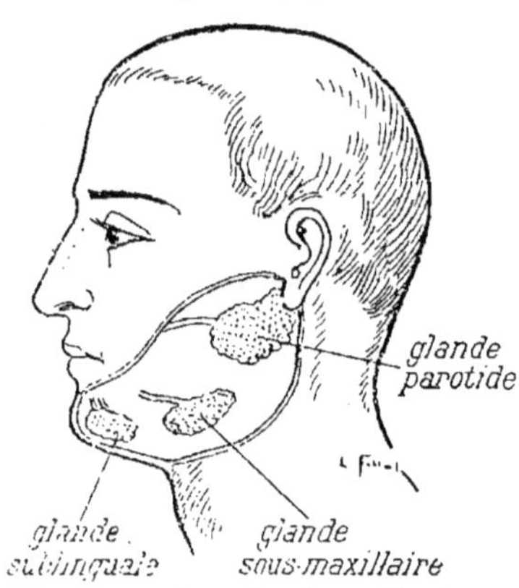


Fig. 43. — Les glandes salivaires isolées par la dissection.

4° La **pneumonie** et la **broncho-pneumonie** qui sont vulgairement désignées sous le nom de *fluxion de poitrine* et ne sont pas sans dangers chez les adultes et les vieillards ;

5° L'**érysipèle**, maladie caractérisée par l'*inflammation de la peau ou des muqueuses* causée par la présence, dans le derme, d'une bactérie purulente, le *streptocoque*. Cette inflammation débute ordinairement par la *face*, le microbe pénétrant dans les tissus par suite d'excoriations de la muqueuse nasale ;

6° Les **oreillons**, maladie très contagieuse et assez douloureuse qui consiste dans le *gonflement des glandes parotides* (*fig.* 43). Cette maladie, qui élargit le cou et soulève les oreilles, donne à la tête une forme de *poire* tout à fait caractéristique. Si elle est bénigne chez l'enfant, elle peut devenir grave chez les jeunes soldats qui en sont atteints ;

7° La **lèpre**, fléau du moyen âge, est aujourd'hui extrêmement rare. Elle est caractérisée par l'apparition sur la peau et les muqueuses, de *vésicules purulentes* qui ne tardent pas à se transformer en *ulcères* ;

8° Les **teignes**, étudiées page 192, qui s'attaquent au *cuir chevelu* ;

9° La **conjonctive purulente** et l'**ophtalmie granuleuse**, maladies des yeux qui se transmettent aisément par les doigts malpropres ou les linges souillés.

Dans ces cas de maladies, la **déclaration** étant **facultative** pour le médecin, il en résulte que la **désinfection** l'est également, puisque la mairie n'étant pas prévenue ne peut faire appel au service d'hygiène. Toutefois, bien que n'étant pas obligatoire, il est prudent de procéder à une désinfection sommaire, même au cas d'une maladie infectieuse bénigne, pour assurer sa prophylaxie.

## IX. — Les maladies contagieuses à l'école. Rôle de l'instituteur.

Un certain nombre de maladies contagieuses, telles que *la rougeole, la scarlatine, la coqueluche, les oreillons* et *la diphtérie* sont des maladies d'enfants et par suite des **maladies scolaires.**

Il serait désirable que l'instituteur puisse dépister ces maladies à leur apparition chez un élève pour les empêcher de gagner sa classe ; malheureusement, dans la plupart des cas et raisonnablement, on ne peut le lui demander, il est hors d'état de le faire.

L'instituteur n'est donc pas responsable des maladies contagieuses que l'enfant confié à sa garde peut contracter à l'école. Mais sa responsabilité serait engagée s'il ne se conformait pas à certaines prescriptions qui lui sont imposées par les règlements.

Ces prescriptions sont les suivantes.

1° *Ne pas recevoir à l'école un* **enfant non vacciné** *ou manifestement malade.* — L'instituteur, d'après la loi du 28 mars 1882, ne doit pas recevoir dans son école un enfant non vacciné ou atteint de maladies ou d'infirmités de nature à nuire à la santé des autres élèves. Pour éviter toute responsabilité, il doit donc **exiger un certificat médical** de chaque nouvel élève. En ce qui concerne la vaccination, l'instituteur se trouve couvert par le certificat médical constatant la dite vaccination. Il ne saurait encourir de responsabilité que s'il négligeait cette attestation et qu'une épidémie de variole fût la conséquence de cette faute.

2° *Ne pas négliger de signaler aux familles et aux autorités tous les cas de maladies contagieuses dont il peut s'apercevoir.*

L'instituteur serait responsable pour cause de négligence ou d'imprudence s'il omettait de signaler une maladie d'un de ses élèves, dont il a pu s'apercevoir ou sur laquelle on a attiré son attention.

La plupart des maladies scolaires ont des signes très apparents, comme la *somnolence*, la *toux*, la *fièvre*, et il y aurait chez le maître une faute à ne pas s'inquiéter de ces symptômes et à ne pas prendre les précautions les plus élémentaires. Dès qu'il soupçonne une maladie, il doit en informer sans tarder les parents en leur conseillant de voir un médecin et, en cas de **maladie contagieuse**, prévenir les autorités et **écarter l'enfant de l'école.**

3° *Ne pas permettre la rentrée à l'école à un enfant qui sort de faire une maladie contagieuse, avant la fin de la* **date d'isolement** *prescrite par l'arrêté du 3 février 1912 et sans exiger un* **certificat médical** *constatant qu'il n'y a aucun danger à recevoir l'enfant.*

L'arrêté du 3 février 1912 est ainsi conçu :
La durée d'isolement à prescrire pour les élèves des établissements d'enseignement public de tout ordre atteints de maladie contagieuse et les conditions auxquelles cette durée pourrait être éventuellement subordonnée, tant pour les malades que pour leurs frères ou leurs sœurs, sont fixés comme il suit :

### Éviction des Élèves malades

**Diphtérie** : 30 *jours* après guérison clinique constatée par certificat médical. Ce délai peut être abaissé si, après deux ensemencements opérés à huit jours d'intervalle, l'examen bactériologique est négatif.

**Variole** : 40 *jours* après le début de la maladie, la réadmission ne pouvant d'ailleurs avoir lieu que sur présentation d'un certificat médical constatant qu'il n'existe plus de croûtes ou squames et que l'élève a pris un bain.

**Scarlatine** : Mêmes mesures.

**Rougeole** : 16 *jours*.

**Oreillons** : 21 *jours*.

**Coqueluche** : 30 *jours* après disparition absolue des quintes spasmodiques constatées par certificat médical.

**Varicelle** : 16 *jours* après le début de la maladie.

**Rubéole** [1] : *Idem*.

**Fièvre typhoïde** : 28 *jours* après la guérison constatée par certificat médical.

**Dysenterie** : *Idem*.

**Méningite cérébro-spinale** : 40 *jours* après guérison clinique constatée par certificat médical, la réadmission ne pouvant d'ailleurs avoir lieu que sur attestation que l'enfant n'est pas ou n'est plus atteint de coryza chronique rebelle, consécutif à la maladie.

1. **Rubéole** ou *Roséole*, éruption cutanée consistant en petites taches rosées disséminées sur tout le corps.

Ce délai peut être abaissé, s'il est établi par certificat bactériologique qu'après deux examens, opérés à huit jours d'intervalle, on ne trouve plus trace de méningocoques dans le rhino-pharynx.

**Poliomyélite**[1] : 30 *jours* après le début de la maladie.

**Teigne** : jusqu'à guérison.

**Trachome**[2] : jusqu'à guérison.

### Éviction des Frères et Sœurs

*a*) Si le malade n'a pas été isolé, ses frères et sœurs rentrent en même temps que lui, à moins qu'ils n'aient été eux-mêmes atteints.

*b*) Si les malades ont été isolés, la réadmission des frères et sœurs a lieu après un délai correspondant à la période d'incubation de la maladie augmenté de deux jours, dans les conditions ou sous les réserves suivantes :

**Diphtérie** : 15 *jours après l'isolement*, sauf production d'un certificat bactériologique établissant qu'après deux ensemencements à huit jours d'intervalle, le résultat est négatif.

**Variole** : 18 *jours*.

**Scarlatine** : 8 *jours*.

**Rougeole** : 18 *jours*.

**Oreillons** : 24 *jours*.

**Coqueluche** : 21 *jours*.

**Varicelle** : 18 *jours*.

**Rubéole** : 18 *jours*.

**Fièvre typhoïde** et paratyphoïde : 21 *jours*.

**Dysenterie** : 21 *jours*.

**Méningite cérébro-spinale** : 28 *jours*, sauf production d'un certificat bactériologique établissant qu'après deux ensemencements opérés à huit jours d'intervalle, on ne trouve plus trace de méningocoques dans le rhino-pharynx.

**Poliomyélite** : 28 *jours*.

**Teigne** : pas d'éviction.

**Trachome** : pas d'éviction.

## X. — Immunité et immunisation
## Obligation de la vaccination et de la revaccination

Les microbes pathogènes ne se développent pas également chez tous les animaux et même chez tous les individus : dans certains cas, les tissus peuvent renfermer des principes spé-

---

1. Poliomyélite : Inflammation de la moelle épinière et des racines des nerfs rachidiens.

2. Trachome : Granulations palpébrales, c'est-à-dire siégeant sur les paupières.

ciaux qui s'opposent à la pullulation des microbes et rendent l'animal **réfractaire** à leur action : c'est ce qu'on appelle l'**immunité**. Cette immunité peut être propre à l'individu lui-même, à l'espèce ou à la race. C'est ainsi que *la chèvre est réfractaire à la tuberculose, le chien à la fièvre typhoïde*, que certains individus ne peuvent être atteints par le choléra, malgré de nombreuses causes de contagion ; c'est là une **immunité naturelle**, qui n'est d'ailleurs jamais absolue. Ainsi le chien adulte résiste au **charbon** qui tue l'animal jeune ; cette maladie, qui épargne habituellement le mouton d'Algérie, est funeste au mouton de France.

Dans certains cas, cette **immunité est acquise** soit par le fait d'une *atteinte antérieure de la maladie*, soit par le fait de la **vaccination**, soit par l'effet de l'introduction, dans le sang, du *sérum* d'un animal, auquel on a inoculé la maladie que l'on veut combattre, ce qui constitue la **sérothérapie**.

On a remarqué en effet qu'un certain nombre de **maladies infectieuses ne récidivent pas**. De ce nombre sont la *fièvre typhoïde*, la *variole*, la *rougeole*, la *diphtérie ;* un sujet qui vient d'en être atteint est, pour un temps plus ou moins prolongé, préservé contre une atteinte nouvelle de cette affection : on dit alors qu'il est en état d'**immunité acquise** à l'égard de cette maladie.

Puisque ces maladies sont d'origine microbienne, l'immunité doit tenir à des conditions de vie des microbes.

On remarque en effet que des bactéries semées dans un bouillon de culture sont bientôt arrêtées dans leur développement, bien que ce bouillon soit encore riche en matières nutritives ; il y a donc analogie frappante entre le milieu vivant et le milieu artificiel, devenus tous deux impropres à la pullulation d'un microbe donné. C'est qu'en effet, dans les deux cas, le microbe sécrète des poisons solubles ou **toxines microbiennes**, qui vicient le milieu nutritif et constituent un milieu défavorable au développement de ce microbe ; de même si l'on agglomère des hommes en espace confiné, les matières excrémentielles deviennent pour eux un poison mortel. On doit donc considérer que l'immunité est due à une toxine apportée dans le corps par le microbe, toxine qui s'oppose ainsi à son développement ultérieur.

Toutefois il y a une différence entre l'immunité naturelle et l'immunité acquise : *la première est durable*, parce que les humeurs sécrétées par les cellules sont telles qu'elles jouissent de la propriété de s'opposer constamment au développement de certaines bactéries pathogènes; *la seconde, au contraire, est temporaire*, elle ne dure que tant que les toxines produites par une première atteinte, ou injectées par la méthode de la sérothérapie, sont encore dans le corps : au bout d'un temps plus ou moins long, elles sont éliminées et l'organisme perd son immunité.

**Variole et vaccine. Revaccination.** — La vaccination, surtout pratiquée pour la variole, consiste à immuniser l'individu contre cette maladie. De temps immémorial les Chinois avaient remarqué qu'un individu atteint, puis guéri de la variole, connue encore sous le nom de **petite vérole,** pouvait impunément circuler au milieu des varioleux, en temps d'épidémie. Aussi, quand une épidémie varioloïde éclatait, les Chinois s'exposaient à la contagion, même à prix d'argent; certains d'entre eux prisaient pour cela la poussière des croûtes variolitiques; ils procédaient ainsi à l'inoculation **variolitique.**

Par cette expression, on entend qu'on fait pénétrer artificiellement, dans l'économie d'un individu sain, un **virus** dont l'effet sera moindre que sur un organisme faible, débile, prédisposé par cela même à contracter la variole ou toute autre maladie infectieuse.

La méthode employée le plus souvent consistait à *introduire sous la peau du bras* (*fig.* 44), *un peu de pus, puisé chez un malade atteint de variole bénigne.* Peu à peu se développait, au point piqué, un petit bouton terminé par

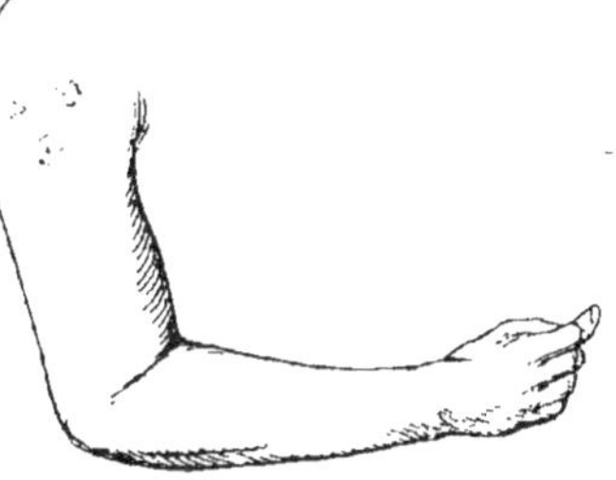

Fig. 44. — Vaccins sur le bras.

une vésicule. Après une semaine, le malade ressentait les symptômes de la variole (*maux de tête et de reins, frissons*); au douzième jour, se produisait l'éruption générale caractéristique de cette maladie. Le malade, en général, guérissait rapidement; il était désormais protégé contre la petite vérole, il avait acquis l'immunité vis-à-vis de cette maladie.

Toutefois ce résultat n'était pas absolument certain, car beaucoup contractaient une variole grave, le plus souvent mortelle, à la suite de cette opération.

Pendant longtemps encore la petite vérole devait terroriser le monde, lorsque le hasard fit découvrir au médecin anglais **Jenner** un procédé de préservation plus efficace et surtout moins dangereux. On sait que l'espèce bovine est sujette à une maladie éruptive qu'on appelle **cow-pox** ou **picote**. Cette affection assez inoffensive est caractérisée par l'apparition de boutons, puis de pustules sur les mamelles de la vache. Or Jenner avait remarqué que les garçons de ferme qui avaient contracté le cow-pox, en trayant la vache qui en était atteinte, étaient inaccessibles à la petite vérole. C'est alors qu'il pensa à conférer à l'homme l'immunité vis-à-vis de la variole, à l'aide du virus du cow-pox. La vaccination était découverte.

Par la **vaccination**, c'est-à-dire par *l'inoculation sous la peau de l'homme d'un peu de pus que renferment les pustules causées par le cow-pox*, on provoque une maladie bénigne semblable à la variole très atténuée, laquelle préserve ultérieurement d'une nouvelle atteinte. Cette maladie peut aussi se transmettre en l'inoculant de l'homme à l'homme, d'où l'habitude qu'on avait autrefois de *l'inoculer de bras à bras*, habitude aujourd'hui abandonnée, car elle exposait également à la transmission de maladies contagieuses, comme la tuberculose. Aujourd'hui on se sert presque uniquement du vaccin de génisse; on peut inoculer directement le contenu des pustules ou le conserver dans des tubes fermés. Lorsqu'on veut s'en servir, il suffit de briser le tube et, si le vaccin est sec, de le mélanger avec un peu de glycérine. L'inoculation se fait avec une lancette (*fig.* 45), en général sous la peau du bras, après avoir lavé celui-ci à l'alcool et à l'éther.

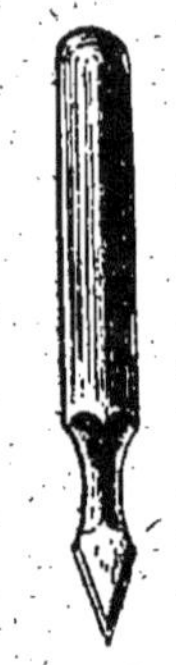

Fig. 45.
Lancette
à vacciner.

La vaccination ne confère contre la variole qu'une **immunité de durée** limitée. Son action préventive s'atténue à mesure qu'on s'éloigne du moment de l'inoculation. Si la vaccination est indispensable dès le plus bas âge, la revaccination est aussi nécessaire, et cela d'une façon périodique, tous les **douze ans** en moyenne.

La revaccination est de première importance en temps d'épidémie variolitique, quelle que soit d'ailleurs la date de la vaccination antérieure, car on est ainsi certain de se préserver d'une atteinte éventuelle de la variole.

**Depuis que la vaccination et la revaccination sont obligatoires en France** (loi du 15 février 1902, art. 6), la mortalité par la variole a presque disparu.

**Inoculation préventive contre le charbon.** — Le problème de la vaccination anticharbonneuse a été résolu par Pasteur. Jenner avait découvert le principe de la vaccine, mais il n'avait tiré de ce principe qu'une seule application, due en partie au hasard. **Pasteur**, au contraire, en fit sortir une **méthode curative générale** s'appliquant aujourd'hui à la plupart des maladies contagieuses.

On sait que le **charbon ne récidive pas** chez l'homme. Pasteur avait également remarqué que la vache, une fois guérie du charbon, devenait réfractaire à cette maladie : le tout était donc, comme pour la variole, d'inoculer aux animaux que l'on voulait préserver du charbon, cette maladie, très atténuée.

Or Pasteur montra que la *bactérie charbonneuse, qui est si forte et si virulente dans le sang des animaux, languit si on la cultive dans du bouillon chauffé à* 42°; elle y perd sa virulence à tel point, qu'inoculée au mouton, elle lui donne une fièvre légère qui ne rappelle que de loin le charbon. Et cependant les moutons ainsi vaccinés peuvent supporter ultérieurement la bactérie dans toute sa force ; ils n'en éprouvent aucun malaise, ils sont par le fait de l'inoculation du virus atténué rendus réfractaires au charbon.

En pratique, **l'immunité est acquise deuze jours après l'inoculation.** On vaccine chaque année en France, par cette méthode, plus de 300.000 moutons et 50 000 bovidés; on est ainsi arrivé à supprimer le charbon dans des contrées où il était presque à l'état endémique.

**Inoculation préventive contre la rage.** — La vaccination antirabique repose, comme la vaccination charbonneuse, sur le **principe de l'atténuation du virus** et a été également découverte par Pasteur. Il avait remarqué en 1884 que la *moelle des* *animaux morts de la rage, perd progressivement de sa virulence lorsqu'on la soumet à la dessiccation ;* on peut obtenir par ce procédé, suivant que la dessiccation est plus ou moins avancée, une série de moelles de virulence décroissante ; en commençant par inoculer les moelles les moins virulentes et en arrivant progressivement aux plus virulentes, on peut rendre un animal réfractaire à la rage, sans qu'il en ait jamais présenté les symptômes. Mordu par un chien enragé, il ne contractera pas la maladie.

Cette méthode, qu'on peut appliquer à l'homme après morsure, à cause de la **longue incubation de la maladie**, confère l'immunité dans le plus grand nombre de cas et a fait diminuer la mortalité dans des proportions considérables. Le traitement à l'Institut Pasteur dure une quinzaine de jours.

On commence par inoculer des moelles qui ont quatorze jours de dessiccation, et on termine par celles qui ont trois à quatre jours seulement. Pendant les cinq premiers jours on fait deux injections, pendant les dix derniers, on se contente d'une injection par jour.

Lorsque les morsures sont profondes, déjà anciennes ou siègent à la face, on emploie la méthode intensive ; elle consiste à multiplier les injections (quatre par jour), de façon à arriver rapidement aux moelles les plus virulentes pour que la vaccination soit un fait accompli avant la fin de l'incubation de la maladie.

**Sérothérapie.** — La *sérothérapie* diffère de la vaccination en ce sens qu'elle n'est pas seulement **préventive** comme celle-ci, mais encore et surtout **curative**. Elle devient une méthode de traitement pour guérir une maladie contagieuse nettement déclarée. Sa première application date de 1894 et a été employée pour combattre la **diphtérie**, qui causait tant de ravages parmi les enfants. On sait que cette terrible maladie est causée par une bactérie, le **bacille de Loeffler**, qui sécrète une toxine des plus virulentes. Inoculé sur les amygdales, il provoque la formation de fausses membranes qui étouffent l'enfant lorsqu'elles gagnent le larynx, causant ainsi le croup, terreur des mères. Le bacille reste cantonné dans le pharynx et ne pénètre pas dans la circulation ; seules ses toxines y pénètrent et produisent l'intoxication de l'organisme.

La découverte de la sérothérapie appartient sans contestation à Behring et Kitasato, qui montrèrent, en 1891, les propriétés curatives du sérum des animaux immunisés contre la diphtérie. Toutefois la méthode ne s'est généralisée qu'après les travaux de Roux en 1894.

La sérothérapie diphtérique consiste à injecter sous la peau de l'abdomen d'un malade atteint de diphtérie, au moyen d'une seringue spéciale dite *Seringue de Roux* (*fig*. 46). le sérum d'un animal immunisé contre cette maladie.

L'immunisation de l'animal (on choisit le cheval à cause de sa robuste constitution et de la grande quantité de sérum qu'il peut fournir) s'obtient en lui injectant des doses croissantes de toxines obtenues par filtration des cultures de bouillons diphtériques.

Pour la première injection, on se sert de toxines de virulence très atténuée puis on arrive progressivement à injecter des cultures pures, d'abord à faible dose, 2 à 5 centimètres cubes, puis finalement de 100 à 200 centimètres cubes.

Au bout d'un temps variable (10 à 12 semaines), le cheval est immunisé contre la diphtérie ; or cette immunité, si longuement acquise par des injections successives de toxines, se transmet d'un seul coup à un autre animal ou à l'homme, si on lui injecte le sérum de l'animal immunisé : il devient pour un certain temps réfractaire à la diphtérie.

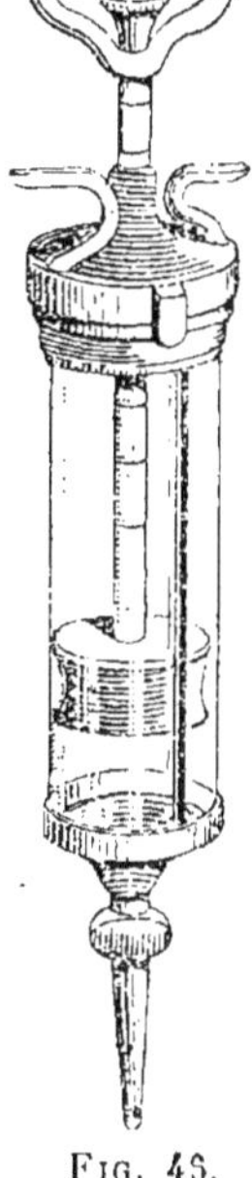

Fig. 46. Seringue de Roux.

Le sang du cheval immunisé est recueilli en ponctionnant une veine du cou ; on le laisse coaguler, et c'est le sérum qui constitue le liquide transfusé, d'où le nom de sérothérapie donné à ce traitement.

Ce sérum n'est pas seulement préventif, il est en même temps curateur, c'est-à-dire qu'une diphtérie déjà déclarée s'arrête sous son influence. La maladie une fois constatée, on injecte sous la peau 20 centimètres cubes de sérum, et peu à peu les fausses membranes disparaissent et la fièvre tombe.

**Le sérum antidiphtérique** est donc à la fois antitoxique et microbicide, puisqu'il va porter atteinte à la vitalité des bacilles de Loeffler cantonnés sur les amygdales.

La sérothérapie a considérablement abaissé la mortalité des enfants par la diphtérie. D'autres sérums sont encore employés pour combattre le **tétanos** (*sérum antitétanique*), la **fièvre typhoïde** (*sérum antityphique*), la **peste** (*sérum antipesteux*); mais aucun d'eux n'a encore donné les résultats probants obtenus avec le sérum antidiphtérique.

# TABLEAU SYNOPTIQUE DES MALADIES INFECTIEUSES

| | | |
|---|---|---|
| **Microbes** | Classification d'après la forme : | *Cocci.* *Bacilles.* *Spirilles.* |
| | Dimensions varient de 1 à 15 μ. | |
| | Habitat | Microbes aérobies. — anaérobies. |
| | Reproduction par | scissiparité. sporulation. |
| | Modes d'action | Microbes pathogènes. — chromogènes. — des fermentations. |
| | Variation de virulence des microbes pathogènes | avec leur âge. — les animaux. |
| | Rôle des associations microbiennes : *tétanos.* | |
| | Influence du terrain : *phagocytose.* | |
| **Stérilisation et désinfection** | Différence entre la *stérilisation* et la *désinfection.* | |
| | Stérilisation se fait par la chaleur | *Flambage* (Lampe à alcool). *Ebullition.* *Chaleur sèche* (Etuve à air chaud). *Chaleur humide* (Etuve à vapeur). |
| | Désinfection se fait avec des antiseptiques | *Sublimé corrosif.* *Sulfate de cuivre.* *Chaux.* *Phénols.* *Formol.* |
| **Dangers des plaies** | Hémorragie | Compression de l'artère. Ligature. Emploi d'agents hémostatiques : Eau vinaigrée. — oxygénée. |
| | Infection | est prévenue par antisepsie et phagocytose. Infection déclarée occasionne abcès, rarement septicémie. Injection préventive de sérum antitétanique si la plaie est souillée de terre. |
| **Asepsie et antisepsie** | Différence entre *asepsie* et *antisepsie.* | |
| | Antisepsie | basée sur les découvertes de Pasteur (*microbes pyogènes*). employée en chirurgie par Lister. But est de lutter contre les microbes pathogènes. Insuccès dus à ce qu'*antiseptiques* ne sont pas toujours *germicides.* |
| | Asepsie | Méthode chirurgicale actuelle. Destruction de tous les germes. Avantages de cette méthode. |
| **Tuberculose** | Causée par le *bacille de Koch.* | |
| | Etiologie | Voie respiratoire : crachats de tuberculeux desséchés. Voie digestive : Lait ou viande d'animaux tuberculeux. Voie cutanée : plaies infectées. |
| | Lésions causées par le bacille de Koch | Nodules tuberculeux : tubercules. Caséification des tubercules. Cavernes pulmonaires. |

**Tuberculose** *(suite)*

- **Causes prédisposantes**
  - Affaiblissement de l'organisme.
  - Air confiné et logements insalubres.
  - Croissance rapide et alimentation insuffisante.
  - Vie sédentaire : surmenage.
  - Alcoolisme et syphilis.
- **Diagnostic**
  - Amaigrissement rapide.
  - Toux matinale.
  - Examen de la cage thoracique et des poumons par : inspection, palpation, percussion, auscultation.
  - Examen bactériologique des crachats.
  - Inoculation des crachats au cobaye.
  - Réaction à la tuberculine.
- **Hygiène des tuberculeux**
  - Suralimentation bien réglée.
  - Cure d'air : *sanatoriums*.
  - Médicaments à base d'*arsenic*, de *phosphates* et de *tanin*.
- **Prophylaxie**
  - Ne pas cracher par terre. Crachoir de poche. Éviter les poussières. Recommander le balayage humide.
  - Organiser des colonies de vacances; créer des sanatoriums.
  - Rendre la tuberculose à déclaration obligatoire.

**Principales maladies contagieuses**

- **Fièvres éruptives**
  - Rougeole.
  - Scarlatine.
  - Variole.
- **Maladies transmises par les déjections**
  - Fièvre typhoïde.
  - Choléra.
  - Dysenterie.
- **Maladies transmises par les animaux domestiques**
  - Tuberculose.
  - Charbon.
  - Tétanos.
  - Rage.
  - Morve.
- **Maladies transmises par les insectes**
  - Fièvre paludéenne.
  - Fièvre jaune.

**Mesures à prendre en cas de maladie contagieuse**

- Isolement du malade.
- **Désinfections**
  - *à domicile* : des mains. des objets usuels. des crachats et des selles.
  - *dans des étuves* : fixes. mobiles.
  - *des appartements* : Gaz sulfureux. Formol.

**Déclaration et désinfection obligatoires et facultatives**

- Maladies à déclaration et désinfection obligatoires ou facultatives sont énumérées dans la loi de 1902.

**Maladies contagieuses à l'école**

- Maladies scolaires : *rougeole, scarlatine, coqueluche, oreillons, diphtérie.*

**Rôle de l'instituteur**

- Ne pas recevoir à l'école un enfant non vacciné ou manifestement malade.
- Ne pas reprendre à l'école un enfant convalescent de maladie contagieuse avant expiration du délai fixé par arrêté du 3 février 1912.

**Immunité et immunisation**

- **Immunité** : naturelle. acquise.
- **Variole et vaccine** : Obligation de la vaccination et de la revaccination.
- Inoculation préventive contre la rage.
- Sérothérapie : Sérum antidiphtérique.

# CHAPITRE II

## L'AIR ET LA RESPIRATION

Malgré de nombreuses sources d'altération, l'air atmosphérique possède, dans ses éléments essentiels, une constance de composition remarquable. On sait qu'il renferme approximativement 1/5 d'oxygène pour 4/5 d'azote, avec des traces de gaz carbonique, 2/10.000 environ.

Dans les grandes villes et surtout dans les centres industriels, il faut y ajouter quelques composés accidentels : *ammoniaque, acide nitrique, oxyde de carbone, hydrogène sulfuré,* etc..., qui ne modifient que dans une très faible proportion la composition de l'air atmosphérique.

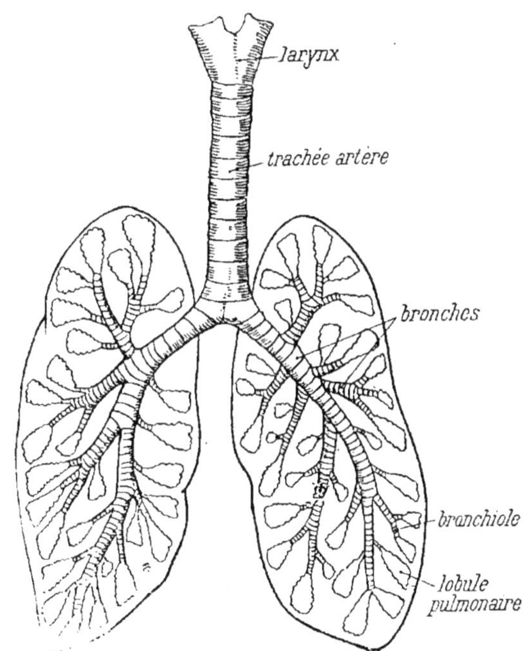


Fig. 47. — Schéma d'ensemble de l'appareil respiratoire de l'homme.

La fixité de ces éléments s'explique par les mouvements incessants qui se produisent dans l'atmosphère, par son immensité et par sa purification incessante, grâce à la fonction chlorophyllienne des feuilles.

**Respiration.** — La respiration se fait au moyen des poumons qui reçoivent l'air extérieur par un long conduit connu sous le nom de conduit aérifère (*fig.* 47).

Le **conduit aérifère** comprend à son origine les *fosses nasales* et accessoirement la *bouche;* plus loin, il est formé successivement par le *pharynx*, le *larynx*, la *trachée* et les *bronches.*

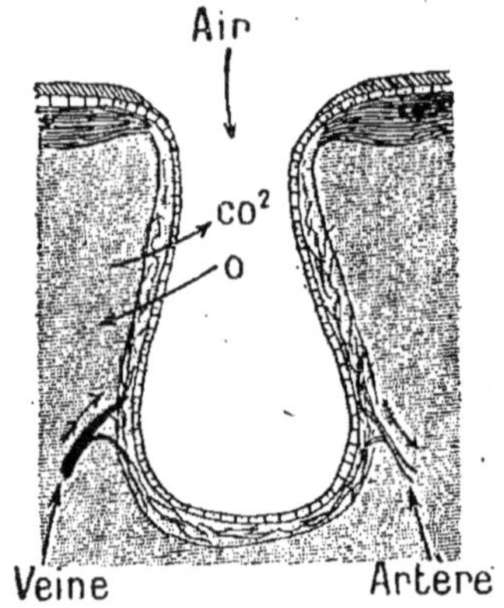

Les poumons sont les organes essentiels de la respiration. C'est dans leur épaisseur que s'accomplit, sous l'action de l'air apporté par les bronches, le phénomène de l'hématose (*fig.* 48), c'est-à-dire la transformation du sang veineux en sang artériel.

L'étude de la respiration comprend trois parties :

1° Les phénomènes mécaniques, qui expliquent par quel mécanisme l'air est mis en rapport avec la surface pulmonaire ;

2° les phénomènes chimiques, qui étudient les modifications subies d'une part par l'air respiré, et d'autre part par le sang, au niveau des poumons et des tissus ;

3° les **troubles de la respiration** produits par le séjour dans un air de composition ou de pression anormales et en particulier l'*asphyxie.*



Fɪɢ. 48. — Hématose du sang à l'intérieur d'une alvéole pulmonaire (*figure schématique*).

## I. — Phénomènes mécaniques de la respiration

**Mouvements respiratoires.** — L'air est successivement attiré dans les poumons, puis refoulé à l'extérieur par un mouvement de *dilatation et de contraction du thorax*, analogue aux mouvements d'un soufflet.

Le mouvement par lequel le thorax se dilate et aspire l'air dans les poumons porte le nom d'inspiration, le mouvement inverse qui refoule l'air à l'extérieur est l'expiration; une inspiration suivie d'une expiration constitue un **mouvement respiratoire**.

**Inspiration.** — La dilatation de la cage thoracique est facile à comprendre, si l'on connaît la constitution du thorax. Le thorax forme, en effet une *cage osseuse* limitée en arrière par la *colonne vertébrale*, sur les côtés par les *côtes* et en avant par le *sternum*. La paroi est complétée latéralement par les *muscles intercostaux*, qui relient le bord des côtes voisines, et est fermée à la partie inférieure par un muscle en forme de dôme, convexe par en haut, appelé *diaphragme*.

Au moment de l'inspiration, la cage thoracique augmente de volume, par suite de l'agrandissement de tous ses diamètres.

Or les poumons appliqués au feuillet viscéral de la plèvre doivent suivre le feuillet pariétal attaché à la paroi thoracique, et cela d'autant plus facilement que le tissu pulmonaire est des plus **élastiques**. De la sorte, le volume de la cavité pulmonaire augmente, et d'après la *loi de Mariotte*, la pression de l'air qu'elle renferme diminue ; il y a donc appel d'air de l'extérieur par les voies respiratoires jusqu'à ce que la pression soit la même à l'intérieur du poumon qu'à l'extérieur.

L'expérience suivante (*fig.* 49) permet de se rendre compte de ce fait. On prend une cloche munie à sa partie supérieure d'une tubulure, fermée par un bouchon traversé par un tube qui porte à sa partie inférieure deux ballonnets élastiques, en baudruche. La partie inférieure de la cloche est fermée par une lame de caoutchouc que l'on peut abaisser ou relever ; deux autres

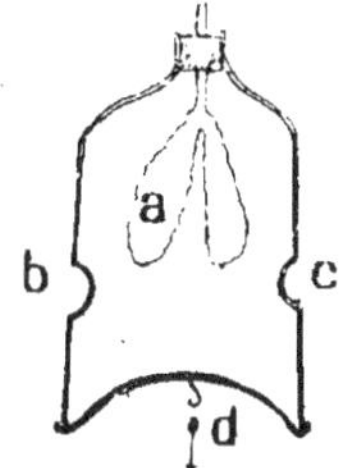

Fig. 49. — Expérience de la ventilation pulmonaire.

lames semblables *b*, *c*, existent aussi latéralement. En portant simultanément ces lames en dehors, la cavité du flacon augmente, et on voit les ballonnets intérieurs se gonfler pour la même raison que les poumons se gonflent dans l'inspiration.

En même temps que l'air extérieur, le sang arrive dans les poumons. La même force qui aspire l'air dans les alvéoles pulmonaires y attire aussi le sang, qui se précipite au-devant de l'air pour l'aider à combler le vide produit par l'inspiration.

**Expiration**. — L'*inspiration* exige pour se produire l'intervention de muscles, dits *muscles inspirateurs*, qui accroissent le volume de la cavité thoracique par l'augmentation de tous ses diamètres ; elle est donc essentiellement **active**. L'*expiration*, au contraire, qui consiste dans le rejet d'une partie de l'air contenu dans les poumons, est purement **passive**.

Le poumon, dès l'inspiration terminée, revient sur lui-même en vertu de son élasticité, entraînant avec lui la paroi thoracique.

Le tissu pulmonaire est, en effet, serré et compact à l'état normal ; on peut s'en convaincre en ouvrant la poitrine d'un animal : le poumon s'affaisse aussitôt, ne renfermant plus que très peu d'air. C'est sous une forme encore plus compacte que se trouvent les poumons des animaux et des enfants morts avant d'avoir respiré ; ils ne contiennent pas d'air et sont plus denses que l'eau. En médecine légale, pour savoir si un enfant est mort-né ou s'il est mort après sa naissance, on prélève un fragment du poumon que l'on place dans l'eau ; si le morceau de poumon surnage, l'enfant a respiré, car il reste toujours de l'air dans les vésicules ; dans le cas contraire, l'enfant est mort-né.

**Nombre des mouvements respiratoires**. — Le mouvement respiratoire est constitué par une inspiration suivie d'une expiration, l'inspiration étant, à l'état normal, légèrement plus longue que l'expiration.

Le nombre des mouvements respiratoires est de **16 par minute** chez l'homme adulte et au repos ; autrement dit, *on respire une fois, pendant que le cœur bat quatre fois*. La fréquence de ces mouvements s'accroît pendant l'exercice musculaire (la course produit l'essoufflement) et diminue pendant le sommeil. D'une façon générale, elle est, comme le nombre des battements cardiaques, en raison inverse de l'âge : ainsi le nouveau-né respire **44** fois par minute, tandis que le vieillard ne respire guère que **12 à 15** fois. Il en est de même chez les animaux où ce nombre est de plus en raison inverse de la taille : ainsi, tandis qu'une souris respire **150** fois par minute, le cheval ne respire que **11** fois.

**Rôle des mouvements respiratoires**. — Les mouvements respiratoires se traduisent par l'entrée et la sortie d'une certaine quantité d'air dans les poumons. On a calculé que nous introduisons en moyenne un demi-litre d'air à chaque inspiration et que nous restituons approximativement le même volume gazeux à chaque expiration. Si nous admettons que le nombre des inspirations est de 16 par minute, la quantité d'air qui entre dans les poumons en 24 heures sera donc de :

$$0^l,5 \times 16 \times 60 \times 24 = 11.520 \text{ litres},$$

soit 10 mètres cubes approximativement.

## II. — Phénomènes chimiques de la respiration

**Historique.** — L'historique de la respiration rappelle celui des phénomènes de la combustion, puisque la respiration n'est qu'une combustion lente. Chez les anciens, les *phénomènes chimiques* étaient inconnus; on cherchait alors à expliquer la respiration par des *phénomènes physiques :* ainsi pour Aristote la respiration avait pour but de rafraîchir le sang.

Ce ne fut qu'après la découverte du gaz **carbonique** par Van Helmont, en 1648, et après celle de l'**oxygène** par Priestley, en 1775, que la véritable nature des combustions fut expliquée. Lavoisier, le premier, montra que le gaz carbonique est un composé de carbone et d'oxygène ; il prouva, en outre, que la **respiration** était une **combustion lente**, qui prenait de l'oxygène à l'air inspiré, pour provoquer des oxydations au niveau des poumons ; ces oxydations produisaient le gaz *carbonique* et la *vapeur d'eau*, exhalés avec l'air expiré, et étaient l'origine de la **chaleur animale**.

Lavoisier, dans sa théorie, n'avait commis qu'une erreur : c'était de placer le *siège de la combustion dans les poumons*. Ce siège se trouve, comme nous le verrons tout à l'heure, dans **les tissus**, au niveau de tous les éléments anatomiques qui consomment l'oxygène et produisent le gaz carbonique ; ce sont eux qui respirent, et le sang n'est que le véhicule chargé de leur porter l'oxygène, pris aux poumons et d'en rapporter le gaz carbonique.

L'étude des phénomènes chimiques de la respiration comprendra donc l'*étude des échanges gazeux subis par l'air ins-*

*piré et le sang veineux au niveau des poumons, et celle des modifications subies par le sang artériel au niveau des tissus,* véritables sièges de la combustion.

## I. — *Échanges gazeux au niveau des poumons.*

*A.* **Modifications subies par l'air inspiré**. — L'air inspiré est modifié dans ses *propriétés physiques* et dans ses *propriétés chimiques*.

*Au point de vue physique :* 1° il est plus chaud ; sa température est de 36° environ, ce qui explique, sans la justifier, l'opinion d'Aristote ; 2° il est plus humide ; l'air que nous expirons est saturé de vapeur d'eau ; aussi éliminons-nous journellement en moyenne 500 grammes d'eau par les voies respiratoires. On peut facilement montrer ce rejet de vapeur d'eau pendant l'expiration, en soufflant sur une vitre : elle ne tarde pas à se recouvrir de buée. D'ailleurs, quand il fait froid, la vapeur d'eau exhalée forme un brouillard devant la bouche.

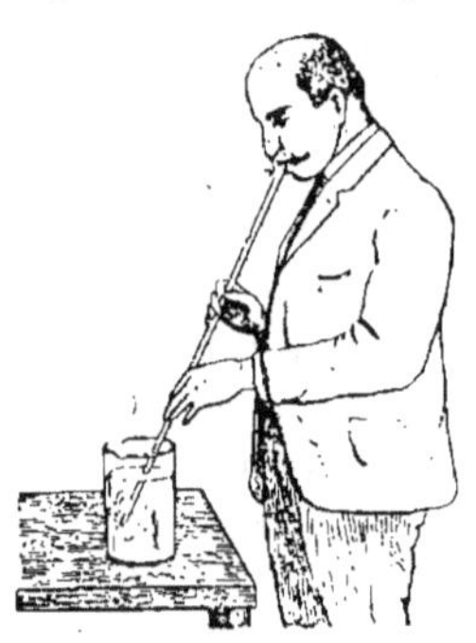

Fig. 50. — Quand on souffle dans de l'eau de chaux, celle-ci se trouble, ce qui prouve qu'il y a du gaz carbonique dans l'air expiré.

*Au point de vue chimique*, les modifications sont plus importantes. On sait que l'air atmosphérique se compose en chiffres ronds de 21 0/0 d'oxygène et 79 0/0 d'azote ; l'acide carbonique n'y figure que dans une proportion négligeable de 2/10.000, ce qui signifie que, sur 10.000 litres d'air, il y a, au plus, 2 litres de gaz carbonique.

Or l'air que nous expirons, outre la vapeur d'eau qu'il renferme, contient de l'*acide carbonique* en assez grande quantité, puisqu'en soufflant dans de l'eau de chaux (*fig.* 50), on voit celle-ci se troubler par suite de la formation de carbonate de calcium.

Si on fait l'analyse de cet air, on constate d'abord que, sur 100 volumes inspirés, 99 et demi seulement sont expirés et la composition de cet air expiré est loin d'être la même que celle de l'air inspiré, comme le montrent les chiffres ci-dessous.

|  | Air | Az | O | $CO_2$ |
|---|---|---|---|---|
| Composition de l'air inspiré | 100 vol. | 79 | 21 | traces |
| — expiré | 99 vol. $\frac{1}{2}$ | 79 | 16 | 4,5 |

On voit par l'examen de ces chiffres que tout l'azote inspiré est rejeté, c'est donc un *gaz inerte* qui ne sert pas directement à la respiration ; d'autre part 5 volumes d'oxygène sont absorbés (21 — 16 = 5) et remplacés par 4$^{vol}$,5 de gaz carbonique dans l'air expiré. Or, on sait qu'un volume de gaz carbonique renferme un volume d'oxygène égal au sien, c'est-à-dire que, *dans un litre de gaz carbonique il y a un litre d'oxygène ;* il en résulte donc que la formation de ces 4 volumes et demi de gaz carbonique a demandé 4 volumes et demi d'oxygène. Par conséquent c'est la différence entre les 5 volumes d'oxygène absorbés et les 4$^{vol}$,5 rendus sous forme de gaz carbonique, soit un demi-volume, qui a été *retenue* par l'organisme, non pour produire l'acide carbonique, mais d'autres produits d'oxydation, *urée, acide urique*, etc., éliminés par le rein.

Cherchons, en nous basant sur ces chiffres, la quantité d'oxygène absorbé et de gaz carbonique rejeté par un homme adulte pendant vingt-quatre heures.

On sait que la quantité d'air introduite dans les poumons à chaque inspiration est de 500 centimètres cubes. Pour connaître la quantité d'oxygène absorbée à chaque mouvement respiratoire, il suffit donc de multiplier 5 centimètres cubes (volume d'oxygène absorbé par 100 centimètres cubes d'air inspiré) par 5 ; de même la quantité de gaz carbonique contenue dans l'air rejeté par une expiration est de 4$^{cm3}$,5 × 5.

Le nombre des mouvements respiratoires étant de 16 par minute, il suffira de multiplier par 16 le produit obtenu, puis par 60, puis par 24, pour connaître la quantité d'oxygène absorbé et de gaz carbonique exhalé par minute, par heure et par jour.

On trouve ainsi que le volume de l'oxygène absorbé par heure s'élève à :

$$5^{cm3} \times 5 \times 16 \times 60 = 24 \text{ litres,}$$

et celui de gaz carbonique rejeté pendant le même temps à :

$$4^{cm3},5 \times 5 \times 16 \times 60 = 21^{l},60.$$

La différence, soit 2$^{l}$,4, est fixée par l'organisme pour produire des oxydations diverses dont les produits s'éliminent ailleurs que par les voies respiratoires.

*B*. **Modifications subies par le sang veineux au niveau des poumons.** — Le sang veineux, en arrivant aux poumons, laisse échapper son gaz carbonique et se charge d'oxygène, qu'il porte ensuite aux tissus.

En comparant, en effet. la composition des gaz du sang veineux et du sang artériel, on trouve que :

|  | O | CO² | Az |
|---|---|---|---|
| 100cm3 de sang veineux renferment.. | 10cm3 | 50cm3 | 1cm? |
| — artériel — .. | 25 | 40 | 1 |

On voit par là que les deux sortes de sang artériel et veineux contiennent de l'oxygène et du gaz carbonique ; mais le premier de ces gaz prédomine dans le sang artériel, tandis que le second est plus abondant dans le sang veineux. Quant à l'azote, il est en faible quantité et dans la même proportion dans les deux espèces de sang. Cette transformation du sang noir en sang *rouge* se fait au niveau des alvéoles pulmonaires.

Le *sang veineux* arrivant dans les capillaires pulmonaires (*fig.* 51) est mis, par une surface évaluée à 150 mètres carrés, en présence de l'air ; les échanges gazeux se font à travers la mince paroi des capillaires et des alvéoles ; le sang prend à l'air pulmonaire de l'oxygène qui se combine à l'hémoglobine de couleur noirâtre qui se trouve dans les globules sanguins pour former de l'oxyhémoglobine de couleur rouge, composé très instable qui cédera cet oxygène aux tissus ; en même temps le sang laisse échapper partiellement le gaz carbonique qu'il renferme et qui s'est formé au moment des oxydations des tissus. Le sang, de noir qu'il était en arrivant dans les alvéoles pulmonaires, devient donc rouge à la sortie ; il est à ce moment artériel et va porter la vie, c'est-à-dire l'oxygène, dans toutes les parties du corps.

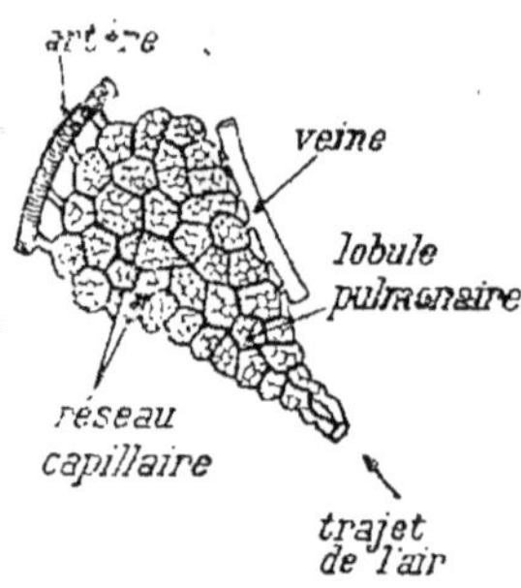


Fig. 51. — Transformation du sang veineux en sang artériel à l'intérieur du poumon.

## II. — *Échange gazeux au niveau des tissus.*

C'est au niveau des tissus que l'oxygène du sang artériel va être employé, c'est là, par suite, que se produit le gaz carbonique.

**La respiration des tissus**, c'est-à-dire leurs oxydations, sont démontrées par les expériences de Spallanzani, reprises plus tard par Paul Bert.

En plaçant dans une éprouvette pleine d'air et renversée dans une cuve à mercure des morceaux de muscles, tendons, nerfs, etc., on constate, au bout de peu de temps, que l'air de l'éprouvette s'est appauvri en oxygène et enrichi en gaz carbonique ; on peut le constater en retournant l'éprouvette et en versant de l'eau de chaux à l'intérieur : on obtient un trouble très prononcé, ce qui prouve que le tissu a respiré.

Remarquons, d'ailleurs, que si l'on place dans du sang rouge les morceaux de tissus précédents, ce sang devient rapidement noir par perte de son oxygène : l'oxyhémoglobine réduite, c'est-à-dire dépourvue d'oxygène, se transforme en hémoglobine.

Il résulte donc de ces expériences que le siège des **combustions se trouve dans les tissus,** au niveau des éléments anatomiques. Chaque élément pour vivre doit respirer, c'est-à-dire absorber de l'oxygène et rejeter de l'acide carbonique. L'oxygène est pris à l'air des poumons par le sang qui le transporte sous forme d'oxyhémoglobine aux éléments anatomiques; ceux-ci le consomment et le rendent partiellement sous forme de gaz carbonique ; la transformation du sang rouge en sang noir a donc lieu au niveau des

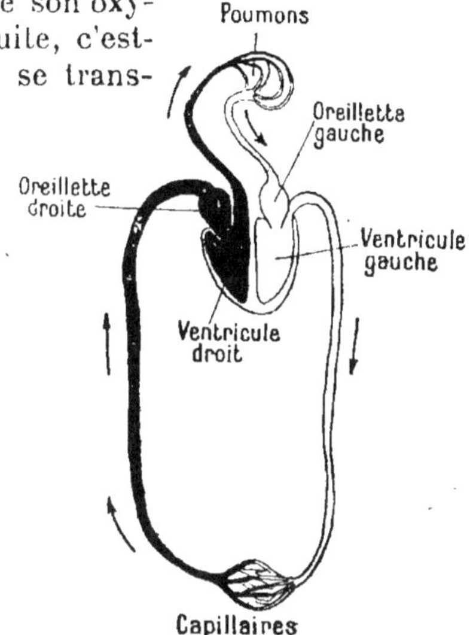


Fig. 52. — Schéma de l'appareil circulatoire de l'homme montrant la transformation du sang rouge en sang noir au niveau des capillaires et la transformation inverse au niveau des poumons.

*capillaires généraux (fig.* 52), tandis que la transformation inverse a lieu au niveau des *capillaires pulmonaires.* Les globules **rouges** du sang ont donc, grâce à leur hémoglobine, un rôle des plus importants, puisque ce sont eux qui sont chargés de distribuer l'oxygène pris aux poumons dans toutes les parties du corps ; c'est donc avec raison qu'on leur a donné le nom de **commis voyageurs en oxygène**.

## Troubles de la respiration.

Les **troubles de la respiration** peuvent avoir lieu par *viciation de l'air respirable* ou par des *changements de pression* de l'air inspiré.

### I. — TROUBLES OCCASIONNÉS PAR VICIATION DE L'AIR RESPIRABLE : ASPHYXIE

Lorsque l'air que nous respirons n'a pas sa composition normale, soit qu'il soit trop pauvre en oxygène, ou trop riche en gaz carbonique, l'hématose ou absorption d'oxygène se fait mal au niveau des alvéoles pulmonaires, et les mouvements respiratoires s'accélèrent de façon à produire une ventilation pulmonaire plus énergique. Si le phénomène persiste, les mouvements respiratoires deviennent rapides et convulsifs pour finalement s'arrêter ; il y a mort par asphyxie.

L'*asphyxie* peut donc provenir du manque d'oxygène ou de l'accumulation de gaz carbonique dans le sang, et le plus souvent des deux causes, dont les effets sont simultanés.

*a*) **Asphyxie par manque d'oxygène.** — L'asphyxie par manque d'oxygène se produit **rapidement** dans la *submersion*, la *pendaison* ou encore dans l'*obstruction de la trachée* et la *compression du thorax ;* elle se produit **lentement**, au contraire, lorsque le gaz respiré n'a pas sa proportion normale d'oxygène. Dans les deux cas, les phénomènes observés sont approximativement les mêmes.

L'asphyxie s'annonce par une accélération notable des mouvements respiratoires, un ralentissement des battements du cœur, une sécrétion abondante de salive et de sueur. A cette période de début succède rapidement une *paralysie* plus ou moins prononcée, caractérisée par la perte de connaissance et l'arrêt complet des mouvements respiratoires, arrêt qui amène bientôt la mort.

La *durée de l'asphyxie brusque* est très variable suivant les animaux et dépend évidemment de l'intensité des échanges gazeux. Elle est très courte chez les *Mammifères* et les *Oiseaux*; la privation de l'air pendant *trois à cinq minutes* suffit pour les tuer. Elle est notablement accrue chez l'homme par l'habitude; ainsi les plongeurs, les pêcheurs de perles, peuvent rester sans danger plus de deux minutes sous l'eau.

Les *animaux hibernants* résistent d'une façon remarquable à la privation d'oxygène pendant le sommeil hibernal; la nutrition de leurs tissus étant moins active qu'en temps normal, la consommation d'oxygène est aussi moins considérable.

C'est pour cette raison qu'il faut toujours essayer de rappeler à la vie un homme (noyé ou pendu) que l'on croit mort par asphyxie, parce qu'il peut n'y avoir qu'un arrêt momentané des mouvements respiratoires. Dans ces cas, en effet, il a pu se produire, dès le début de l'asphyxie, une syncope cardiaque (arrêt partiel et momentané du cœur), qui, en ralentissant la circulation, a restreint notablement la consommation d'oxygène, de sorte que par la respiration artificielle on peut arriver quelquefois à ramener à la vie une personne que l'on croyait morte asphyxiée.

La première chose à faire pour ramener à la vie une personne asphyxiée est évidemment de la soustraire au milieu asphyxiant ou, s'il s'agit d'un pendu, de couper immédiatement la corde. On déshabille *très rapidement* l'asphyxié et on le couche sur le dos. S'il s'agit d'un noyé, il ne faut pas le suspendre la tête en bas, sous prétexte de lui faire vomir l'eau

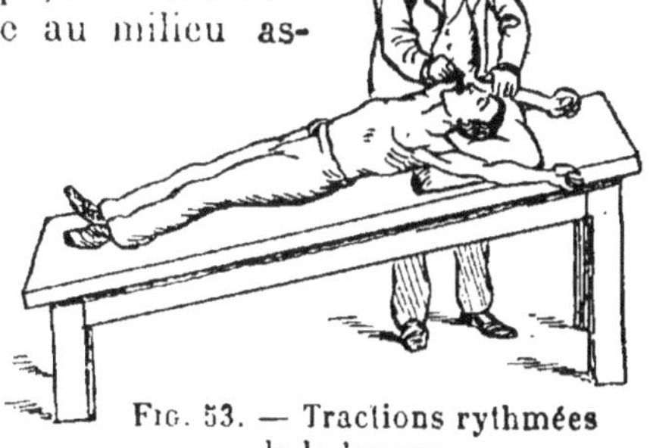

FIG. 53. — Tractions rythmées de la langue.

avalée, car on risquerait de lui occasionner une congestion cérébrale.

Si l'on est seul, on pratique les *tractions rythmées de la langue* (procédé Laborde) (*fig.* 53). On maintient la bouche de l'asphyxié ouverte au moyen d'un mouchoir, on saisit la langue à travers un linge, ce qui permet une prise plus solide, et on la tire fortement hors de la bouche en prenant soin de ne pas la laisser frotter contre les dents qui finiraient par la déchirer. On la laisse ensuite rentrer d'elle-même. On recommence de 15 à 20 fois par minute, c'est-à-dire autant de fois

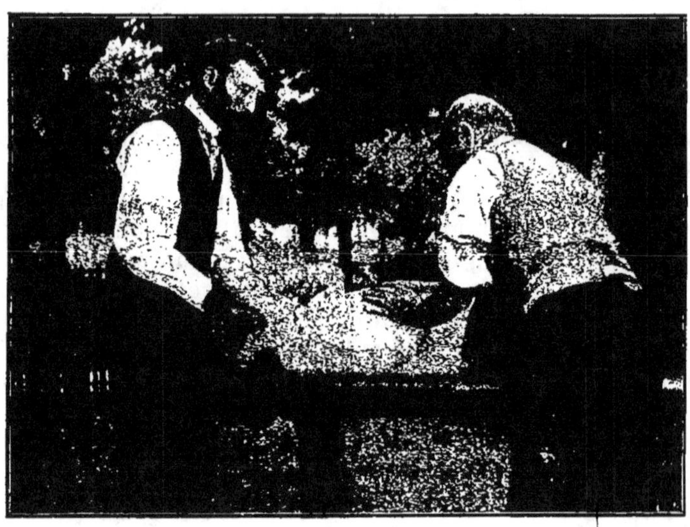

Fig. 54. — Respiration artificielle : 1ᵉʳ temps.
(Cliché des Dʳˢ Delvaille et Breucq.)

qu'on respire. Une certaine résistance de la langue annonce le rétablissement de la respiration, qui est marquée par une série de hoquets. Il faut agir vite et longtemps, car le retour à la vie exige souvent deux heures d'efforts.

Si l'on est plusieurs, on pratique en même temps la *respiration artificielle* (procédé Sylvester). Un aide comprime lentement et énergiquement la base de la poitrine pour chasser l'air des poumons en même temps qu'on place les bras repliés de l'asphyxié le long de son corps pour diminuer le volume de la cage thoracique (1ᵉʳ *temps*) (*fig.* 54); puis l'aide cesse la compression pendant qu'on relève les bras de l'asphyxié au-dessus de sa tête, position qui augmente le volume de la cage thoracique et par suite fait entrer l'air dans les poumons (2ᵉ *temps*) (*fig.* 55). Tous ces mouvements devront être combinés de façon que ceux qui favorisent l'entrée de l'air aient lieu en même temps, la langue étant tirée au moment où la poitrine doit se soulever.

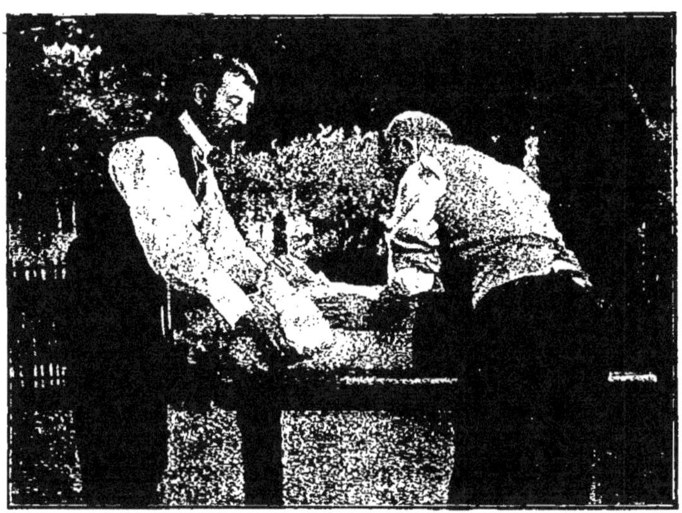

FIG. 55. — Respiration artificielle : 2ᵉ temps.
(Cliché des Dʳˢ DELVAILLE et BREUCQ.)

Le malade sera en outre réchauffé au moyen de briques chaudes. On pourra, si cela est possible, lui faire respirer de l'oxygène.

Ces moyens ont fourni de bons résultats. Sur 357 noyés que l'on a retirés de la Seine en 1909, 348 ont été ramenés à la vie.

*b*) **Asphyxie par accumulation de gaz carbonique.** — Ce mode d'asphyxie ne devrait pas être, en fait, séparé du précédent, car il est clair qu'un noyé se trouve dans des conditions à peu près semblables à celles d'un homme que l'on placerait dans un espace confiné très restreint ; toutefois, dans le premier cas, *l'asphyxie est rapide*, tandis que dans le deuxième, l'air étant vicié progressivement, *l'asphyxie est lente*. Les phénomènes observés sont à peu près les mêmes.

Ainsi, si on enferme un Oiseau dans une cloche hermétiquement close, l'animal s'agite, ses mouvements respiratoires s'accélèrent et, après un temps variable, mais assez court, l'oiseau tombe paralysé et s'endort jusqu'à la mort, qui ne tarde pas à arriver.

Il est à remarquer que l'air de la cloche est impropre à la combustion d'une bougie, bien avant que l'animal ait succombé, ce qui permet d'admettre le critérium bien connu : *partout où la bougie peut brûler, la respiration n'offre aucun danger.* La quantité d'oxygène que contient cet air à la mort de l'animal est cependant encore suffisante à entretenir la vie lorsque le gaz carbonique en est séparé. En enlevant ce gaz par l'eau de chaux au fur et à mesure de sa production, les animaux survivent beaucoup plus longtemps ; ainsi les petits mammifères (rats, taupes) ne succombent que lorsque l'air de la cloche ne renferme plus que 2 0/0 d'oxygène.

**Causes de viciation de l'air confiné.** — L'air confiné au contraire a une composition des plus variables. Les principales causes de son altération sont : 1° la **respiration** ; 2° les **excreta volatils** ; 3° l'**éclairage** et le **chauffage**.

*a)* La *respiration* dégage une certaine quantité de gaz carbonique, approximativement 21 litres par heure, soit environ **500 litres par 24 heures**. *L'homme respire en moyenne* 10 *mètres cubes d'air par jour ;* si cet air n'était pas renouvelé, il y aurait donc, après une heure, 20 0/0 de gaz carbonique. Or une **telle proportion de gaz carbonique est fort nuisible à la santé** ; on voit donc que la vie dans un pareil milieu serait impossible. Il faut encore ajouter à ces chiffres l'acide carbonique exhalé **par la peau** et tenir compte que, pendant le travail musculaire, la quantité de ce gaz rejetée peut être doublée et même triplée, sans que la quantité d'oxygène absorbée subisse une augmentation proportionnelle.

*b)* Outre le gaz carbonique, l'air expiré élimine des **excreta volatils**, qui, à faible dose, sont des plus **toxiques**, ce qui faisait dire à Rousseau que « *l'haleine de l'homme est mortelle à l'homme* ». Ces produits donnent à l'air confiné une odeur spéciale et désagréable : il suffit d'entrer dans un dortoir pendant la nuit pour percevoir cette odeur suffocante. Des expériences faites dans un théâtre où une partie de ces matières était retenue par une plaque de verre glycériné, placée sous la coupole, montrèrent la toxicité de ces excreta : moins d'un milligramme injecté sous la peau d'un cobaye amenait sa mort en quelques heures. Bien plus encore que l'appauvrissement de l'air en oxygène et son augmentation en gaz carbonique, les produits toxiques expliquent les malaises ressentis par le séjour dans un espace confiné.

c) *Chauffage et éclairage.* — Le chauffage comme l'éclairage dégagent des produits de combustion qui peuvent vicier l'air.

En ce qui concerne le chauffage, à l'exception des braseros, les procédés employés ont pour but d'évacuer à l'extérieur les produits de la combustion. Lorsque ce but est atteint, il n'y a aucune viciation de l'air, bien au contraire l'appel **d'air produit par le tirage, contribue à l'aération.**

Il n'en est pas de même de l'**éclairage**, à l'exception de l'éclairage électrique. Une *bougie dégage* 10 *litres de gaz carbonique à l'heure ;* une *lampe à pétrole, en moyenne* 50 *litres, et* un *bec de gaz, jusqu'à* 80 *litres.*

De sorte que si nous supposons une salle de 300 mètres cubes renfermant 50 auditeurs et éclairée par 6 becs de gaz, en une heure et en prenant les chiffres approximatifs de 20 litres de gaz carbonique dégagé par heure et par personne et de 80 litres par bec, nous avons approximativement 1.500 litres de gaz carbonique, soit 0,5 0/0. Or, si une proportion de 5/1000 de gaz carbonique est déjà nuisible à la santé, une proportion de 0,5 0/0 rend cet air plus que suspect.

Toutefois il faut reconnaître que le danger de l'air confiné réside moins dans sa teneur en gaz carbonique que dans la proportion d'excréta volatils qu'il renferme ; l'excès de gaz carbonique amène une gêne respiratoire qui se traduit par une lente asphyxie, tandis que la présence des toxines volatiles produit un empoisonnement rapide.

La teneur de l'air en gaz carbonique sert donc principalement d'indicateur de corruption : il indique que des poisons existent dans l'air lorsque celui-ci est vicié par l'homme.

L'air confiné débilite les organismes et peut même les tuer si la viciation est trop grande ; dans tous les cas, il prépare le terrain à la tuberculose.

Pour éviter ses effets dans les salles de classe et dans les locaux qui reçoivent un grand nombre de personnes, il faut donc que chaque individu ait un cube d'air suffisant. On sait que l'homme respire environ 10 mètres cubes d'air par jour ; mais, comme une proportion de 5 p. 1.000 de gaz carbonique dans l'air est déjà nuisible, en tenant compte de l'acide carbonique exhalé par la respiration ou par les combustions diverses, c'est **10 mètres cubes d'air pur par heure** et non par jour, qui sont nécessaires à un adulte pour que la respiration soit normale.

Or il est évident que bien peu de locaux ont des dimensions suffisantes pour contenir cette réserve d'air, surtout lorsque ces locaux, comme les classes, doivent recevoir des enfants en grand nombre, d'où la nécessité de renouveler fréquemment l'air par **aération** ou **ventilation**. A défaut d'appareils spéciaux (*ventilateurs*), ne pas négliger d'**ouvrir les fenêtres des classes à toutes les récréations** ; on devrait même les laisser constamment ouvertes toutes les fois que le temps le permet. L'air pur est indispensable à la santé des enfants.

## II. — TROUBLES OCCASIONNÉS PAR DES CHANGEMENTS DE PRESSION DE L'AIR RESPIRABLE

a) *Augmentation de pression.* — L'augmentation de pression n'apporte des troubles respiratoires qu'autant qu'elle se compte par atmosphères ; c'est dire que ces troubles ne seront jamais causés par les faibles variations de la pression atmosphérique. Mais on sait que dans certains cas des ouvriers doivent séjourner dans l'air comprimé, pour effectuer certains travaux, comme les piles de pont où l'on emploie des *caissons pneumatiques*, la pêche des éponges et du corail où l'on emploie des *scaphandres*, etc.

Tant que la pression n'atteint pas 10 atmosphères, il n'y a pas d'accidents ; mais, à partir de 15 atmosphères, la mort se produit au milieu de convulsions atroces.

La mort est-elle produite par action mécanique ou par empoisonnement par le gaz carbonique ? Ni l'un, ni l'autre ; il y a **empoisonnement par l'oxygène**, et ce qui le prouve, c'est que les accidents arrivent d'autant plus vite que l'air est plus riche en oxygène. Le gaz vivifiant par excellence est devenu poison, et c'est lui qui tue.

Ce n'est pas là, d'ailleurs, le seul danger de l'augmentation de pression ; il en est un autre, qui, toutefois, ne se manifeste que lors du retour à la pression normale. Ainsi, dans une cloche renfermant un oiseau, on ne constate aucun trouble si on élève graduellement la pression de l'air jusqu'à 10 atmosphères, mais si brusquement on rétablit la communication avec l'air extérieur, l'animal meurt en quelques secondes. C'est qu'en effet le sang, qui, sous l'influence d'une pression plus forte, avait dissous une proportion plus grande d'O, de $CO_2$ et surtout d'Az, restitue, lors de la décompression, ces gaz à l'atmosphère ; ceux-ci se dégagent brusquement, et ne pouvant instantanément traverser les tissus, forment des bulles dans les vaisseaux, lesquelles s'opposent à la marche du sang, arrêtent la circulation et causent rapidement la mort.

Pour éviter ces accidents bien connus des scaphandriers et de tous les ouvriers qui travaillent dans l'air comprimé, il faut opérer la décompression de façon lente et graduelle ; les gaz se dégagent alors lentement lors du passage du sang dans le poumon, et les choses reviennent peu à peu à l'état normal. Ces ouvriers ont même une expression fort pittoresque pour indiquer les dangers de la compression de l'air : *On ne paye qu'en sortant*, disent-ils. Mais c'est parce que l'on sort trop vite que l'on paye ; en sortant lentement, c'est-à-dire en passant graduellement de la pression forte à la pression normale, on n'a rien à craindre. On peut donc dire que les véritables dangers de l'augmentation de pression, dans la mesure où l'homme y est soumis, sont tout entiers dans la décompression.

b) *Diminution de pression.* — Dans les montagnes, la pression diminue à mesure que l'altitude s'élève. Jusqu'à 2.000 mètres on n'observe pas d'accidents ; entre 3 et 4.000 mètres, la respiration s'accélère, l'oxygène devient rare par suite de sa faible tension ; des signes de faiblesse, parfois des vertiges apparaissent, c'est le **mal de montagne**. Pourtant il y a des populations qui vivent normalement dans les Alpes à ces altitudes. Ces populations échappent au mal de montagne, parce que leur sang semble plus riche en hémoglobine, de sorte que l'abondance de cette matière supplée à l'insuffisance d'oxygène. Il y a là une adaptation spéciale d'organismes vivant dans un milieu pauvre en oxygène chez lesquels la capacité d'absorption pour ce gaz s'accroît d'autant plus qu'il abonde moins. C'est ce qui explique l'influence bienfaisante des altitudes : sous l'influence d'un séjour à la montagne, l'hémoglobine augmente dans le sang et l'état général de l'organisme s'améliore, en particulier l'*anémie* disparaît.

L'adaptation dont il s'agit ne peut toutefois pas s'opérer instantanément, et lorsque l'homme gravit une montagne élevée, il se produit chez lui, à partir de 3 à 4.000 mètres, des accidents qui n'ont pas lieu chez des individus adaptés. Ces accidents, connus sous le nom de *mal de montagne*, se traduisent par une fatigue excessive, une accélération marquée des battements cardiaques et des mouvements respiratoires, des éblouissements, des vertiges et même parfois des hémorragies (*écoulement de sang*) par la muqueuse nasale. Durant les ascensions en ballon, ils ne se présentent qu'à des altitudes plus élevées, 6.000 mètres environ ; la fatigue de l'ascension à pied en hâte donc l'apparition.

Ces *accidents sont dus à la diminution de pression de l'oxygène* et par suite à la moindre quantité de ce gaz dans le sang ; ils se présentent plus vite lors d'une ascension à pied, parce que celle-ci demande des efforts musculaires qui exigent une plus forte consommation d'oxygène. Il en résulte que ces accidents peuvent être évités, comme l'a montré Paul Bert, par des inhalations d'oxygène. Ainsi, lors de l'ascension mémorable de Crocé-Spinelli, Sivel et Gaston Tissandier, en 1875, les deux premiers perdirent la vie, parce qu'ils ne purent atteindre les sacs d'oxygène qu'ils avaient emportés et dont ils connaissaient l'utilité. Ce qui montre une fois de plus, combien la composition et la pression d'un gaz peuvent être substituées l'une à l'autre : une grande quantité d'un gaz à faible pression peut produire le même effet qu'une petite quantité de ce même gaz à une pression plus élevée.

## Empoisonnement par les gaz.

L'air est souvent altéré dans sa composition par la présence de gaz. Lorsqu'on respire un mélange de gaz et d'air, trois cas peuvent se présenter.

1° Les *gaz sont inoffensifs*, comme l'azote, l'hydrogène. Dans ce cas, une proportion assez forte de ces gaz est tolérée, sans altération grave de la santé, à condition que le temps passé dans cette atmosphère soit d'autant plus court que la proportion de ces gaz est plus grande et que la proportion d'oxygène reste supérieure à 16 pour 100. Lorsque, par respiration dans ce milieu, la mort arrive, c'est par manque d'oxygène; il y a donc asphyxie.

2° Les *gaz sont anesthésiques* comme l'éther, le chloroforme, l'oxyde azoteux, etc. Ces gaz provoquent le sommeil et suppriment la sensibilité, aussi sont-ils très employés pour les opérations chirurgicales. Malheureusement, absorbés en trop grande quantité, ils provoquent l'arrêt des mouvements respiratoires et peuvent amener la mort.

3° Les *gaz sont toxiques*, comme l'oxyde de carbone, le gaz d'éclairage, l'hydrogène sulfuré.

L'oxyde de carbone agit en se combinant à l'hémoglobine pour former un produit stable que ni l'oxygène des poumons, ni les cellules des tissus ne décomposent; en définitive, ce gaz chasse l'oxygène des globules du sang et s'y fixe à sa place d'une façon définitive en les rendant inaptes à absorber désormais l'oxygène; ce sont des globules morts.

Tous les globules atteints circulent dans les capillaires sans porter de l'oxygène aux tissus ; si leur nombre est trop grand il y a asphyxie-intoxication : asphyxie, parce que les tissus meurent faute d'oxygène, intoxication, parce que les globules sont empoisonnés par l'oxyde de carbone qui les paralyse et les empêche d'accomplir leur fonction.

L'affinité des globules sanguins pour l'oxyde de carbone est telle que ce *gaz* n'étant dans l'air qu'à la dose de $\dfrac{1}{5.000}$, il détruit un nombre de globules assez grand pour provoquer des vertiges. Contrairement à la croyance populaire, l'oxyde de carbone n'a ni odeur, ni saveur; rien par suite n'annonce son existence dans l'air, si ce n'est les accidents qu'il occasionne. Si la dose est faible, ce sont des maux de tête, des bourdonnements d'oreille, des vertiges; le visage devient pâle et souvent des vomissements apparaissent. Ces troubles sont fréquents chez les repasseuses, qui vivent toute la journée auprès de foyers à combustion lente, dégageant en quantité de l'oxyde de carbone.

Lorsque la dose est massive, si la personne est endormie,

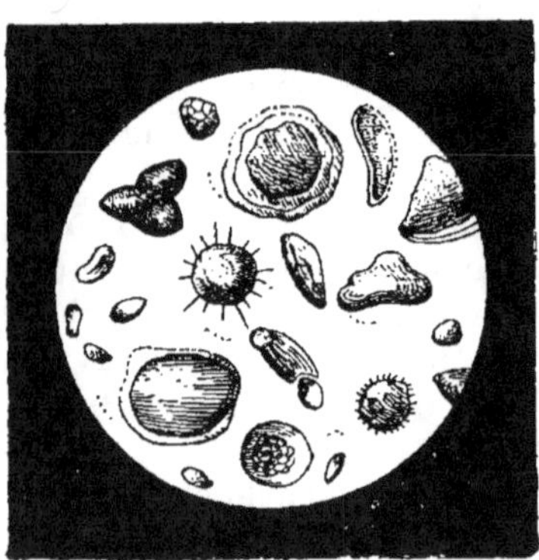

Fig. 56. — Poussières de l'air.

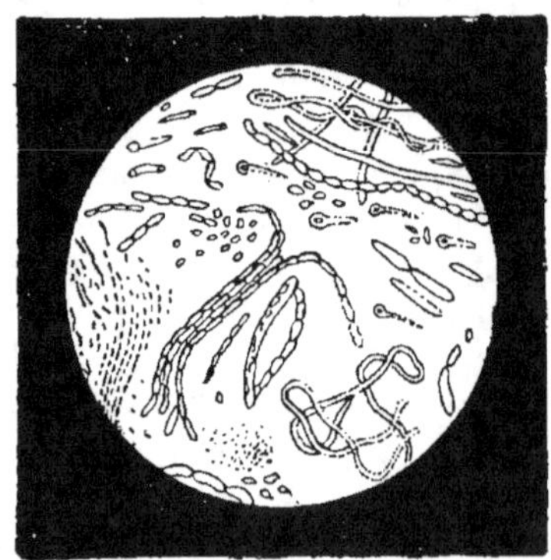

Fig. 57. — Microorganismes existant dans l'air.

elle passe parfois de la vie à la mort sans reprendre connaissance; si la douleur la réveille, elle n'a souvent pas la force d'appeler, ni de faire aucun mouvement; c'est ce qui rend si dangereux l'emploi des poêles à combustion lente dans les chambres à coucher.

Le **gaz d'éclairage** agit à peu près de la même manière que l'oxyde de carbone; c'est d'ailleurs sa richesse en CO (8 à 9 0/0) qui le rend dangereux à respirer.

L'**hydrogène sulfuré** se trouve dans les fosses d'aisance où il est connu sous le nom de *plomb*. C'est un gaz toxique, qui empoisonne rapidement le sang, à tel point qu'après quelques respirations seulement un homme peut tomber foudroyé. Fatalement, si l'accident arrive dans une fosse, tous ceux qui y pénètrent pour porter secours subissent le même sort.

Dans tous ces cas d'asphyxie intoxication, il faut agir au plus vite : placer le malade au grand air, lui faire respirer de l'oxygène, pratiquer la respiration artificielle par des insufflations, des tractions rythmées de la langue; peut-être, si l'intervention n'est pas trop tardive, pourra-t-on ramener le malade à la vie. A ce traitement général il convient d'ajouter qu'il est indispensable de faire respirer un peu de chlore, sous forme d'eau de javelle, aux malades intoxiqués par le *plomb;* le chlore s'empare de l'hydrogène du gaz sulfuré et neutralise son action.

## Poussières et microorganismes de l'air.

Indépendamment des gaz et produits volatils qui peuvent vicier l'air confiné, celui-ci, comme l'air extérieur d'ailleurs, peut encore renfermer une quantité plus ou moins considérable de poussières *(fig.* 56) et de microorganismes *(fig.* 57) : *bactéries, levures, moisissures.*

Pasteur montra l'existence de ces germes en remplissant de bouillon stérilisé un ballon terminé par un tube de verre *(fig.* 58). Le tube étant ensuite fermé à la lampe, le bouillon reste intact indéfiniment, alors que, si on laisse pénétrer de l'air extérieur, des altérations se produisent très rapidement.

On a pu retenir et compter les microorganismes de l'air, et on a remarqué que leur nature et leur nombre sont fort variables pour un même lieu, avec les saisons et avec l'agitation de l'atmosphère.

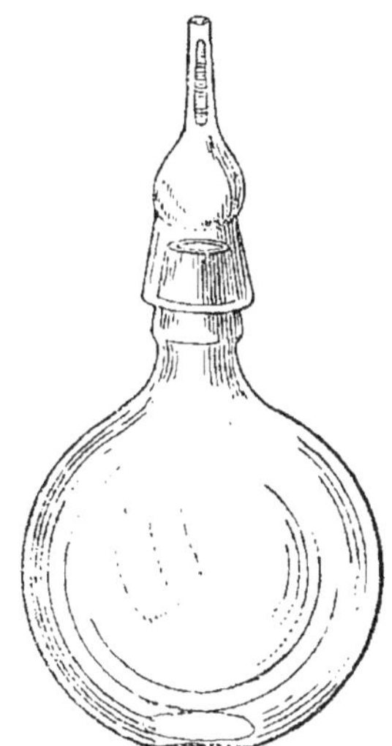

Fig. 58. — Ballon servant en bactériologie.

Aux *altitudes élevées, l'air peut être considéré comme bactériologiquement pur;* tout au plus trouve-t-on une bactérie par mètre cube d'air, alors qu'au parc de Montsouris on en trouve

450 et sur les grands boulevards, à Paris, plus de 3.000 pour la même quantité d'air.

A remarquer qu'après une bonne pluie le nombre des bactéries diminue dans l'air atmosphérique : la pluie est donc un agent purificateur de l'atmosphère.

**Nature des microorganismes de l'air.** — Toutes les formes de microbes se rencontrent dans l'air ; toutefois les bactéries pathogènes, c'est-à-dire celles qui engendrent les maladies, sont relativement rares dans l'atmosphère. Ce n'est donc pas l'air, comme on le croyait autrefois, qui nous apporte les germes des maladies contagieuses ; il faut dans la plupart des cas incriminer les eaux de boisson.

Cependant il ne faudrait pas innocenter complètement l'atmosphère ; des maladies, comme la tuberculose et la grippe, peuvent se disséminer par l'air.

Les bacilles de la tuberculose projetés à terre dans les crachats peuvent, après dessiccation de ceux-ci : être entraînés dans l'atmosphère et contaminer l'air ambiant. On a pu provoquer la tuberculose chez des cobayes qui respiraient cet air infecté.

Quant à la grippe ou influenza, la contagion par l'air peut seule expliquer la rapidité avec laquelle cette affection se développe dans un pays ; des navires en rade sans communication avec la terre ont pu être infectés.

La plupart des autres maladies contagieuses, *variole*, *rougeole*, *scarlatine*, *diphtérie*, que l'on attribuait autrefois au contage de l'air, sont le plus souvent dues au contage direct des malades ou des objets contaminés. Toutes les observations faites en ces dernières années sont en faveur d'une faible diffusibilité par l'air.

# TABLEAU SYNOPTIQUE DE L'HYGIÈNE DE LA RESPIRATION

**Respiration**

- **Phénomènes mécaniques**
  - Mouvements respiratoires
    - *Inspiration* est active et causée par l'agrandissement du thorax.
    - *Expiration* est passive et a pour cause l'élasticité pulmonaire.
  - Nombre des mouvements respiratoires : 16 par minute.
  - Rôle des mouvements respiratoires : Faire entrer 1/2 litre d'air dans les poumons à chaque inspiration.

- **Phénomènes chimiques**
  - Historique
    - Hypothèse des anciens : Air entre dans les poumons pour rafraîchir le sang.
    - Théorie de Lavoisier : Respiration est une combustion lente.
  - Échanges gazeux au niveau des poumons
    - Modifications subies par l'air inspiré
      - Physiques : air expiré est plus chaud, plus humide.
      - Chimiques : air expiré a 5 0/0 de O en moins, 4,5 0/0 de $CO_2$ en plus.
    - Modifications subies par le sang veineux au niveau des poumons
      - Sang absorbe O et dégage $CO_2$.
      - Absorption de O se fait par l'*hémoglobine*.
  - Échanges gazeux au niveau des tissus
    - Les tissus respirent, c'est-à-dire absorbent O et dégagent $CO_2$.
    - Transformation du sang rouge en sang noir au niveau des capillaires.

**Troubles de la respiration**

- **Troubles par viciation de l'air**
  - Respiration pénible : Asphyxie
    - par manque de O.
    - par accumulation de $CO_2$.
  - Cause de viciation de l'air confiné
    - *Respiration* dégage 500 litres de $CO_2$ par individu et par jour.
    - *Excreta volatils* toxiques.
    - *Chauffage*, *Éclairage* dégagent CO et $CO_2$.

- **Troubles par changements de pression**
  - Augmentation de pression
    - Au delà de 15 atmosphères, empoisonnement par O.
    - Danger de la décompression rapide qui peut arrêter la circulation.
  - Diminution de pression
    - Adaptation rapide pour les faibles altitudes.
    - Mal de montagne pour les grandes altitudes.
  - Quantité d'air nécessaire par heure et par personne : $10^{m3}$ : Aération.

- **Empoisonnements par les gaz (3 cas)**
  - 1° Gaz sont inoffensifs (Az. H). Asphyxie.
  - 2° Gaz sont anesthésiques (éther, chloroforme). Intoxication à haute dose.
  - 3° Gaz sont toxiques (CO, $H_2S$). Asphyxie-intoxication.

- **Poussières et microorganismes de l'air**
  - Microorganismes
    - Bactéries.
    - Levures.
    - Moisissures.
  - Maladies surtout disséminées par l'air
    - Tuberculose.
    - Grippe.

# CHAPITRE III

## LUMIÈRE

### I. — Éclairage naturel.

De même que la taupe est faite pour vivre à l'obscurité, l'homme est fait pour **vivre à la lumière**. Cet agent physique agit sur lui comme un **excitant** de toutes ses fonctions et particulièrement de son *système nerveux ;* il est indispensable à la vie des animaux comme à celle des végétaux.

La lumière accroît d'autre part les **oxydations de l'organisme**, d'où la couleur rosée et la bonne santé des ouvriers des champs qui vivent en plein air. L'*obscurité* au contraire amène à la longue une *diminution de l'hémoglobine* du sang qui se traduit par une pâleur cadavérique : *telle la plante qui s'étiole, l'homme s'anémie à l'obscurité.* Aussi dans les pays nébuleux, l'état sanitaire laisse-t-il fortement à désirer.

Mais il est un fait plus important encore, qui explique le rôle bienfaisant de la lumière : c'est son action toxique sur les microbes ; elle peut être considérée comme le meilleur microbicide connu. C'est ce que démontre l'expérience suivante : une carafe d'eau contaminée par de nombreuses bactéries est absolument privée de microbes après avoir été exposée au soleil pendant quelques jours, alors qu'exposée à l'obscurité, ceux-ci se multiplient et augmentent si rapidement de nombre que l'eau finit par se troubler.

D'ailleurs des expériences précises ont prouvé que la *bactérie charbonneuse* ne résistait pas à une exposition au soleil de 2 heures environ ; avec le *bacille du tétanos* on a obtenu des résultats analogues. Dans le cas où l'action de la lumière est insuffisante pour amener la disparition des microbes, elle provoque tout au moins une atténuation de leur virulence. Aussi est-il bon d'habiter un appartement exposé en pleine lumière si l'on veut bien se porter.

**Là où le soleil n'entre pas**, dit, avec raison, un proverbe persan, **le médecin entre souvent.** Et, en effet, à Paris, par exemple, la répartition de la tuberculose est à peu près la même que celle des rues étroites parce que dans celles-ci la lumière du soleil ne vient pour ainsi dire jamais visiter les appartements. Ce sont ces considérations qui ont engagé le *Comité consultatif d'hygiène publique de France* à réglementer la hauteur des maisons et leur écartement, de manière à permettre, autant que possible, l'accès de l'air pur et de la lumière à tous les étages.

Voici quel est ce règlement :

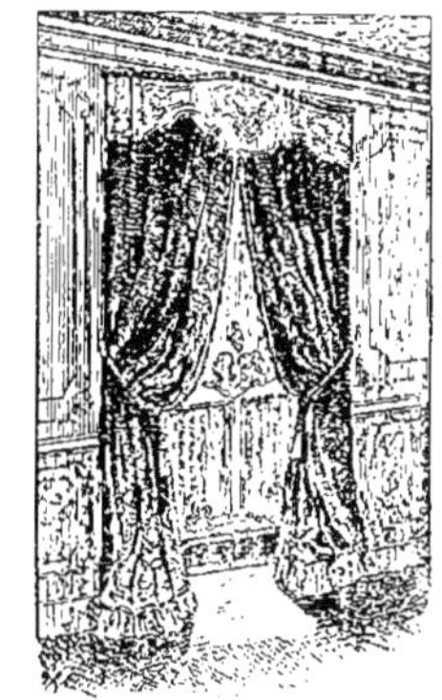

Fig. 59. — Tentures de fenêtres, dont l'emploi n'est pas à recommander.

Aʀт. 9. — La hauteur des maisons mesurée sur le point du milieu de la façade, entre le niveau du trottoir ou le revers du pavé au pied de cette façade et la ligne de faîte de l'immeuble, n'excédera pas les dimensions suivantes en rapport avec la largeur réglementaire de la voie :

Voies de moins de 12 mètres.. ....... Hauteur de 6 mètres, augmentée d'une dimension égale à la largeur de la voie.

Voies de 12 à 15 mètres............... Hauteur de 19 mètres.

Voies de 15 mètres et au-dessus..... Hauteur de 20 mètres.

Les fenêtres doivent, naturellement, être disposées de manière à laisser pénétrer dans les pièces beaucoup de lumière, et, par suite, ne pas être recouvertes, comme on le fait trop souvent de tentures ou rideaux qui empêchent le soleil de pénétrer (*fig.* 59). Tout au plus peut-on permettre l'emploi des persiennes que l'on ferme momentanément lorsque les rayons solaires sont trop vifs et risquent de détériorer les objets d'ameublement et de « pâlir » les couleurs.

Dans les pièces où l'on travaille, par exemple dans les salles de classes, il faut s'arranger pour que la lumière du soleil[1] ne tombe pas directement sur les enfants. Ceux-ci ne doivent être éclairés que par de la lumière diffuse, ce à quoi on arrive par une orientation bien comprise des fenêtres (*nord-est ou nord-ouest*) ou, à défaut, par un jeu de volets que l'on ouvre ou que l'on ferme à volonté, suivant la direction du soleil.

En ce qui concerne les écoliers, la lumière, si « diffuse » soit-elle, ne doit pas leur arriver de face parce qu'elle fatigue la vue, ni **de dos** parce que l'ombre du corps est projetée sur le cahier, ni du côté droit parce que il en est de même de l'ombre de la main qui écrit ; elle doit arriver exclusivement **du côté gauche** et un peu en avant si possible. Quelques hygiénistes, cependant, recommandent l'éclairage **bilatéral** — c'est-à-dire la lumière arrivant à la fois de droite et de gauche — parce qu'il donne plus de clarté que l'éclairage unilatéral tout en évitant de produire des ombres trop prononcées. Il est de fait que ce qui importe le plus, c'est que la feuille sur laquelle on écrit ou que le livre qu'on lit soit parfaitement éclairé ; sans cette précaution, les écoliers sont obligés de rapprocher les cahiers de leurs yeux, ce qui, à la longue, développe la myopie — d'où une vision insuffisante des objets placés à une certaine distance.

## II. — Eclairage artificiel.

Cette myopie par éclairage insuffisant, déjà à redouter avec la lumière du jour, est encore plus à craindre, lorsqu'à la nuit on est dans la nécessité de s'éclairer par un moyen artificiel, c'est-à-dire par des lampes, dont le pouvoir éclairant est, en général, très faible.

**Conditions d'un bon éclairage.** — Les procédés d'éclairage varient d'un endroit à l'autre suivant les ressources dont on dispose ; mais quels qu'ils soient, il convient de faire en sorte

1. En plein air, lorsque la lumière du soleil est trop vive, il est indispensable de porter des *verres noirs* pour en atténuer l'intensité, surtout lorsqu'elle se reflète sur des surfaces brillantes, comme le sont, par exemple, les sables des plages et des déserts en été, la neige dans certaines localités en hiver. Sans cette précaution, on risque de contracter des ophtalmies parfois très dangereuses.

que la source éclairante émette des rayons qui arrivent sur le
travail auquel on se livre (*fig.* 60), mais non directement sur
les yeux (*fig.* 61), ce qui fatigue la pupille. Pour arriver à ce
but, il suffit de se servir d'un **abat-jour** bien placé et absolument
opaque.

D'autre part, l'éclairage doit être suffisant, c'est-à-dire ni
*trop faible*, ni *trop fort*, l'œil demandant une lumière douce
et réfléchie ; son intensité doit être constante, les flammes va-

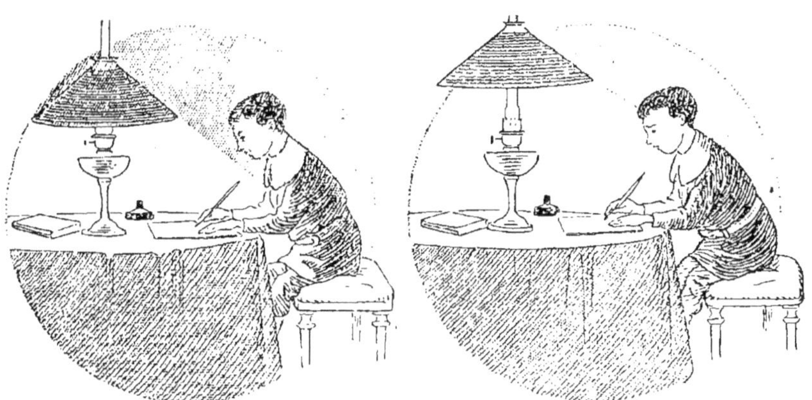

FIG. 60. — Bon éclairage.          FIG. 61. — Mauvais éclairage

cillantes comme celles des bougies et des lampes à arc, étant
détestables pour la vue.

Enfin, la lumière artificielle ne doit pas dégager trop de
**chaleur** ni trop de **gaz carbonique**, ce qui rendrait l'atmosphère rapidement irrespirable.

Les procédés d'éclairage les plus employés sont les *bougies*,
les *lampes* à *huile*, à *pétrole*, à *essence minérale*, le *gaz* et *l'élec-
tricite*.

**Bougie.** — L'éclairage par les bougies, d'ailleurs presque
abandonné aujourd'hui ou employé seulement par instant,
est le plus mauvais de tous parce que son intensité est
très faible et, surtout, parce que la **flamme** en est **vacillante**,
ce qui est extrêmement préjudiciable à la vue.

**Huile.** — Les lampes à huile sont très recommandables

parce qu'elles donnent une flamme bien blanche et bien fixe. On les emploie cependant de moins en moins parce qu'elles ont besoin d'être *remontées*, *filent* souvent et dégagent alors une odeur très désagréable. De plus elles s'*encrassent* très vite, d'où la nécessité trop fréquente d'un nettoyage qui n'est pas toujours facile.

**Pétrole.** — Le pétrole donne un éclairage inférieur à celui de l'huile, mais qui, cependant, n'est pas mauvais, vu surtout son prix assez peu élevé. Malheureusement les lampes, présentent divers inconvénients : 1° elles vicient l'atmosphère en y répandant beaucoup de gaz carbonique ; 2° elles « filent » parfois et dégagent alors une odeur fort désagréable ; 3° elles « suintent » d'une manière excessive (c'est-à-dire que le pétrole de la mèche, se répand à la surface des lampes sans les traverser, comme on le croit souvent) et tache les objets sur lesquels elles reposent ; 4° elles dégagent beaucoup de chaleur (ce qui, il est vrai, est un avantage lorsqu'il fait froid).

**Essence minérale.** — La lumière donnée par l'essence minérale, surtout dans les lampes munies d'un verre permettant l'accès abondant de l'air, est **meilleure** que celle du pétrole, et tout aussi économique. Son emploi n'est cependant pas très recommandable ou, du moins, il ne l'est qu'aux personnes véritablement soigneuses. L'essence est, en effet, extrêmement **volatile** et **inflammable**. Si l'on remplit les lampes au voisinage d'une autre lumière ou d'un foyer, elles risquent fort de prendre feu, même à distance, et d'enflammer l'opérateur : on n'en est plus à compter le nombre des ménagères qui, de ce fait, ont été brûlées. Il est cependant bien facile d'éviter ces accidents, puisqu'il suffit de « garnir » les lampes durant le jour [1] et de ne pas les remplir jusque par dessus bord.

**Gaz.** — L'éclairage au gaz est **très pratique** et, avec raison, très répandu. Ce n'est pas, cependant, qu'il n'ait de graves inconvénients : 1° il dégage beaucoup de chaleur et de gaz carbonique, accompagné de divers produits délétères ; 2° sa

---

1. Si, cependant, la nécessité faisait que, par oubli, on soit obligé de les remplir le soir — ce que, nous le répétons, il faut éviter — on pourrait y arriver sans danger en pratiquant l'opération *au dehors*, ou derrière la fenêtre d'une pièce éclairée *à l'intérieur*.

canalisation doit toujours faire redouter les *fuites*, causes d'*explosions* souvent terribles [1] ou d'*asphyxies* (le gaz d'écailrage contient de l'oxyde de carbone) presque toujours mortelles. La flamme du gaz, qu'elle soit produite par un bec *papillon* ou par un bec cylindrique, est toujours un peu pâle et trop souvent tremblottante par suite de la formation d'eau dans les tuyaux de conduite. On l'a considérablement améliorée dans ces dernières années par l'adjonction d'un manchon à incandescence (*fig.* 62), inventé par Auer, constitué par un cône dont on coiffe la flamme et qui est composé d'une toile infusible enduite de certaines substances (oxydes de thorium, de cérium, etc.) qui lui donnent un très bel éclat. Celui-ci, malheureusement, s'atténue à la longue et oblige de changer le manchon, si celui-ci, comme il arrive trop souvent, ne s'est pas déjà, en raison de sa fragilité, brisé de lui-même [2].

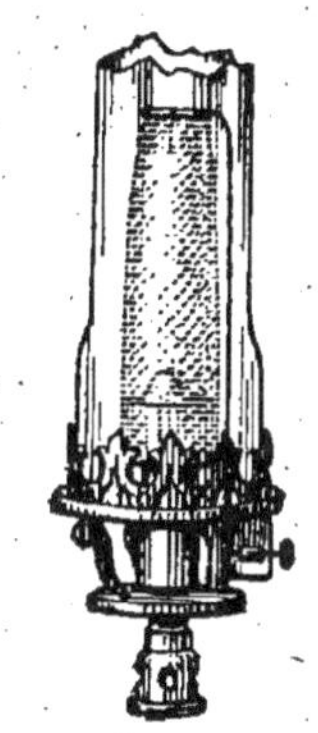

FIG. 62.
Manchon à
incandescence.

**Électricité.** — Les *lampes* électriques *à incandescence* (*fig.* 63), constituent le moyen presque idéal d'éclairage artificiel. Le filament lumineux est enfermé dans une ampoule où l'on a fait le vide et, de la sorte il ne dégage aucun produit toxique. Il est regrettable qu'on ne puisse les employer qu'exceptionnellement, les usines électriques étant encore assez peu répandues, et que, de plus, l'éclairage ne revienne à un prix relativement élevé. Cet éclairage est agréable à la vue, mais, cependant, plus que tout autre, ne doit pas frapper directement les yeux auxquels, à la longue, par suite de la présence de certaines **radiations chimiques**, il peut

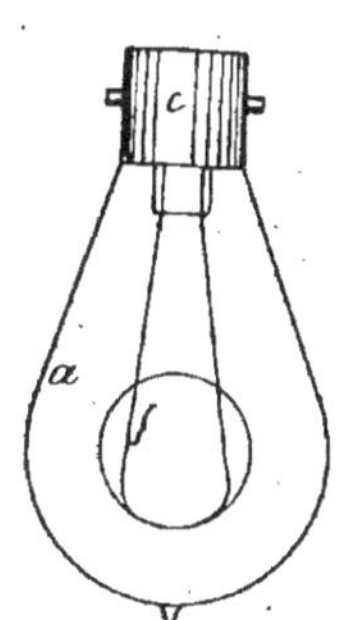

FIG. 63. — Lampe électrique à incandescence.

---

1. Il ne faut jamais chercher une fuite en promenant une flamme le long d'un tuyau, parce qu'on risque ainsi de provoquer une explosion.

2. Un autre gaz combustible, l'acétylène, donne une flamme blanche 17 fois plus éclairante que celle du gaz d'éclairage, mais, **en raison des dangers d'explosion**, il n'est pas encore très employé.

causer des désagréments. Ceux-ci, pour la même raison, sont encore plus à redouter avec les *lampes à arc* et les *lampes à vapeur de mercure*, qui sont absolument à rejeter, et qui, d'ailleurs, ne servent pas dans l'éclairage domestique, mais seulement dans celui des vastes espaces (places publiques, rues, théâtres, magasins).

---

## TABLEAU SYNOPTIQUE DE LA LUMIÈRE

**Éclairage naturel**
- Lumière indispensable à la santé.
- — excellent microbicide.
- Eclairage pour les écoliers doit venir du côté gauche.
- — insuffisant, développe la myopie.

**Éclairage artificiel**

*Conditions à remplir*
- Lumière doit être réfléchie : abat-jour indispensable.
- Éclairage : doit-être suffisant.
- — d'intensité constante.
- Source éclairante ne doit pas dégager : trop de chaleur.
- — gaz carbonique.

*Différents procédés*
- *Bougie* : mauvaise, flamme trop oscillante.
- *Huile* : bonne lumière ; encrassage désagréable.
- *Pétrole* : bonne lumière ; odeur désagréable ; suinte.
- *Essence minérale* : bonne lumière ; très dangereux.
- *Gaz* : excellent, mais avec un bec Auer.
- *Électricité coûte cher* :
  - Ampoules à incandescence : excellentes.
  - Lampes à arc : trop de radiations chimiques nuisibles à la vue.

# CHAPITRE IV

## L'EAU

L'eau est indispensable à la vie ; elle est un aliment de première nécessité et une des substances dont l'emploi est le plus répandu, tant au point de vue de l'hygiène que dans l'économie domestique et l'industrie. Les agglomérations humaines ne sont possibles qu'à proximité des rivières, et là où l'eau potable fait défaut, son approvisionnement constitue l'un des facteurs les plus importants de la vie d'une cité.

**Eau de source.** — L'eau de source bien captée est l'eau **de choix**, car elle est la plus pure. En filtrant à travers d'énormes masses de roches (*fig.* 64), elle a abandonné toutes les impuretés qu'elle avait pu recueillir à la surface du sol. Par contre, elle a pu dissoudre certains **sels**, dont la présence en trop grande quantité peut être nuisible : c'est le cas par exemple du **sulfate de calcium ou gypse**, qui rend l'eau impropre à la cuisson des légumes et au savonnage.

Malheureusement, si dans les pays de montagne il est facile d'avoir l'eau de source en quantité suffisante, dans les pays de plaine cela devient plus difficile, surtout lorsqu'il s'agit d'alimenter des villes d'une certaine importance. Dans ce cas, il faut établir une **canalisation** plus ou moins coûteuse, qui doit répondre à certaines conditions.

D'abord pour éviter toute contamination de la source, il faut clôturer le terrain avoisinant son émergence pour établir ce qu'on appelle un **périmètre de protection** et faire circuler l'eau, depuis son captage jusqu'à son arrivée, dans des **conduites fermées** pour qu'elle soit sans cesse à l'abri des souillures du dehors. En outre, si les conditions budgétaires le permettaient, l'eau devrait **couler constamment** pour ne pas séjourner dans les tuyaux, d'où la nécessité d'un certain nombre de fontaines à débit continu. Lorsque ces conditions sont remplies, l'eau de source est sans contredit la plus hygiénique.

**Eau de rivière.** — L'eau de rivière est de beaucoup la plus impure, surtout après sa sortie des villes. C'est là en effet que se déversent les égouts, les résidus d'usines, l'eau sale des lavoirs et toutes sortes d'immondices répugnants. Aussi contient-elle toujours d'innombrables microbes ou bactéries, qui sont susceptibles de communiquer à l'homme des maladies parfois mortelles, telles que la **fièvre typhoïde, la dysenterie et le choléra,** ainsi que des œufs de vers, tels que ceux de l'*Ascaride lombricoïde,* l'*Oxyure vermiculaire,* le *Trichocéphale,* l'*Ankylostome,* etc., vers intestinaux qui seront étudiés (page 172) avec les parasites introduits dans le tube digestif par les aliments. Sans doute, ces eaux en circulant, se purifient, mais, malgré tout, telles quelles, elles sont impropres à l'alimentation.

Toutefois le nombre des impuretés et des microbes qu'elles contiennent varie d'une saison à l'autre ; le minimum est en été, le maximum en hiver, saison pendant laquelle la plus grande partie des eaux de pluie arrive aux rivières.

Et cependant ce sont les eaux de rivières qui alimentent le plus grand nombre des villes ; mais, bien entendu, elles ne sont livrées à la consommation qu'après avoir

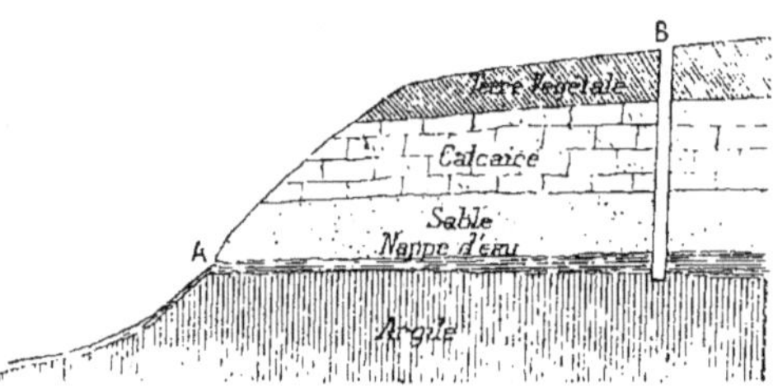


Fig. 64. — Source en A et schéma d'un puits en B.

passé dans des bassins filtrants qui retiennent les impuretés.

Les **eaux des lacs** sont ordinairement assez pures, surtout quand elles proviennent de la fusion des glaciers ou de cours d'eau peu exposés aux contaminations.

Les **eaux des mares,** des **étangs** sont, en général, très impures ; elles renferment une grande quantité de matières organiques et sont très riches en microbes. Elles ont d'ailleurs une saveur désagréable.

**Eaux de puits.** — Les puits (*fig.* 64) sont des cavités creusées dans le sol à une profondeur plus ou moins grande pour atteindre une nappe d'eau souterraine. L'eau de puits, qui est en somme de l'eau de source, est **généralement pure**, surtout lorsqu'elle se trouve à une grande profondeur; il n'en est pas de même lorsque le puits n'a que quelques mètres, car alors son eau provenant d'une nappe superficielle n'a pas traversé une épaisseur suffisante de terrain pour être entièrement purifiée. Dans ce cas, elle contient fréquemment des microbes qui peuvent provenir des fosses d'aisances voisines, qui, dans beaucoup d'endroits, sont simplement creusées dans le sol. Et comme les déjections d'un malade atteint de *fièvre typhoïde* ou de *choléra* renferment les microbes de ces maladies, on comprend que ceux-ci arrivent dans les puits voisins et provoquent une épidémie.

Les puits doivent donc être à une certaine distance des dépôts de fumier et d'immondices; d'autre part le revêtement supérieur, devrait être imperméable, et une margelle périphérique devrait exister pour que les eaux superficielles ne puissent s'y écouler. Aux puits ordinaires à margelle, il est préférable de substituer les *puits tubulaires*, constitués par un tube de fer enfoncé dans le sol et auquel on adapte une pompe.

Lorsqu'un puits a été contaminé, on peut le purifier en jetant dans son intérieur soit de la **chaux vive** (10 kilogrammes environ par hectolitre d'eau), soit du **permanganate de potassium** (100 grammes environ par hectolitre d'eau). On vide le puits au bout de deux ou trois jours, et l'eau qui y arrive ensuite par infiltration est potable.

**Eau de pluie.** — En certains endroits, il existe des citernes où se rassemble l'eau de pluie qui, lors des averses, tombe sur les toits voisins. On comprend que dans ces conditions l'eau se charge de souillures et de nombreux microbes; aussi est-elle toujours impure, moins cependant dans les villages que dans les villes.

**Conditions pour qu'une eau soit potable.** — Pour qu'une eau soit potable, c'est-à-dire puisse servir à l'alimentation, elle doit remplir un certain nombre de *conditions physiques, chimiques et microbiologiques.*

a) *Conditions physiques.* — Une eau potable doit être *fraîche, limpide, inodore, insipide, bien cuire les légumes* et *dissoudre le savon* sans former de grumeaux.

b) *Conditions chimiques.* — L'eau d'alimentation doit être aérée et renfermer en solution un certain nombre de substances minérales (*sels de chaux* principalement) qui facilitent le développement du système osseux ; malheureusement certaines eaux renferment ces substances en trop grande quantité et deviennent ainsi impropres à la consommation.

Les eaux qui renferment plus de 50 *centigrammes* de sels de chaux par litre, cuisent mal les légumes, dissolvent mal le savon et sont d'une digestion pénible : on les appelle eaux crues. L'excès de chaux peut provenir d'un *carbonate* (pierre à chaux) dissous à la faveur de la présence du gaz carbonique dans l'eau (eau calcaire), ou du *sulfate de calcium* (pierre à plâtre) légèrement soluble (eau séléniteuse).

Parfois les eaux contiennent des sels de magnésie et deviennent ainsi *purgatives*, ou encore des chlorures et sont légèrement *salées*.

Lorsqu'elles renferment des azotates ou des sulfures, les eaux doivent être considérées comme *suspectes*, car ces sels proviennent de la *décomposition des matières organiques*, lesquelles rendent les eaux impropres à la consommation.

c) *Conditions microbiologiques.* — Les eaux renferment un grand nombre de microorganismes visibles à un fort grossissement seulement. Parmi eux il en est beaucoup d'inoffensifs ; mais quelques-uns peuvent engendrer des maladies plus ou moins dangereuses.

Les germes de la fièvre typhoïde, de la dysenterie et du choléra sont en effet le plus souvent véhiculés par les eaux, ces trois maladies ayant une origine intestinale. Par suite, pour qu'une eau soit potable, il ne suffit donc pas qu'elle réponde aux conditions énumérées plus haut, les seules connues autrefois, mais encore qu'elle soit bactériologiquement pure, c'est-à-dire qu'elle ne renferme aucun microbe pathogène, autrement dit pouvant engendrer une maladie.

La constatation de germes microscopiques ne suffit donc pas pour faire rejeter une eau comme mauvaise ; seuls les *germes de la fièvre typhoïde*, du *choléra* et de la *dysenterie* rendent l'eau impropre à l'alimentation.

L'examen d'une eau potable ne peut donc se faire que par une analyse délicate qui demande des connaissances scientifiques et un outillage que l'on ne peut trouver que dans les laboratoires des grandes villes.

**Purification des eaux contaminées.** — La quantité d'eau potable nécessaire aux agglomérations nombreuses est si considérable que l'eau de source devient le plus souvent insuffisante. On estime en effet qu'il faudrait **par habitant** d'une grande ville 150 litres d'eau, pour les besoins privés, industriels et autres, arrosage des rues, service d'incendie, nettoyage des égouts, etc. Or, seules quelques villes comme Paris, Lyon, Nantes, ont ce chiffre ; beaucoup d'autres sont fort au-dessous. Encore, pour les villes les plus favorisées, la plupart du temps y a-t-il une **double canalisation**, l'une pour les *eaux d'alimentation*. qui viennent de sources plus ou moins éloignées, l'autre pour les *eaux industrielles*, qui proviennent le plus souvent d'une rivière polluée.

Malheureusement, à la suite d'une extrême sécheresse, très souvent l'eau de source devenant insuffisante même pour l'alimentation, il faut se contenter d'eau de rivière, d'où la nécessité de l'épurer pour la rendre inoffensive.

a) *Épuration centrale.* — L'épuration centrale se fait par des méthodes diverses. L'un des procédés employés à Paris repose sur le *pouvoir purificateur du fer à l'état spongieux*. L'eau passe dans des cylindres tournants renfermant la masse ferrugineuse ; le mouvement de rotation, d'ailleurs très lent (un demi-tour par minute), brasse le liquide et assure un mélange intime. Au sortir des cylindres, l'eau passe dans des bassins de décantation où elle dépose le fer en excès et les matières inertes qu'elle tenait en suspension. puis elle se rend sur des filtres à sable de très grandes dimensions. Ces filtres, sortes de grandes fosses de plus de 70 mètres carrés de superficie, sont constitués par des lits de gravier et de sable de $0^{m},45$ d'épaisseur.

Ce procédé, expérimenté à Paris, a donné des résultats satisfaisants ; mais la stérilisation de l'eau, c'est-à-dire la disparition complète des microbes, est loin d'être absolue. Aussi lui ajoute-t-on, à sa sortie des filtres, des **substances microbicides** (permanganate de potasse, chlorure de chaux, brome), en quantité variable pour être sûr de sa pureté.

b) *Épuration à domicile.* — L'épuration à domicile se faisait autrefois simplement au moyen de fontaines filtrantes (*fig.* 65), où l'eau se « clarifiait » par son passage à travers des couches successives de sable, gravier et charbon. L'eau obtenue était limpide, mais presque aussi dangereuse qu'avant, car elle renfermait encore des microbes qu'elle contenait au début; aussi l'usage de ces fontaines a-t-il été complètement abandonné.

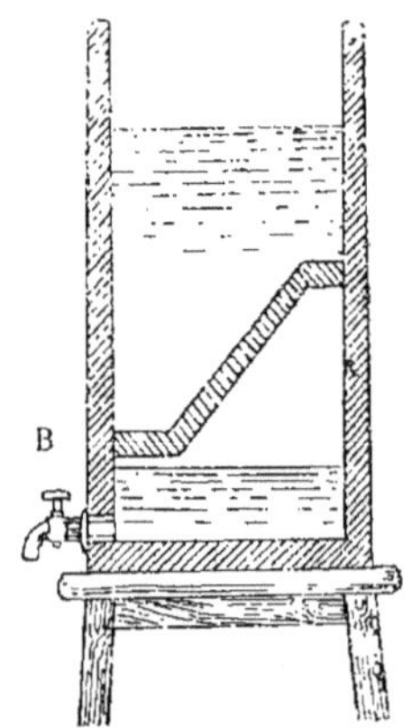

Fig. 65. — Ancienne fontaine soi-disant filtrante.

Pour purifier l'eau, on la fait aujourd'hui passer à travers des bougies en porcelaine dégourdie (*filtre Chamberland*) (*fig.* 66) dont les pores sont tellement étroits que les microbes ne peuvent les traverser et restent à leur surface. L'eau qui en sort est par suite véritablement stérilisée. Les filtres Chamberland ont l'inconvénient de ne pouvoir être employés que lorsqu'on dispose d'une eau ayant une certaine pression : de plus le liquide ne s'en écoule que goutte à goutte, de sorte qu'en été l'eau est chaude quand elle est filtrée; enfin les bougies doivent être nettoyées assez fréquemment, parce que les microbes s'y accumulent et finissent pas les obstruer, ou même, ce qui est plus dangereux, par en sortir.

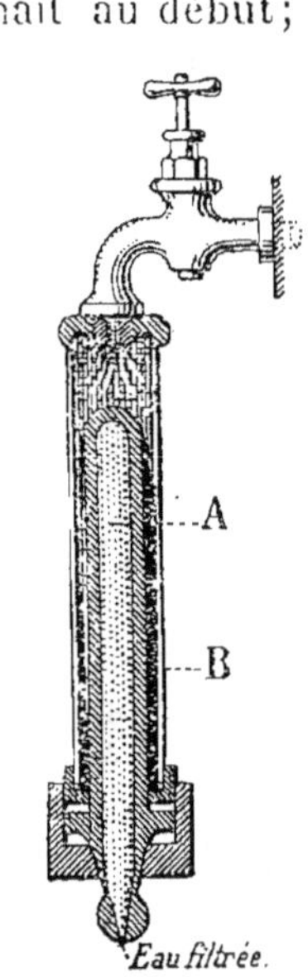


Fig. 66. — Filtre Chamberland.

Ces inconvénients font que ces filtres sont encore peu employés, surtout chez les particuliers ; ceux-ci ont d'ailleurs à leur disposition un procédé de stérilisation d'une simplicité très grande et en même temps d'une efficacité absolue. Il consiste à *faire bouillir l'eau* pendant un quart d'heure environ et à la laisser refroidir avant de la boire. La chaleur en a tué les microbes, et l'eau est véritablement pure au point de vue microbiologique, malgré l'aspect trouble qu'elle présente parfois et qui est simplement dû à la précipitation des sels qu'elle tenait en dissolution. On a accusé l'eau bouillie d'être « lourde » à l'estomac, aussi doit-elle être agitée à l'air pour dissoudre à nouveau les gaz que l'ébullition en a chassés.

Mais ces inconvénients sont exagérés par rapport aux avantages que présente l'usage de l'eau bouillie, surtout en temps d'épidémie.

La glace employée pour rafraîchir les boissons ne doit pas être prise inconsidérément. La *glace naturelle* provenant des étangs est dangereuse, car le froid *ne tue pas* les microbes. On ne doit consommer que de la *glace artificielle* fabriquée avec de l'eau pure.

---

## TABLEAU SYNOPTIQUE DE L'EAU

| | | |
|---|---|---|
| **Origine des eaux potables** | Eaux de sources | excellentes. |
| | — rivière | douteuses. |
| | — puits | |
| | — pluie (citernes) | mauvaises. |
| **Conditions que doit remplir une eau potable** | *Conditions physiques* | claire, limpide, inodore, insipide. |
| | *Conditions chimiques* | aérée. ni trop, ni trop peu minéralisée (*sels de chaux*). |
| | *Conditions microbiologiques* | Ne renfermer aucun microbe pathogène { *Fièvre typhoïde. Choléra. Dysenterie.* |
| **Purification des eaux contaminées** | *Épuration centrale* | Bassins filtrants. |
| | *Épuration à domicile* | Fontaines filtrantes. Filtres Chamberland. Ébullition. |

# CHAPITRE V

## LES BOISSONS

Les boissons sont destinées à satisfaire la soif qui résulte de l'appauvrissement du sang en eau. L'eau entre pour les 2/3 dans le **poids du corps**, et dès que cette proportion tend à s'abaisser, le sang, qui cède son sérum aux tissus, devient moins fluide, coule plus difficilement dans les vaisseaux et la soif apparaît. Si pendant l'été nous buvons davantage, c'est que l'élimination d'eau est plus considérable que pendant l'hiver, à cause de la sécrétion sudorale.

Les boissons doivent donc avoir pour but de restituer de l'eau à l'organisme, de l'eau pure et non des produits chimiques divers. Mais, pour flatter le palais, l'industrie s'est ingéniée à additionner à l'eau des essences diverses, de l'alcool, des matières plus ou moins toxiques qui donnent aux boissons un goût agréable. De la sorte les boissons créées sont si nombreuses qu'il est impossible d'en dresser une liste complète.

On peut toutefois les diviser en trois catégories : 1° les boissons aromatiques, comme le thé, le café, véritablement hygiéniques ; 2° les boissons fermentées, comme le vin, le cidre, la bière, toutes très peu riches en alcool et, enfin, 3° les boissons distillées, qui servent à satisfaire les besoins factices et qui sont obtenues pour la plupart par la distillation des liquides fermentés. Ces boissons se distinguent des secondes par une richesse beaucoup plus grande en alcool et par une saveur très prononcée, due en général à l'addition d'essences plus ou moins toxiques.

### I. — Boissons aromatiques.

Les boissons aromatiques sont des dilutions de jus de fruit comme les limonades et les sirops, ou des infusions végétales,

comme le café et le thé, renfermant des principes aromatiques et une dose faible d'un alcaloïde, la **caféine**, à laquelle
elles empruntent leur action stimulante.

**Limonades et sirops.** — Les *limonades* sont des eaux
gazeuses légèrement sucrées et additionnées de jus de citron
ou simplement d'acide citrique ou tartrique.

Les *sirops* sont des solutions très sucrées auxquelles on a
ajouté des jus
de fruits (citron,
grenade, cerise,
fraise, etc.). On
leur substitue
trop souvent des
sirops artificiels,
fabriqués avec
des glucoses
parfumés d'es-
sences toxiques;
ces sirops, cela
va sans dire, sont
nuisibles à la
santé.

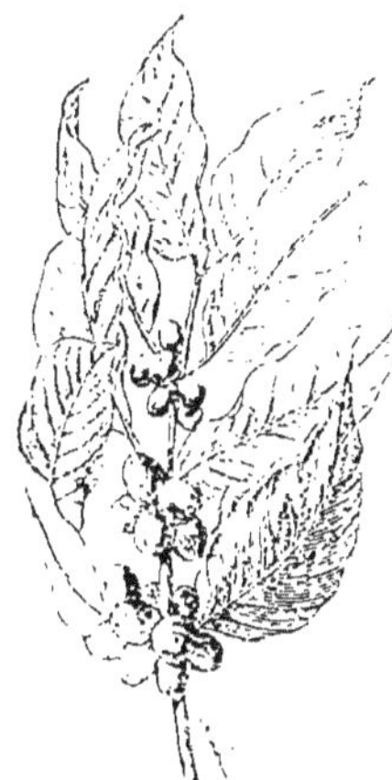

Fig. 67. — Rameau
de Caféier.

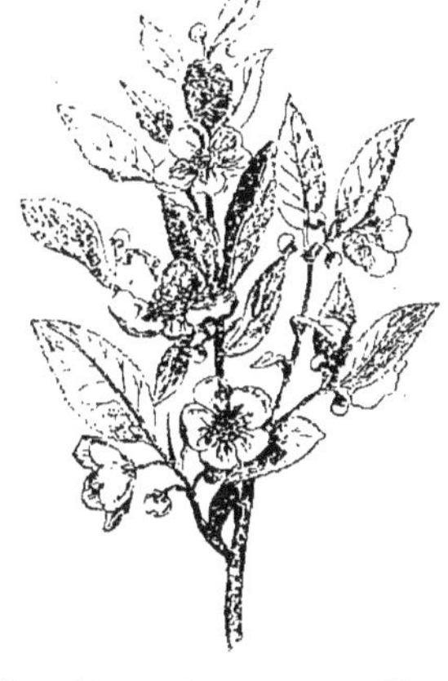

Fig. 68. — Rameau de Thé.

**Café et thé.** —
Le *café* et le *thé*
sont des infusions obtenues, la première
avec les grains torréfiés du caféier (*fig*. 67), la seconde avec
les feuilles torréfiées d'un arbrisseau originaire de Chine
(*fig*. 68).

Les principes nutritifs azotés contenus dans une tasse de
café ou de thé sont presque insignifiants. La tasse de café
correspond en effet à 15 grammes de grains de café, celle de
thé à 5 grammes de feuilles; or le café en poudre ne renferme que 12 0/0 et le thé en feuilles que 21 0/0 de matières
azotées. La substance active est la **caféine**, qui existe à la
dose de 10 grammes dans une tasse de café et de 20 grammes,
soit le double, dans une tasse de thé.

La caféine n'est pas un aliment proprement dit, car elle
est éliminée en nature; ce n'est pas non plus un **aliment
d'épargne**, comme on le répète souvent, c'est plutôt un ali-

ment d'usure qui excite le système nerveux, et, accroissant l'activité musculaire et circulatoire, augmente par cela même la consommation des tissus.

Le thé et le café ne sauraient donc être des boissons d'un usage exclusif, puisque l'énergie qu'elles procurent ne s'exerce qu'aux dépens de la substance même de notre corps ; on peut les considérer comme des **boissons excitantes**, qui, prises en quantité modérée, facilitent le travail intellectuel et activent la digestion, la circulation et la sécrétion urinaire ; on doit toutefois les interdire aux enfants et aux nerveux en même temps qu'aux personnes sujettes aux palpitations.

Le **café** et le **thé** sont l'objet de nombreuses falsifications ; au café en poudre on ajoute fréquemment de la **racine de chicorée** ou encore du **gland doux**, d'un prix bien moins élevé ; aux feuilles de thé on ajoute parfois des **feuilles desséchées d'arbustes divers**.

**Maté, cacao, kola.** — A côté du café et du thé, il convient de citer le **maté**. L'infusion de feuilles de maté (*Ilex paraguariensis*), variété de **houx**, remplace le vin pour les populations du Brésil. Ce breuvage est hygiénique et stimulant par la *caféine* qu'il renferme ; il commence à se répandre en Europe. Nous devons également mentionner le **cacao**, base du chocolat, qui sert à préparer un breuvage stimulant par son arome et sa *théobromine*, alcaloïde analogue à la caféine. C'est un **aliment** de premier ordre à cause de sa richesse en corps gras, sucre, fécule et principes azotés.

La **noix de kola** torréfiée, riche en *caféine*, peut servir également à préparer des **infusions toniques et stimulantes**.

## II. — Boissons fermentées.

Les boissons fermentées proviennent de la **transformation en alcool, de glucose** provenant de fruits (raisins, poires, pommes) sous l'influence de champignons ascomycètes connus sous le nom de **Levures** (*fig.* 69) ; cette transformation prend le nom de **fermentation alcoolique**. Les boissons ainsi obtenues sont généralement peu riches en alcool, car les levures cessent d'agir lorsque la teneur du liquide en alcool s'élève à 15 0/0 environ. Les principales boissons fermentées sont le **vin**, la **bière** et le **cidre**.

### LE VIN

Le vin est obtenu par la fermentation du jus de raisin ; il peut être rouge ou blanc, selon que la fermentation s'est faite ou non au contact de la grappe.

La composition du vin est très variable ; elle répond en moyenne par litre aux données suivantes, en ne tenant compte que des principes essentiels.

```
Eau............................................  900 gr.
Alcool éthylique. ..............................   90 —
              ( Glycérine.........................    4 —
Extrait sec {  Tanin ...........................    2 —
              ( Bitartrate de potasse............    4 —
       Traces d'éthers et d'aldéhydes (bouquet du vin)
```

**Le degré** alcoolique du vin s'évalue avec l'appareil Salleron ; il exprime la quantité d'alcool contenu dans 100 parties de vin. Ce degré varie de 6 a 7° pour le vin du Centre et atteint jusqu'à 15° pour les vins du Midi.

**L'extrait** sec ou résidu du vin après évaporation à 100° est formé de *glycérine, tanin, bitartrate de potasse* ou *crème de tartre* et de *matière colorante ;* il s'évalue avec l'œnobaromètre de Houdart.

**Les éthers** et les aldéhydes se développent sur- tout avec l'âge et donnent au vin son arome spécial.

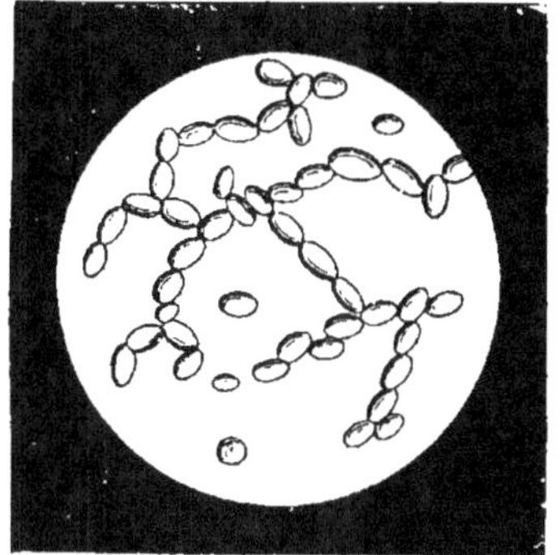

Fig. 69. — Levures vues au microscope

**Action physiologique du vin.** — Si l'on considère un vin normal, de moyenne composition, on peut dire qu'étendu d'eau dans une proportion qui ne saurait être inférieure à 2/3, un tel produit se montre **inoffensif** pour un organisme humain, à la dose d'un quart de litre par repas.

Le vin ne doit pas être bu à jeun ; il ne doit être con- sommé qu'aux repas. Il faut l'interdire aux enfants avant l'âge de sept ans ; de sept à quinze ans le décilitre doit être la ration journalière maxima ; à l'âge adulte, 1/2 litre à 1 litre par jour, suivant le genre de travail, sont grandement suffisants.

Le vin en effet est un **maigre aliment**, puisqu'il ne renferme que des traces de matières azotées et que l'ensemble de tous ses éléments ne contient pas 50 grammes de carbone par litre

Toutefois c'est un **stimulant** par l'alcool qu'il renferme et un **tonique** par son *tanin*, qui agit sur l'estomac à la façon du *quinquina*.

D'une façon générale, les **vins rouges**, riches en tanin, sont plus *toniques*, tandis que les **vins blancs**, riches en tartrates, sont plus *diurétiques*, c'est-à-dire facilitent l'excrétion urinaire.

**Conservation des vins.** — Le vin ne conserve pas indéfiniment ses propriétés ; il est sujet en vieillissant à une foule d'altérations (*pousse, tourne, graisse, amertume*), que l'on peut essayer de prévenir par le **soufrage**, le **collage** et la **pasteurisation**.

Le **soufrage** consiste dans l'emploi du *gaz sulfureux* pour **désinfecter** les fûts et comme **antiseptique** pour la conservation des vins. On se sert habituellement du **bisulfite de soude** pour la production du gaz sulfureux.

Le **collage** consiste à introduire une matière gélatineuse (*gélatine, colle de poisson*), ou simplement deux ou trois blancs d'œufs par hectolitre, dans le vin à conserver. L'alcool coagule les matières albuminoïdes, qui, après agitation, forment un réseau serré entrainant dans sa chute les substances en suspension dans le liquide.

La **pasteurisation** consiste à détruire par la chaleur les ferments qui causent par leur présence la plupart des maladies des vins; ce traitement est ainsi nommé parce qu'il a été découvert par l'illustre Pasteur. On porte le vin pendant un quart d'heure à la température de 70° et on le laisse ensuite refroidir; la conservation est ainsi de plus de durée.

**Falsification des vins.** — La trop grande cherté du vin a amené sa falsification. Sans parler de l'imitation des vins étrangers avec les vins du Midi, des coupages et mélanges parfois avantageux pour corriger les vins de crus médiocres, on introduit fréquemment dans le vin des corps étrangers pour en augmenter la limpidité; la conservation, ou même on fabrique de toutes pièces des vins artificiels.

Les principales falsifications sont : 1° le **mouillage** qui consiste dans l'addition d'eau au vin : 2° le **vinage** ou addition d'alcool pour relever le vin trop faible par lui-même ou à la suite de mouillage; 3° l'addition de **matières colorantes** naturelles (*baies de sureau, bois de campêche*), ou artificielles (*fuschine*), qui presque toutes sont toxiques; 4° le **plâtrage**, qui consiste à ajouter du plâtre ou sulfate de calcium aux gros vins; il se produit avec la crème de tartre du tartrate de calcium insoluble, qui en se déposant clarifie le vin, de l'acide tartrique libre qui lui donne de l'acidité et enfin du **sulfate de potasse**, qui malheureusement est laxatif et toxique pour les fibres cardiaques : aussi une loi de 1891 fixe-t-elle à 2 grammes par litre, le maximum de tolérance pour cette substance.

Notons qu'on ajoute parfois au vin des **antiseptiques** (*chlorure de sodium, acide borique, acide salicylique*) pour assurer leur conservation et des bouquets artificiels qui sont des *éthers* le plus souvent toxiques. Toutes ces additions sont interdites par la loi et considérées comme frauduleuses.

## LA BIÈRE

La bière est une boisson fermentée due à la transformation de l'amidon de l'orge, d'abord en glucose, sous l'action d'une diastase analogue à la *ptyaline*, qui se forme au moment de la germination des grains, puis en **alcool** et gaz carbonique par l'action de la **levure de bière**. La bière est aromatisée par les bractées femelles du **houblon** (*fig*. 70), qui renferment un alcaloïde d'une certaine amertume, la *lupuline*.

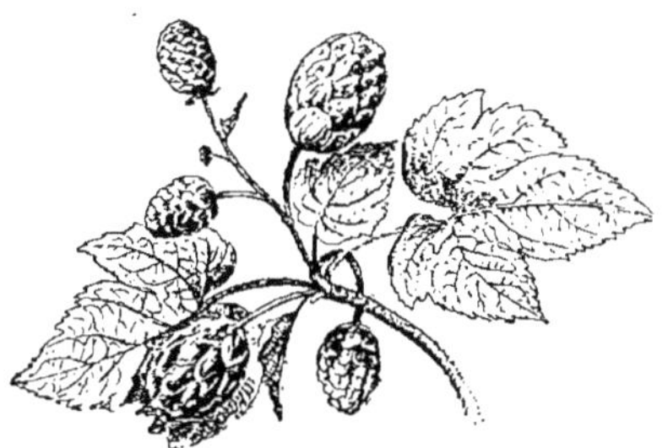

Fig. 70. — Houblon.

C'est une boisson dont la richesse en alcool varie de 2 à 4 0/0 pour les bières faibles et de 5 à 9 pour les bières fortes. Cette boisson est plus nutritive que le vin, car elle renferme, outre du *sucre* et des *phosphates*, de 3 à 6 pour 100 de *matières albuminoïdes*. — Toutefois, absorbée en grande quantité, elle provoque la *dilatation de l'estomac* et *l'obésité;* d'autre part, le houblon renferme un stupéfiant, le haschich, qui, pris en excès, peut amener la somnolence.

Falsifications. — On ajoute souvent à la bière du caramel pour augmenter sa couleur et de l'acide picrique pour augmenter son amertume. D'autre part le houblon étant relativement cher, on lui substitue fréquemment de l'écorce de saule, de la racine de gentiane, de la noix vomique, etc., qui, bien qu'ajoutées à faible dose, peuvent à la longue devenir toxiques.

En outre, on additionne souvent à l'orge de la fécule de pomme de terre et des mélasses, pour augmenter le degré alcoolique de la bière.

Enfin, très fréquemment, on ajoute à celle-ci des substances antiseptiques (*acide borique, acide salicylique, bisulfites*) pour en assurer la conservation.

### CIDRE ET POIRÉ

**Le cidre et le poiré** sont des boissons fermentées obtenues avec le **jus de pommes ou de poires** ; leur consommation est presque limitée à la Bretagne et à la Normandie.

Le cidre est dit **doux** lorsque la fermentation a été arrêtée avant la transformation complète du sucre en alcool, et **sec** lorsque la fermentation est complète.

C'est un liquide dont la richesse en alcool varie de 5 à 8 0/0. Il constitue une **boisson diurétique** par excellence, qui, en outre, active les fonctions intestinales et convient admirablement pour combattre la constipation.

On falsifie le cidre et le poiré par l'adjonction de glucose ou d'alcools d'industrie pour augmenter leur richesse en alcool et par l'addition d'antiseptiques (*acide salicylique ou bisulfite*) pour augmenter leur conservation.

### III. — Boissons distillées.

**Lorsqu'on chauffe dans un alambic** (*fig.* 71) une boisson fermentée, l'alcool s'évapore tout d'abord, puis se condense dans un serpentin qui baigne dans l'eau froide et s'écoule à l'état liquide à son extrémité. L'alcool est ainsi séparé de la boisson dans laquelle il se trouvait primitivement. Cette opération se nomme **distillation**.

On peut obtenir l'**alcool distillé** avec du vin, du cidre, mais aussi avec une quantité d'autres produits, tels que les fruits, cerises, prunes, pommes, poires, avec les résidus de la fabrication du vin, c'est-à-dire les marcs ; avec la betterave, les grains, la pomme de terre, etc.

C'est au moyen des alcools ainsi obtenus qu'on fabrique une quantité de boissons variées qu'on divise le plus souvent en deux catégories : 1° les **eaux-de-vie**, produits directs de la distillation ; 2° les **liqueurs**, où l'alcool est aromatisé avec des essences.

Les **boissons distillées** se distinguent donc des **boissons fermentées** par une *richesse beaucoup plus grande en alcool* et par une *saveur très prononcée*, due, pour les liqueurs, à des essences plus ou moins toxiques.

Pour apprécier exactement l'action de ces boissons, il est

indispensable de savoir que le nom générique d'alcools s'applique à toute une catégorie de liquides dont les principaux sont: 1° l'alcool éthylique ou vinique, qui, comme son nom l'indique, provient de la distillation du vin; 2° l'alcool propylique, qui se rencontre surtout dans l'eau-de-vie de marc; 3° l'alcool butylique que l'on retire de la distillation des mé-

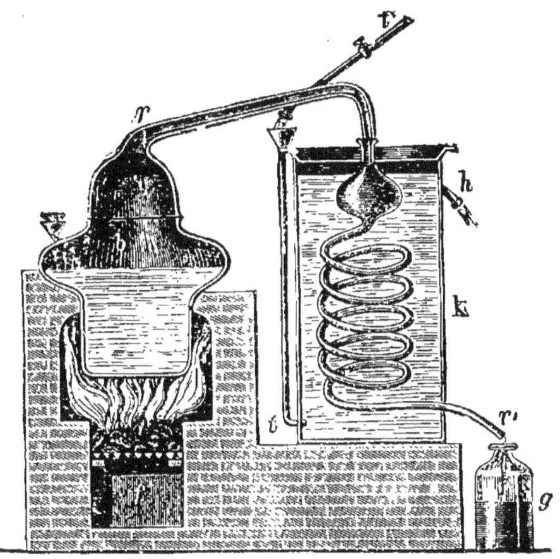

Fig. 71. — Alambic.

lasses fermentées; 4° l'alcool amylique ou *esprit de pommes de terre* qui s'obtient par la distillation des moûts sucrés provenant de la pomme de terre, des grains et des matières amylacées en général.

**Tous les alcools sont toxiques.** — Tous ces alcools sont des poisons, mais à des degrés divers. Ainsi il faut 10 grammes du premier pour tuer un lapin de grosseur moyenne, 5 grammes du deuxième suffisent, 4 grammes du troisième et enfin 2 grammes du dernier.

Par proportion, il faudrait, pour tuer un homme adulte,

400 grammes d'alcool éthylique, 200 grammes d'alcool propylique, 60 d'alcool butylique ou 80 d'alcool amylique.

Remarquons que si, au lieu d'introduire l'alcool dans le **tube digestif** du lapin, on l'introduisait directement dans le sang par **injection dans une veine**, on arriverait à un résultat presque identique,

Avec l'**alcool de vin**, le lapin est d'abord en état d'ébriété, trottine gaiement, fait des sauts de carpe, et, si la quantité de liquide injecté n'est pas trop grande, le lapin ne meurt pas ; son ivresse est bientôt dissipée sans laisser aucune trace. — L'injection des trois derniers alcools, appelés, à cause de leur origine, **alcools industriels,** est au contraire toujours suivie de mort ; l'animal est pris d'un tremblement nerveux, a les pattes agitées comme le marteau d'une sonnette électrique ; il se roule désespérément, se tord dans les affres de l'épilepsie et ne tarde pas à succomber.

On peut donc conclure de ces expériences que les alcools de vin, pris en petite quantité, donnent une ivresse inoffensive, tandis qu'au contraire les alcools d'industrie amènent des désordres graves dans l'organisme. Mais malheureusement il arrive que c'est l'alcool le moins toxique, c'est-à-dire l'alcool **de vin**, qui se fait de plus en plus **rare** aujourd'hui. Tandis qu'en 1830 l'alcool de vin occupait les 9/10 de la production totale, en 1875, il n'en occupe plus que le 1/3 et aujourd'hui le 1/25. On trouve, en effet, qu'on a plus de bénéfice à vendre son vin qu'à le distiller ; remarquons d'ailleurs que la quantité d'alcool consommée annuellement en France est actuellement telle qu'on ne pourrait produire assez de vin pour suffire à cette consommation. Au contraire les matières premières (grains, pommes de terre, betteraves) donnant les trois autres catégories d'alcool sont en quantité considérable, ce qui permet une production illimitée.

Pour ces raisons, les divers **alcools commerciaux** sont donc généralement des *mélanges d'alcools industriels* auxquels s'additionne parfois une *faible quantité d'alcool de vin.*

Encore ces alcools nature, c'est-à-dire simplement étendus d'eau, sont beaucoup moins toxiques que tout ce qu'on vend dans l'industrie sous le nom de **liqueurs**, d'*absinthe*, de *cognac*, d'*amer*, etc. Ces divers breuvages s'obtiennent en effet par

l'addition aux solutions alcooliques de substances chimiques
èn général vénéneuses ou d'essences naturelles souvent
toxiques. Ainsi, pour donner aux alcools de grain le bouquet
du cognac, on se sert d'une essence que l'on obtient, en traitant par l'acide nitrique un mélange d'huile de ricin, d'huile
de coco et de diverses matières grasses. Or cette essence
est un poison tellement redoutable qu'il suffit d'en injecter,
dans la peau, 1 centigramme à un chien terre-neuve pour
qu'il meure au bout de dix minutes.

De sorte que l'usage de ces boissons que l'on pourrait
appeler plus justement **mixtures** est un **empoisonnement
double** résultant de deux intoxications, l'une produite par
l'alcool, qui est en général de qualité inférieure, l'autre par
**l'arome**, qui est presque toujours vénéneux.

**Action de l'alcool sur l'alimentation.** — On devine ce que peut
être l'effet de ces boissons sur l'alimentation et sur l'organisme. Et cependant bon nombre de fausses légendes courent
encore à ce sujet. N'entend-on pas dire journellement que
*l'alcool réchauffe*, qu'il *fortifie*, qu'*il sert d'aliment*? Rien de
tout cela n'est vrai.

Non seulement l'alcool **ne réchauffe pas**, mais il produit au
contraire une perte de chaleur. « La physiologie montre que
*l'alcool amène la dilatation des vaisseaux sanguins artériels*
de la peau, en paralysant les nerfs qui président à la contraction permanente de ces vaisseaux (nerfs vaso-moteurs). Cette
dilatation est naturellement suivie d'un afflux considérable du
sang à la périphérie : le *facies congestionné* des grands buveurs en témoigne. La peau, soumise à des pertes continuelles
de chaleur par son contact avec l'air ambiant, se trouve subitement irriguée et réchauffée par le sang provenant de l'intérieur du corps : d'où la *sensation de chaleur*. Mais, en réalité,
le résultat de l'ingestion de l'alcool a été une **perte de chaleur**,
puisqu'une grande quantité de sang est allée se refroidir dans
les vaisseaux de la peau. Cette déperdition de calorique est
d'ailleurs clairement marquée par un abaissement notable du
thermomètre (Drs Sérieux et Mathieu).

Dans les montagnes, n'a-t-on pas chaque année, pendant
l'hiver, des exemples de voyageurs imprudents ou ignorants
qui boivent de l'eau-de-vie, croyant se réchauffer, et qui

restent dans les neiges, victimes du froid, dit-on, victimes aussi et surtout de l'alcool ?

Cette influence pernicieuse de l'alcool est tellement bien comprise par les explorateurs des régions polaires, qu'ils ne font plus figurer maintenant les boissons alcooliques parmi leurs provisions. **Plus il fait froid**, dit le D<sup>r</sup> Legrain, **plus il faut s'abstenir d'alcool.**

**L'alcool est-il un fortifiant?** Ce préjugé tient, comme le dit Bocquillon, à un fait d'apparence trompeuse. Le travail musculaire continu est suivi d'une sensation de fatigue donnée par le système nerveux. Cette sensation nous sert d'avertissement et nous commande de nous reposer afin de réparer les forces dépensées, les muscles en partie usés. Car notre corps s'use et se répare continuellement. Il se répare au moyen du repos et de la nourriture. Ne pas s'arrêter de travailler quand l'avertissement salutaire est donné par sa sensation de fatigue, c'est abuser de ses forces, c'est un excès nuisible à la santé.

Or, que fait l'alcool ? Il supprime l'avertissement salutaire, le conseil que nous donnait notre système nerveux ; nous continuons le travail, mais nous fatiguons nos muscles outre mesure ; nous commettons un excès au détriment de notre santé. Nous faisons comme un mécanicien qui supprimerait le frein de sa machine ; il irait vite, c'est vrai, mais il courrait de grands dangers.

L'alcool ne donne donc pas de force, il en donne seulement l'illusion ; au fond, il est une **cause d'affaiblissement**, puisqu'il empêche la réparation des forces.

Ainsi mettons-nous bien en garde contre l'illusion, contre l'apparence trompeuse. L'alcool peut produire sur l'homme l'effet que le coup de fouet produit sur le cheval, mais, pas plus que le coup de fouet, l'alcool ne donne des forces. Il produit seulement une excitation passagère, suivie d'une dépression inévitable.

D'ailleurs, un coup de fouet en amène un autre : l'excitation étant suivie d'affaiblissement, il faut une nouvelle rasade pour produire une nouvelle excitation, et ainsi de suite. L'habitude ne tarde pas à s'imposer, et le travailleur ne peut plus se passer de boissons alcooliques.

On a également voulu faire de l'alcool un **aliment** ; or des expériences nombreuses ont prouvé que l'alcool ne se décompose pas dans notre corps, qu'il n'est d'aucune utilité, ni à la *digestion*, ni à la *circulation*. Loin de servir de combustible à la machine humaine, l'alcool est éliminé en grande partie par les poumons, les reins, la peau ; le reste joue le rôle d'un poison qui altère l'organisme et intoxique plus particulièrement le foie et le cerveau.

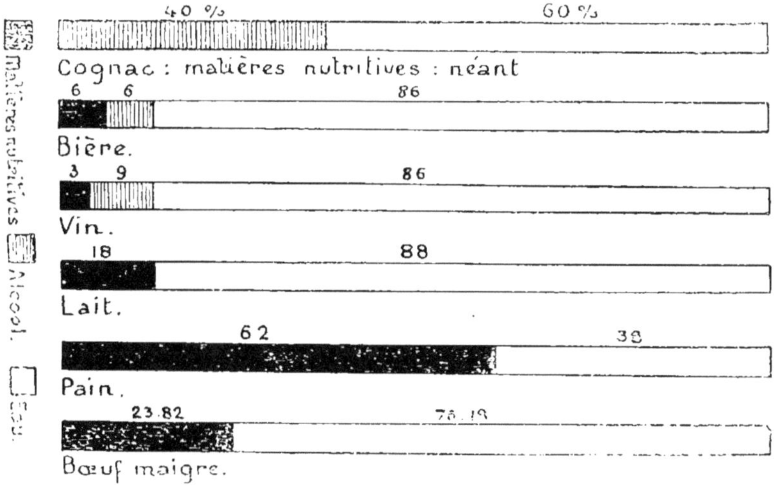

Fig. 72. — Composition de quelques boissons et aliments.

Comparons, par exemple, la quantité de matières alimentaires contenues dans quelques substances : viande, pain, lait, et dans quelques boissons alcooliques : vin, bière, cognac.

Comme le montre le tableau ci-dessus (*fig.* 72) nous verrons que sur 100 grammes de bœuf maigre, il y a environ 24 grammes de matières nutritives et 76 grammes d'eau, tandis que, sur 100 grammes de vin, il n'y a que 3 grammes de matières nutritives. Ce qui veut dire qu'il faudrait près de 8 litres de vin pour nourrir autant qu'un kilogramme de viande.

Nous voyons aussi qu'un litre de lait est aussi nourrissant que 4 litres de vin. Il montre qu'un morceau de pain de 100 grammes est plus nourrissant que 2 litres de vin.

La bière est seulement deux fois plus nutritive que le vin et elle l'est encore moitié moins que le lait.

Enfin, dans un litre de cognac, il n'y a pas un gramme de nourriture ; il n'y a pas trace d'aliment. Seuls les 600 grammes d'eau qu'il contient sont utiles, mais c'est payer l'eau bien cher que de la prendre sous cette forme.

Ce qui a pu donner lieu à ces légendes, c'est que l'alcool est un narcotique, c'est-à-dire qu'il atténue ou fait disparaître les sensations pénibles : *sensation de froid, de faim, de soif*, etc.

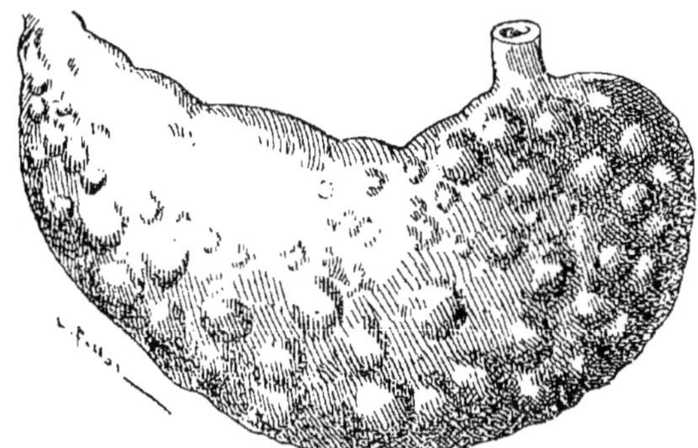

FIG. 73. — Estomac ulcéré d'un alcoolique.

C'est par une action anesthésique analogue à celle de l'opium qu'il semble donner des forces ou plutôt qu'il défatigue en supprimant la sensation de lassitude, qu'il aide à supporter la douleur en affaiblissant la sensibilité. Or les sensations, les sensations de fatigue surtout, sont, nous l'avons déjà dit, comme la *soupape de sûreté de la machine humaine;* les annihiler par l'alcool, c'est faire comme le mécanicien qui condamnerait la soupape de sûreté de sa machine pour pouvoir surchauffer celle-ci : la machine pourrait donner momentanément plus de travail, mais elle ne tarderait pas à s'user, au cas peu probable où elle serait assez résistante pour ne pas faire explosion.

**Action de l'alcool sur l'organisme.** — L'alcool a-t-il une meilleure action sur l'organisme ? Non. Ainsi, sur le tube digestif, cette action est nuisible à tous les points de vue. L'alcool, par son **action caustique**, *brûle les papilles de la langue* et par suite émousse la sensibilité gustative; c'est ce qui explique que les grands buveurs trouvent fades les aliments et leur ajoutent toujours des substances pimentées, pour en relever la saveur. De plus, l'alcool ayant une très grande avidité pour l'eau, *dessèche la langue et l'arrière-gorge;* de sorte que plus on boit, plus on est porté à boire.

L'estomac (*fig.* 73) subit le même sort que la langue; *sa muqueuse est brûlée ;* elle devient dure, coriace et incapable d'élaborer les sucs indispensables à la digestion; d'où les gastrites, les dyspepsies avec toutes leurs conséquences. Quelquefois même la destruction de la muqueuse est telle qu'il se produit des ulcères à sa surface, lesquels entraînent souvent la mort par perforation de l'estomac.

La plus grande partie de l'alcool non rejeté par les organes se rend au foie (*fig.* 74), le durcit, le raccornit et l'empêche d'ac

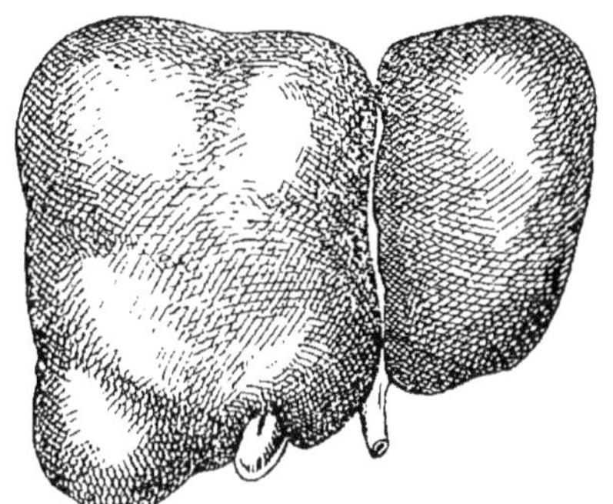

Fig. 74. — Foie normal.

complir ses fonctions, d'où une grave maladie connue sous le nom de cirrhose alcoolique (*fig.* 75).

L'action de l'alcool est encore plus redoutable sur l'appareil circulatoire. Le cœur on le sait, est un organe de propulsion, il doit lancer avec force le sang dans les artères et les veines. Pour cela, il est indispensable que ses fibres conservent leur élasticité et ne soient nullement gênées dans leur mouvement. Or, l'abus des boissons alcooliques rend le cœur graisseux (*fig.* 76 et 77), c'est-à-dire l'entoure d'une couche adipeuse

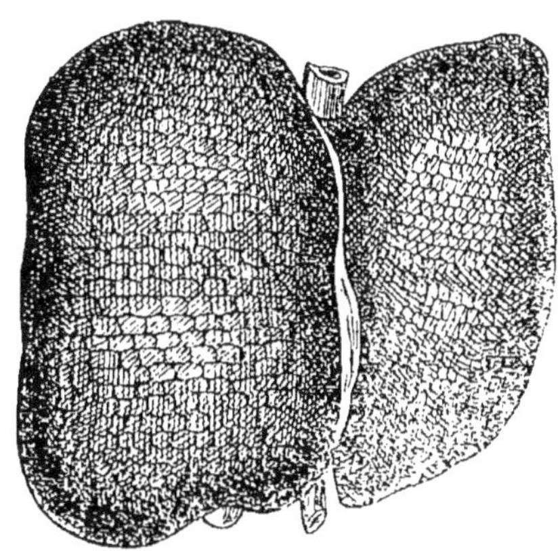

Fig. 75. — Foie d'un alcoolique.

de plusieurs millimètres d'épaisseur; *l'élasticité des fibres cardiaques est ainsi diminuée et leur fonctionnement gêné*, d'où des troubles dans la circulation.

L'alcool irrite les vaisseaux, qui servent à transporter le

sang d'une partie du corps à l'autre ; il durcit leurs parois, qui, au lieu d'être souples et résistantes, deviennent dures et cassantes, comme dans la maladie connue sous le nom d'artério-sclérose.

Ce phénomène qui ne se produit, chez les gens sobres, que dans l'âge avancé, a lieu beaucoup plus tôt chez les buveurs, qui se font ainsi prématurément des vaisseaux de vieillards.

Il en résulte alors, en différents endroits de la paroi des artères, des gonflements en forme de petits sacs, ou ané-

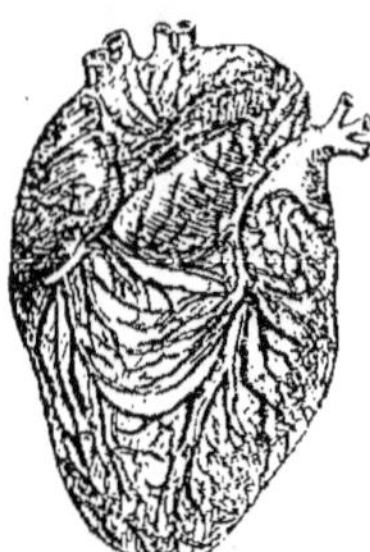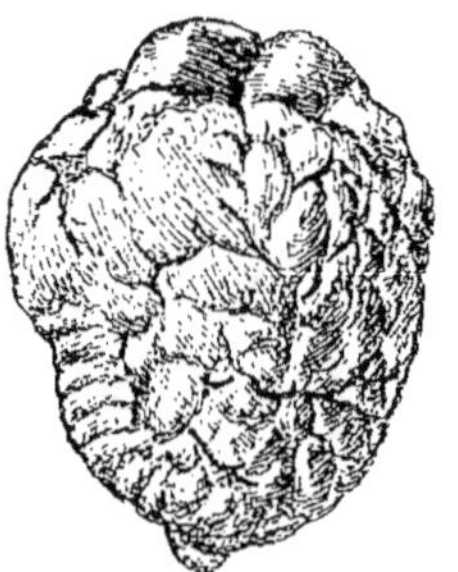

FIG. 76 et 77.<br>Cœur sain et cœur gras d'alcoolique.
FIG. 78.<br>Anévrismes.

vrismes (*fig.* 78) dans lesquels s'accumule le sang. Ces sacs peuvent se crever ; le sang se répand au dehors : c'est la rupture d'anévrisme, surtout redoutable quand elle se produit dans le cerveau, entraînant avec elle une *hémorragie cérébrale* presque toujours mortelle.

D'ailleurs, le sang est rapidement altéré par l'alcool ; les globules sanguins perdent leur activité ; ils ne se chargent plus d'oxygène dans les poumons et d'acide carbonique dans les tissus ; ceux-ci sont mal nourris, d'où un affaiblissement général de l'organisme. Mais il y a plus, l'alcool, coagulant les matières albuminoïdes, *coagule la fibrine* du sang, de sorte que celle-ci forme bouchon. Tant que le bouchon circule dans les grosses artères, il n'y a pas de mal ; mais dès qu'il arrive dans les capillaires du cerveau, il arrête la circulation du sang et cause une embolie (*fig.* 79), souvent mortelle à cause du **ramollissement cérébral** qu'elle produit (*fig.* 80).

Enfin, lorsque le sang vient se revivifier dans les poumons, une partie de l'alcool qu'il contient s'échappe, comme en témoigne l'haleine fétide des buveurs ; les bronches, la trachée artère et le larynx subissent donc constamment l'action caustique des vapeurs d'alcool ; c'est ce qui explique la gêne continuelle que semble ressentir l'alcoolique dans l'appareil respiratoire, gêne qui se traduit par une voix rauque et une toux sèche. Les vésicules pulmonaires en contact avec le sang sont en partie altérées, ce qui rend la respiration difficile et prédispose à la tuberculose.

L'alcool s'élimine également par le rein (*fig.* 81) qu'il congestionne, gonfle et déforme rapidement (*fig.* 82). Les glomérules de Malpighi sont bientôt altérés, et l'élimination des toxines se fait mal, la sécrétion de l'urine étant partiellement tarie, d'où empoisonnement du sang par urémie.

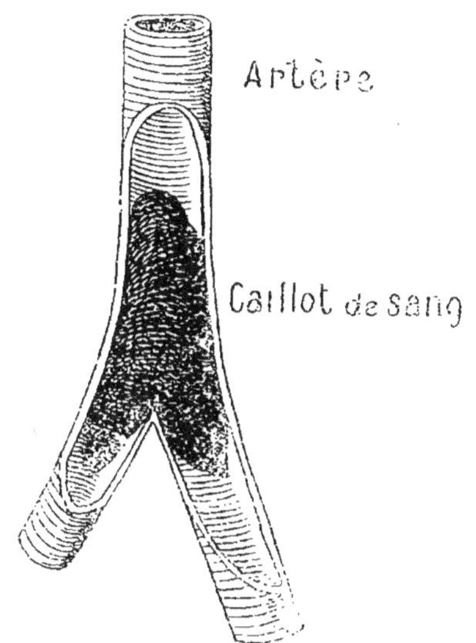


Fig. 79. — Caillot de sang
dans une artère.

Comme l'alcool a beaucoup d'affinités pour les substances grasses, ce qu'il en reste dans le sang va s'attacher de préférence à la substance cérébrale, la désorganise et amène les troubles nerveux dont les principaux sont : le délire alcoolique avec ses redoutables complications, les névroses voisines de l'épilepsie, la paralysie des membres, enfin la démence alcoolique et l'aliénation mentale.

Tels sont les redoutables effets de l'alcool sur l'organisme. Et chose bizarre, c'est que, pour tous les organes, ces effets sont, au début, contraires en apparence, puisqu'ils semblent exciter le fonctionnement de la machine humaine. C'est en effet un des caractères principaux de l'alcool de tromper toujours. Il semble réchauffer le sang, il le glace après avoir réchauffé la peau ; il semble accélérer la digestion, et il l'entrave, la ralentit après que la muqueuse gastrique, irritée d'un premier contact, a sécrété momentanément davantage de suc digestif. Il excite la sécrétion biliaire pour la tarir ensuite en

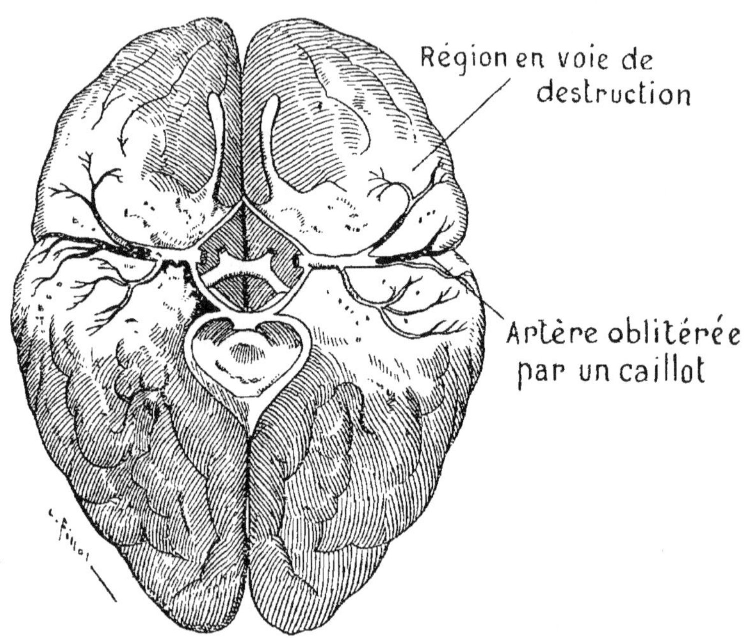


Fig. 80. — Cerveau atteint de ramollissement.

détruisant la fonction hépatique; il accélère le pouls pour bientôt le ralentir.

Aux organes il donne un **coup de fouet**; il excite, entre autres, d'une façon passagère, l'énergie musculaire pour faire rapidement tomber le travail au-dessous de la normale. Il ne faut pas un grand nombre de coups de fouet « pour casser les reins » du débardeur, ou « casser les jambes » du coureur, alors que le buveur d'eau garde toute sa force.

Le système cérébro-spinal lui-même, tout noble qu'il soit, est victime des mensonges de l'alcool. Il se laisse prendre

comme les autres organes aux mêmes apparences et tombe
dans le même piège ; là encore l'alcool agit d'une manière
indirecte et brutale qui commence par une caresse et finit par
un coup de massue. Aux éléments nerveux, comme au cœur,
au cerveau ou à l'estomac, il procure d'abord une excitation

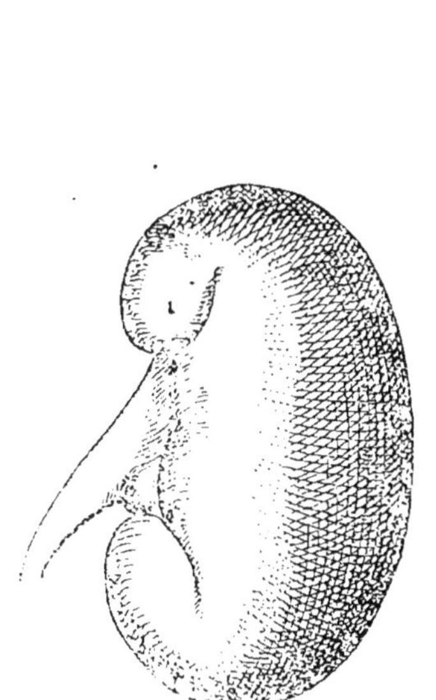

Fɪɢ. 81. — Rein sain.

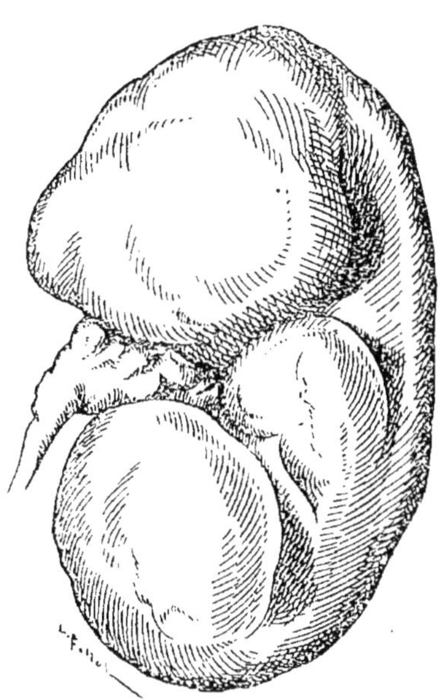

Fɪɢ. 82. — Rein d'alcoolique.

factice qui amène rapidement la dépression, l'amoindrissement
fonctionnel et enfin la paralysie.

Ainsi le cerveau, centre de l'intelligence, se sent ou se croit
d'abord animé par l'alcool ; la hardiesse vient aux plus timides,
la loquacité aux plus silencieux, l'esprit aux plus sots. Mais
si c'est là une réalité, elle ne dure qu'une heure et n'est
qu'une illusion momentanée. De fait l'alcool comme le chloroforme est un anesthésique : à l'excitation du début fait place
une prostration générale.

La pathologie de l'alcoolique se résume en peu de mots :
altérations anatomiques de tous les organes, leur amoindris-

sement fonctionnel et leur plus faible résistance contre la mo.-bidité sous presque toutes ses formes, maladies infectieuses, pneumonie, tuberculose, etc.

Si encore la personne du buveur seule était atteinte, il n'y aurait que demi-mal, la sanction serait sévère, mais du moins méritée ; malheureusement le buveur n'engage pas seulement sa personne, mais ce qui est plus grave, **sa descendance** ; il n'impose pas seulement, pour satisfaire ses appétits, des charges à son budget, il en impose aussi à la société.

**Action de l'alcoolisme sur la société.** — L'alcool a donc une action sociale aussi redoutable que l'action individuelle.

a) *Mortalité.* — En premier lieu, il augmente la **mortalité**, d'abord parce qu'il est poison, ensuite parce qu'il affaiblit **l'organisme et le prédispose aux maladies.** Ainsi on a comparé la mortalité **chez des individus dont la profession** mène à l'intempérance avec la mortalité **chez des personnes** ayant une profession réputée sobre ; on est arrivé aux résultats suivants exprimant la mortalité par année et par 1.000 :

| | |
|---|---:|
| Agriculteurs | 9 |
| Brasseurs | 21 |
| Cabaretiers | 23 |
| Garçons de café | 34 |

La statistique montre d'ailleurs que chez les aubergistes la mortalité est de 50 0/0 plus grande que la mortalité moyenne de la population. Aussi les compagnies d'assurances anglaises sur la vie, ont-elles constaté qu'elles réalisent des bénéfices importants sur les abstinents et ont-elles abaissé, pour eux, la prime d'assurances.

Les chiffres étaient les suivants pendant une période de vingt ans :

| | |
|---|---|
| Abstinents, sur 100 morts prévues | 72 morts. |
| Non-abstinents, sur 100 morts prévues | 97 — |

Les chiffres sont donc bien d'accord avec ce que nous enseigne l'hygiène.

b) *Criminalité.* — Lorsque l'alcool ne tue pas, il mène souvent au crime. Ainsi, du rapport fait par le greffier d'une des maisons d'arrêt de Paris, il résulte que la *proportion des al-*

cooliques *est de* 72 0/0 *dans les prisons.* Une autre statistique montre que 46 0/0 des détenus ont commis leurs crimes ou délits en état d'ivresse.

c) *Maladies mentales.* — Dans les hospices d'aliénés, on peut faire la même constatation ; la plupart des malades sont des alcooliques. En 1860, il entrait seulement 3.500 aliénés dans les asiles publics mais on ne consommait à cette époque que 2ˡ,27 d'alcool par habitant ; en 1890, la consommation monte à 3ˡ,64 et il entre 12.000 aliénés dans les asiles ; ainsi, *en moins de vingt ans, le nombre des aliénés a presque quadruplé.*

d) *Descendance.* — Mais ce qui est plus grave, c'est que l'alcool atteint aussi la progéniture de l'alcoolique ; les enfants expient les fautes des parents. Ainsi on a comparé la descendance de 10 familles dont les ancêtres étaient des buveurs, avec celle de 10 autres familles dont les ascendants étaient sobres, voici les résultats :

|  | Enfants des familles sobres. | Enfants des familles alcooliques |
|---|---|---|
| Morts en bas âge | 5 | 12 |
| Sourds-muets | » | 2 |
| Idiots | 1 | 8 |
| Épileptiques | » | 13 |
| Difformes | 2 | 3 |
| Nains | » | 5 |
| Sains | 50 | 9 |
| Total | 58 | 52 |

Sur 52 enfants de buveurs 9 seulement ont vécu et se sont développés normalement !

e) *Misère.* — Enfin l'alcoolisme constitue un obstacle sérieux à la disparition de la misère. Combien de malheureux, entraînés par leur passion, dépensent au cabaret le pain de leurs enfants !

J. Simon raconte, dans « *L'Ouvrière* », qu'à Amiens il se boit 80.000 petits verres d'eau-de-vie par jour, soit une valeur de 4.000 francs représentant 3.000 kilogrammes de viande, ou 12.000 kilogrammes de pain. Dans un petit port du Calvados, le receveur des contributions indirectes perçoit annuellement 60.000 francs de droits sur l'alcool pour une population de 1.700 habitants.

Les dangers de l'alcoolisme deviennent surtout menaçants pour la France, depuis ces dernières années. Lorsqu'en effet on compare sa situation à celles des autres peuples d'Europe, on constate qu'il y a dix ans, elle occupait le septième rang, tandis qu'aujourd'hui elle occupe le troisième ; elle n'a plus, comme chefs de file, que la Belgique et le Danemark, comme le montre le tableau ci-dessous indiquant la consommation annuelle par habitant des différents pays.

| | | | | |
|---|---|---|---|---|
| Norvège | $1^l,82$ par tête | | Allemagne | $4^l,40$ par tête |
| Angleterre | 2 22 | — | Hollande | 4 45 — |
| États-Unis | 2 80 | — | France | 4 54 — |
| Russie et Suède | 3 20 | — | Belgique | 4 76 — |
| Suisse | 3 25 | —. | Danemark | 7 25 — |
| Autriche | 3 40 | — | | |

Ainsi **la France arrive au troisième rang** des principales nations du monde pour la consommation de l'alcool distillé.

Malheureusement la France ne paraît guère songer à ralentir sa consommation, bien au contraire. Remarquons d'ailleurs la progression :

| | | | |
|---|---|---|---|
| En 1830, la France buvait par tête | 1 litre d'alcool | |
| 1840 | — | $1^l,50$ | — |
| 1860 | — | 2 40 | — |
| 1870 | — | 2 80 | — |
| 1880 | — | 3 80 | — |
| 1890 | — | 3 90 | — |
| 1900 | — | 4 05 | — |
| 1910 | — | 4 06 | — |

Ces quantités s'appliquent à l'ensemble du pays ; bon nombre de départements restent en dessous, mais d'autres, comme la Seine-Inférieure, arrivent bien au-dessus avec près de 13 litres par habitant (*fig.* 83).

La consommation a donc plus que quadruplé en France depuis soixante-dix ans. Il est donc facile de comprendre que l'alcool nous fait quatre fois et demie plus de mal qu'autrefois.

Si d'autre part on admet, comme nous l'avons montré, que l'alcool **bu actuellement est cinq fois plus toxique qu'il y a soixante-dix ans**, et sachant d'autre part que nous en buvons quatre fois plus qu'à cette époque, nous concluerons qu'aujourd'hui le mal fait à la France est $5 \times 4 = 20$ fois plus grand qu'il y a soixante-dix ans. On comprend dès lors qu'un mal soit plus visible et plus inquiétant quand il est devenu vingt fois plus grand.

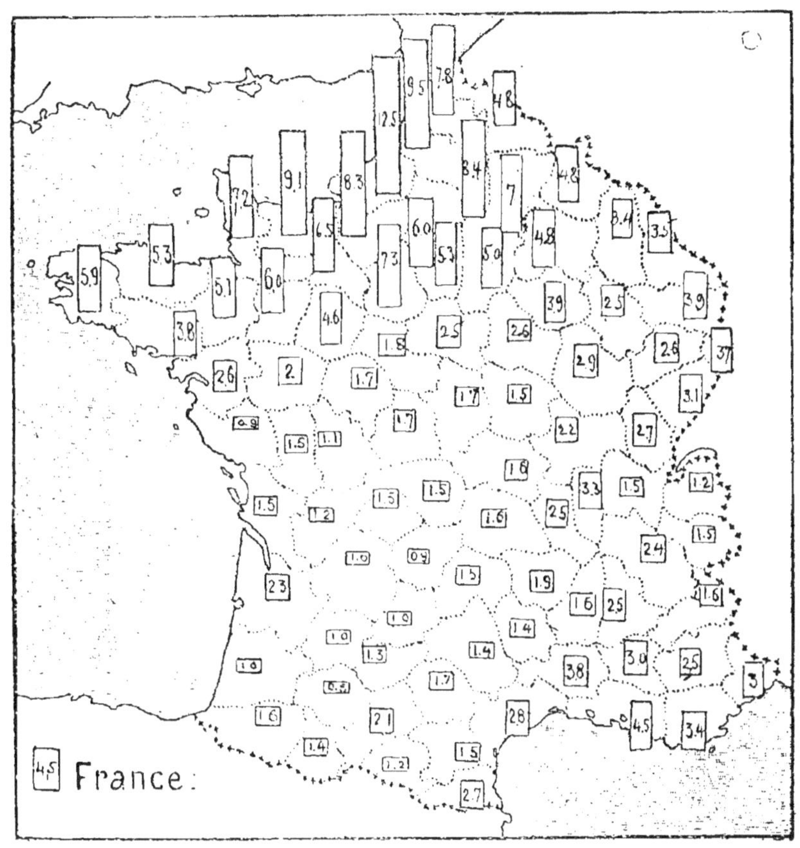


FIG. 83. — Carte de l'alcoolisme en France.

**Absinthisme.** — Enfin la France s'adonne d'une façon effrayante à l'absinthe.

La France boit à elle seule plus d'absinthe que toutes les nations de l'Europe réunies.

Si nous rappelons les maux épouvantables que cause la pernicieuse liqueur verte : *épilepsie, accès de fureur, folie, délire, tremblement, perte des facultés*, etc., nous serons véritablement effrayés de voir notre pays avoir presque à lui seul le privilège de consommer cette funeste boisson.

Et loin de décroître, la consommation de l'absinthe, en France, augmente d'une façon effroyable.

En 1885, il se buvait en France 85.000 hectolitres d'absinthe.
1892      —      171.000      —      —
1896      —      250.000      —      —

La consommation a donc triplé en dix ans.

Comme on le voit, il est grand temps d'essayer d'arrêter cette progression ; l'avenir de notre race en dépend. La Belgique et la Suisse ont déjà interdit le commerce de l'absinthe ; il est à espérer qu'en France cette interdiction ne se fera pas trop attendre, un projet de loi étant actuellement soumis à l'examen des Chambres.

Peut-être y a-t-il des sceptiques qui pensent que le tableau est, à dessein, poussé au noir : nullement ; la réalité est assez triste à constater sans l'exagérer encore. D'autres peuvent croire que, pour en arriver là, il faut absorber de grandes quantités d'alcool ? Hélas non ! Il suffit d'un ou deux verres d'absinthe ou d'amer, avant les repas, pour que l'on devienne alcoolique, et cela sans jamais avoir été en état d'ivresse.

Entre l'*alcoolisme chronique* et l'*alcoolisme aigu*, il y a la même différence qu'entre l'*alcoolisme* et l'*ivrognerie*.

**Alcoolisme aigu et alcoolisme chronique.** — Ingéré à dose massive, l'alcool produit l'*ivresse*, ou alcoolisme aigu, c'est-à-dire une excitation passagère du système nerveux, caractérisée par de l'*agitation*, de la *loquacité*, de l'*incohérence* suivie ordinairement d'un *sommeil profond*. A très hautes doses, l'alcool ou les essences peuvent produire le *coma*, autrement dit, la perte de connaissance, et amener un abaissement de température qui peut aller jusqu'à 30° si l'alcoolique est exposé au froid. Le coma se termine parfois par la mort.

Le *traitement du coma alcoolique* consiste dans l'administration de **stimulants** (injections sous-cutanées d'éther, de caféine) précédée autant que possible de vomissements, pour amener l'évacuation de l'alcool encore contenu dans l'estomac.

L'alcoolisme chronique, au contraire, est produit par l'absorption quotidienne d'alcool ; il caractérise l'état alcoolique. Comme nous l'avons déjà vu, tous les appareils de l'organisme sont plus ou moins altérés par l'alcool.

**Les troubles digestifs** sont caractérisés par la *diminution de l'appétit*, les *lenteurs de digestions* et surtout les *nausées et les vomissements* aqueux qui se produisent le matin à jeun (*pituite*).

**Les troubles nerveux** consistent dans des *vertiges*, dans l'*affaiblissement de la vue*, dans la *diminution de la mémoire* et produisent parfois des *tremblements* et des *hallucinations*.

Le tremblement est limité aux extrémités ; lorsque le malade tient la main étendue et les doigts écartés, on voit que ceux-ci sont animés de petites oscillations transversales de faible amplitude. C'est le matin à jeun que le tremblement est le plus marqué.

Le sommeil de l'alcoolique est souvent troublé par l'insomnie, par des rêves pénibles ; il est parfois réveillé en sursaut et éprouve des **hallucinations** de la vue ; il voit courir devant lui des animaux (*rats*, *serpents*, etc.) ; on désigne cette forme d'hallucination sous le nom de *zoopsie*.

Les troubles digestifs et la pituite, la coloration de la face et surtout du nez, le tremblement, les hallucinations de la vue, tels sont donc les stigmates habituels de l'alcoolisme chronique.

**Alcoolisme et ivrognerie.** — L'alcoolisme, en effet, n'est pas l'ivresse, ni même l'ivrognerie. L'ivresse est un fait passager, souvent accidentel, l'ivrognerie suppose des réitérations de faits d'ivresse, une habitude répréhensible, plus ou moins ancrée. Les deux se révèlent au dehors, s'aperçoivent aisément. L'opinion attache soit à l'ivresse, soit à l'ivrognerie une nuance de flétrissure ou de ridicule qui en est, encore à l'heure actuelle, le frein le plus efficace. L'alcoolisme, c'est autre chose. Il ne suppose nullement de ces défaillances publiques qui dévoilent la dégradation et soulèvent le dégoût. Sans doute il est difficile de concevoir qu'on puisse être ivrogne sans être en même temps alcoolique.

« L'ivrognerie est en quelque sorte la divulgation et l'aveu de l'alcoolisme. Mais la réciproque n'est pas vraie. On peut très bien être un alcoolique sans être un ivrogne. Il suffit d'avoir, grâce à une nature vigoureuse, ou par une longue persévérance, conduit son corps à supporter et à exiger des doses alcooliques progressivement croissantes. Que de gens se sont insensiblement habitués à prendre des apéritifs avant les repas, des liqueurs après. Ils supportent cela le plus vaillamment du monde et s'en font gloire. On ne se moque pas d'eux; on les admire et on les envie. Ce ne sont pas des ivrognes ; ils se révolteraient à bon droit de la moindre allusion de ce genre, mais ce sont des alcooliques. » (Bourcart.)

Ainsi le bon sens et la prudence ordonnent de ne pas consommer d'alcools, même à petite dose ; cette habitude est d'ailleurs facile à prendre, puisqu'elle est conforme à la nature. Nous ne sommes en effet pas plus porté à boire de l'eau-de-vie qu'à fumer le tabac.

Mais une fois l'habitude prise, c'est un besoin nouveau souvent plus impérieux que les besoins primitifs. Et ce besoin n'a que trop d'occasions de se satisfaire!

**Lutte contre l'alcoolisme.** — Que faudrait-il donc faire pour empêcher de boire ainsi? Un moyen se présente de suite à l'esprit : c'est d'augmenter **les droits sur l'alcool.** Hélas! le remède a déjà été essayé dans divers Etats, notamment en Angleterre où les droits sont de 477 francs par hectolitre, et il n'a donné aucun résultat. Bien plus, les Anglais se sont rejetés sur l'éther, qui est un poison plus violent que l'alcool.

Actuellement, l'impôt sur l'alcool est en France de 220 francs par hectolitre ; à Paris, en tenant compte des droits d'octroi, il monte à 415 francs ; l'alcoolisme n'en baisse pas pour cela.

D'autres, se basant sur ce fait que l'alcoolisme tient beaucoup moins à la quantité d'alcool ingéré qu'à sa qualité défectueuse, ont proposé de ne livrer au commerce que des produits **rectifiés**, c'est-à-dire exempts des alcools les plus toxiques, comme les alcools butyliques et amyliques, rectification qui serait un **monopole d'Etat.** Malheureusement la rectification rend l'alcool incolore, inodore et insipide, donc imbuvable, et le débitant, s'il ne veut pas perdre sa clientèle, restituera à ses eaux-de-vie, au moyen d'essences toxiques, le goût qu'on leur a enlevé. Donc, après comme avant la rectification, l'alcoolisme exerce ses vengeances.

D'autres encore, pour combattre l'alcoolisme dans les campagnes, proposent la **suppression du privilège des bouilleurs de cru** (on sait que ce privilège laisse aux viticulteurs le droit de distiller leur grappe et de faire ainsi de *l'eau-de-vie de marc*, non frappé de droit, qui revient à peine à $0^{fr},50$ le litre, d'où consommation abondante à cause du bon marché et fraude, car beaucoup revendent en cachette une partie de cette eau-de-vie); **la limitation du nombre des cabarets** (en Bretagne il existe un cabaret pour 40 habitants; la moyenne en France est de un débit de boisson par 70 habitants, tandis qu'en Suède et Norvège on ne trouve qu'un débit pour 8.000 habitants) ; l'**interdiction de la vente des boissons les plus malsaines** (amer, bitter, absinthe); l'**augmentation des droits de licence des débitants**, etc.

Sans doute toutes ces mesures peuvent avoir d'excellents effets, mais peut-être vaudrait-il mieux s'en prendre aux individus, atteindre le mal dans ses repaires, c'est-à-dire dans chacun des cerveaux qu'il a conquis, et mieux encore, lui fermer l'accès de ceux qui sont encore indemnes. C'est ici qu'apparaît le rôle de l'instituteur.

L'enseignement antialcoolique fait maintenant partie du programme des écoles primaires. Que l'instituteur ne s'en tienne pas aux leçons sur les dangers de l'alcoolisme; qu'il revienne souvent sur ce sujet. Les dictées, les problèmes, les causeries, se prêtent admirablement à ce rappel des faits et des idées qui doivent demeurer toujours présents à l'esprit de l'enfant.

A l'exemple de ce qui se passe en Angleterre, qu'il provoque entre les élèves, la formation de société de tempérance, de ligues contre l'usage des spiritueux, et peu à peu son action s'étendra aux familles. Rien n'empêche d'ailleurs qu'il s'adresse directement aux adultes par des conférences populaires.

Il n'est pas douteux que la **campagne antialcoolique**[1] que l'on mène depuis quelques années, à Paris comme en province, a déjà donné quelques résultats, mais il reste encore beaucoup à faire.

---

1. Nous recommandons les excellentes *Maximes murales antialcooliques*, publiées par notre éditeur F. Nathan, d'un prix très abordable (1 franc) et que nous voudrions voir affichées sur les murs de toutes nos écoles.

Et cependant c'est dans l'initiative privée qu'est le remède contre l'alcoolisme.

L'intervention de l'Etat à l'heure actuelle ne peut donner quelques résultats qu'en considérant les alcooliques comme des malades. Au lieu de sévir contre eux par la prison et l'amende, ce qui n'a pour effet que d'augmenter leur misère et de les pervertir davantage, on pourrait comme le demandent les médecins aliénistes, les placer dans des asiles spéciaux consacrés au traitement des alcooliques.

Quoi qu'il en soit, c'est une question vitale pour le pays, qui doit s'efforcer par tous les moyens de conjurer les méfaits de l'alcoolisme, qui menace sa grandeur et même son existence.

## TABLEAU SYNOPTIQUE DES BOISSONS

**Classification des boissons**
- Boissons aromatiques (thé, café).
- — fermentées (vin, cidre, bière).
- — distillées (eaux-de-vie, liqueurs).

**Toxicité des alcools**
- Tous les alcools sont toxiques (alcools de vins, moins cependant que les alcools industriels).
- Les liqueurs sont *doublement* toxiques (alcool et arome).

**Action de l'alcool sur l'alimentation**
- L'alcool ne réchauffe pas.
- — ne fortifie pas.
- — ne nourrit pas.

**Action de l'alcool sur l'organisme**

*Appareil digestif*
- Brûle les papilles de la langue et dessèche la gorge.
- Engendre des *gastrites* et des *ulcères* à l'estomac.
- Durcit le foie (*cirrhose alcoolique*).

*Appareil circulatoire*
- Rend le cœur graisseux.
- Provoque l'*artério-sclérose* et la formation d'*embolies*.

*Appareil respiratoire*
- Rend l'haleine fétide.
- S'élimine par les alvéoles pulmonaires, les brûle et prépare à la *tuberculose*.

*Appareil urinaire*
- Tarit partiellement la sécrétion de l'urine et engendre l'*urémie*.

*Système nerveux*
- Peut produire à la longue le *délire alcoolique*, l'*épilepsie* et même l'*aliénation mentale*.

**Action de l'alcoolisme sur la société**

*augmente*
- la mortalité.
- la criminalité.
- le nombre des aliénations mentales.

atteint l'alcoolique dans son *bien-être* et dans sa *progéniture*.

**Lutte contre l'alcoolisme**
- Augmentation des droits sur l'alcool.
- Rectification par l'Etat des alcools industriels.
- Suppression du privilège des bouilleurs de cru.
- Limitation du nombre des cabarets.
- Conférences et associations antialcooliques.

# CHAPITRE VI

## HYGIÈNE ALIMENTAIRE

L'hygiène alimentaire consiste à savoir ce qu'on peut et ce qu'on doit manger, c'est-à-dire à connaître les aliments les plus aptes à entretenir et réparer notre organisme, sans causer de malaises. Ces aliments doivent :

1° Être facilement digérés, c'est-à-dire transformés sans fatigue et sans douleur par les organes de l'appareil digestif (estomac, intestin, etc...) ;

2° Donner par leur transformation des substances assimilables, c'est-à-dire susceptibles de nous **nourrir** ;

3° Ne contenir aucun produit nuisible, provenant, par exemple, d'une falsification (**aliments falsifiés**), ou d'une altération (**aliments avariés**), qui pourraient agir comme poison ;

4° Ne point receler de **parasites** qui pourraient envahir notre corps et nous donner des maladies plus ou moins dangereuses.

Les notions relatives à l'hygiène alimentaire ne s'acquièrent que par l'étude scientifique des aliments, étude que nous allons esquisser rapidement.

**Classification des aliments.** — Tous les aliments contiennent essentiellement quatre substances, qui sont l'azote, le carbone, l'oxygène et l'hydrogène. Ces substances y sont associées en proportions variables, ce qui permet de diviser les aliments en deux grandes catégories : 1° les **aliments albuminoïdes** ou **azotés**, qui contiennent de l'azote, du carbone, de l'oxygène et de l'hydrogène ; 2° les **aliments hydrocarbonés** ou **non azotés**, qui ne renferment que du carbone, de l'oxygène et de l'hydrogène.

Les aliments albuminoïdes ou azotés constituent la majeure partie de la viande. On les trouve aussi, bien qu'en moins grande abondance, dans quelques légumes, par exemple les haricots. **Les aliments hydrocarbonés** ou **non azotés** comprennent :

1° Les **féculents**, dont le type est la farine; ils sont tous d'origine végétale (pomme de terre, blé, etc.) ;

2° Les **sucres**, qui se trouvent aussi chez les végétaux, notamment dans la canne à sucre et la betterave, d'où l'industrie sait les extraire;

3° Les **graisses**, qui proviennent soit des *animaux* (saindoux, lait), soit des *végétaux* (huile d'olive, de noix, etc.).

Ces différents aliments ont tous, au point de vue de la nutrition, leurs avantages et leurs inconvénients.

**Aliments complets.** — Un aliment, qui contient à la fois, dans une bonne proportion, des substances albuminoïdes et des hydrates de carbone, est ordinairement capable, s'il est pris en quantité suffisante, de nous nourrir : c'est ce qu'on appelle un **aliment complet**. De tels aliments sont rares ; on ne peut guère citer, comme se rapprochant de ce type, que le lait, les œufs, le pain et la viande. Voici, en effet, leur composition :

|  | LAIT | OEUFS | VIANDE | PAIN |
|---|---|---|---|---|
| Eau | 87 | 71 | 77 | 40 |
| Substances albuminoïdes | 4 | 15 | 20 | 8 |
| Graisses | 4 | 13 | 2 | 1 |
| Féculents ou sucre | 4 | Quantités infimes | | 50 |
| Sels | 1 | 1 | 1 | 1 |

On pourrait donc, pour vivre, ne manger que des œufs ou de la viande ou du pain, ou encore ne boire que du lait. En réalité, cette alimentation exclusive finirait par « fatiguer » le tube digestif et amener des malaises car, comme le montre le tableau ci-dessus, le lait contient trop d'eau, les œufs et la viande pas assez de féculents ou de sucre, le pain pas assez de graisse. Ce qui le montre bien, c'est que si l'on ne nourrit un chien qu'avec de la viande, il meurt au bout de trois mois; si on ne lui donne que des graisses ou des féculents, un mois suffit pour le faire périr.

**Alimentation mixte.** — Pour rétablir, à notre point de vue, une bonne proportion dans la composition des aliments, un moyen très simple est de mélanger ceux-ci, c'est-à-dire d'avoir une alimentation mixte. Si, par exemple, nous prenions d'égales quantités des aliments cités plus haut, c'est-à-dire, œufs, viande, pain, nous absorberions, en moyenne :

$$\begin{cases} 68,75 \text{ d'eau} \\ 11,75 \text{ de substances albuminoïdes} \\ 5 \quad \text{de graisses} \\ 13,5 \text{ de féculents ou de sucre} \\ 1 \quad \text{de sels} \end{cases}$$

Il y a d'ailleurs longtemps que l'homme a senti la nécessité d'une alimentation mixte et que la plupart des repas comprennent :

Une soupe et du pain, où il y a, surtout, des féculents, des graisses, de l'eau ;

Un plat de viande, où il y a, surtout, des matières albuminoïdes et des graisses ;

Un plat de légumes, où il y a, surtout, des féculents ;

Un dessert où il y a, surtout, du sucre.

**Carnivores et végétariens.** — Bien que cette alimentation soit très rationnelle, certaines personnes n'y souscrivent pas. Il en est qui, par goût, mangent presque exclusivement de la viande : ce sont les **carnivores.** Elles ont franchement tort, car de cette alimentation azotée qui, d'ailleurs, coûte fort cher, résultent : 1° une forte **constipation** accompagnée d'inflammation du tube digestif ; 2° une **diminution de la force musculaire ;** 3° plus ou moins rapidement des maladies dont les principales sont la goutte, l'arthritisme et le rhumatisme.

La goutte est une maladie caractérisée par une douleur très intense des articulations du pied, accompagnée de gonflement et de rougeur luisante de la peau ; elle oblige le malade à rester toute la journée dans un fauteuil, la jambe allongée sur une chaise (*fig.* 84). L'arthritisme et le rhumatisme causent aussi de violentes douleurs, surtout aux articulations.

D'autres personnes prétendent, sous divers prétextes, que l'on ne doit pas manger de viande : ce sont les **végétariens,** qui, pour s'alimenter, font appel presque exclusivement aux végétaux, ne demandant aux animaux que du lait, des œufs, du beurre et du fromage. A ne considérer que la composition chimique des aliments, ils ont raison, car, dans une nourriture exclusivement végétale, entrent suffisamment d'azote, de carbone, d'oxygène et d'hydrogène, pour entretenir la vie. Mais ce régime, s'il a l'avantage de développer les forces musculaires et d'être assez peu coûteux, a l'inconvénient d'exiger que l'on mange beaucoup, ce qui, évidemment, fatigue l'appareil digestif.

La vérité, comme toujours, est entre les deux pratiques : il faut être un peu carnivore et beaucoup végétarien.

**Rations alimentaires.** — Ce n'est pas tout que de connaître la nature chimique des aliments, il faut savoir la quantité que l'on en doit prendre.

Les proportions, suivant lesquelles doivent être mélangées les différentes espèces d'aliments pour qu'il y ait équilibre entre les recettes et les dépenses, représentent ce qu'on appelle la ration d'entretien. Le calcul de cette ration peut se faire en déterminant les pertes journalières de l'organisme ; de cette manière on évalue que, pour les compenser, un

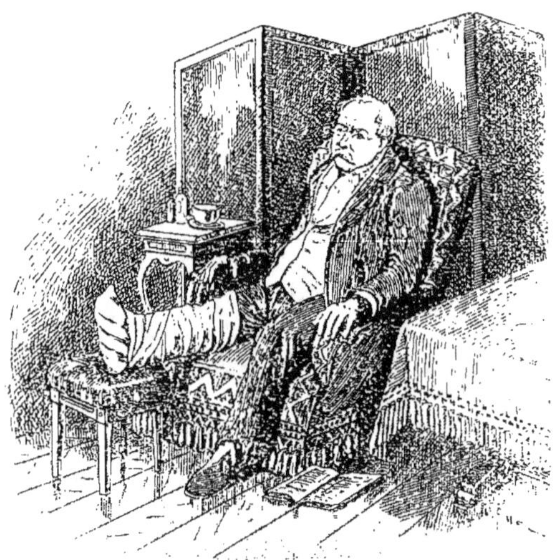

FIG. 84. — Malade atteint de la goutte.

homme du poids moyen de 60 kilogrammes doit absorber en chiffres ronds 20 grammes d'azote, 300 grammes de carbone et 2 litres d'eau, soit approximativement $0^{gr},3$ d'azote et 5 grammes de carbone par kilogramme de son poids.

L'eau est absorbée en nature ; mais comment se procurer l'azote et le carbone? Combien faudrait-il manger de pain pour absorber ces deux éléments en quantité suffisante?

On sait que 100 grammes de pain renferment 30 grammes de carbone et 1 gramme d'azote. Pour avoir les 300 grammes de carbone indispensables, il faudrait donc manger 1 kilogramme de pain; mais cette quantité de pain ne renferme que 10 grammes d'azote. Pour avoir les 20 grammes d'azote, il faudrait manger 2 kilogrammes de pain, et très peu d'estomacs pourraient arriver à digérer journellement cette ration, d'autant qu'il y aurait excès de carbone, puisque, au lieu de 300 grammes, il s'en produirait le double, soit 600 grammes.

Un régime uniquement carnivore conviendrait-il mieux? La *viande* renferme **par hectogramme 10 grammes de carbone et 3 grammes d'azote.** Par suite, pour avoir les 20 grammes d'azote, il faudrait manger environ 650 grammes de viande qui ne donneraient que 65 grammes de carbone, quantité tout à fait insuffisante. Et si, en se nourrissant exclusivement de viande, on voulait obtenir les 300 grammes de carbone exigés, il faudrait alors en consommer journellement 3 kilogrammes!

Tout cela montre donc bien la nécessité **d'une alimentation mixte,** *pain* et *viande* ou matières similaires.

Dans ces conditions, avec une consommation journalière évaluée en pain, à 800 grammes, et en viande à 400 grammes, on a une bonne **ration d'entretien,** puisque :

800 grammes de pain donnent 240 grammes de C et 8 grammes d'Az
400      —      de viande   —        40       —         12       —

soit au total approximativement les 300 grammes de carbone et les 20 grammes d'azote indispensables. Il va sans dire que cette ration d'entretien est celle d'un adulte et, qu'en général, la ration de pain et de viande sont bien au-dessous de ces chiffres, parce que la nourriture ne se compose pas uniquement de pain et de viande, mais d'une foule d'autres substances plus ou moins riches en carbone et en azote, lesquelles viennent diminuer d'autant la ration de ces deux denrées de première nécessité.

L'expérience a montré que la meilleure combinaison des principes alimentaires était celle qui est réalisée dans la formule suivante :

| | |
|---|---|
| Eau.................................... | 2 litres. |
| Sel marin............................. | 20 gr. |
| Albumine ............................. | 200 — |
| Graisse............................... | 50 — |
| Hydrates de carbone ................. | 500 — |

En évaluant en **calories** (*la calorie est la chaleur nécessaire* *pour élever de* 1° *la température de* 1 *kilogramme d'eau*) la quantité de chaleur dégagée par ces aliments, on arrive à raison de 4 calories par gramme de substance albuminoïde ou hydrocarbonée, et de 9 calories par gramme de substance grasse, à un total de plus de 3.000 calories, chiffre qui répond approximativement à la chaleur dégagée journellement par un homme adulte.

Il est bien entendu que ces chiffres répondent à des moyennes et qu'il sera toujours nécessaire de tenir compte des besoins individuels, tel sujet réclamant pour assurer l'équilibre entre ses recettes et ses dépenses une quantité d'aliments supérieure à celle qui suffit à son voisin.

En ce qui concerne les enfants, il faut bien se souvenir que chez eux les combustions sont plus intenses que chez l'adulte, qu'ils dépensent une plus grande somme de chaleur; il leur faut donc une ration relativement plus abondante : c'est ce qu'on appelle une **ration de croissance.**

D'un autre côté, le travail nécessite une grande dépense de calorique, si bien que la ration ordinaire d'entretien ne saurait suffire à un homme qui dépense beaucoup d'activité; il lui faut une **ration** plus forte, **dite de travail.** Aussi en temps ordinaire, en ce qui concerne le soldat, la *ration de garnison est la ration normale d'entretien* et, en campagne, cette ration est augmentée du cinquième : c'est la *ration de travail.*

**Danger d'une alimentation insuffisante.** — Lorsque la ration alimentaire est insuffisante, les forces ne tardent pas à s'épuiser en même temps que le poids du corps diminue. Les modifications de l'organisme portent d'abord sur la disparition des **matières de réserve,** telles que les *graisses,* puis sur l'*amaigrissement des muscles* et enfin sur la *disparition partielle des globules rouges,* ce qui engendre l'anémie. Le système nerveux reste intact pendant longtemps : on connaît la lucidité d'esprit des gens qui meurent de faim. Cet affaiblissement général rend le corps peu résistant et le prédispose aux maladies contagieuses. En temps d'épidémie, ce sont toujours les personnes faibles, à nourriture insuffisante, qui sont les premières frappées. Ainsi, pendant les dernières semaines du siège de Paris en **1871,** les privations décuplèrent le nombre des **décès.**

**Danger de la suralimentation.** — La suralimentation n'est pas non plus sans inconvénient. Lorsque la masse d'aliments ingérée est trop considérable, l'estomac est obligé de se dilater pour la contenir ; ses tuniques musculaires, affaiblies par suite de leur extension, ne peuvent plus brasser leur contenu, d'où **digestion lente et pénible.** Ce n'est que peu à peu que le chyme passe dans l'intestin, qui lui-même ayant un excès de travail à produire, devient également paresseux. Les substances nutritives arrivent en trop grande quantité dans le système circulatoire ; si l'individu travaille en plein air, ces substances peuvent à la rigueur être oxydées ou brûlées, de sorte que la suralimentation peut être assez longtemps tolérée ; mais, dès que l'individu mène une vie sédentaire, la plus grande partie des matières nutritives se transforme en **graisse,** qui s'accumule sous la peau et autour des organes (**obésité**).

D'autre part, les matières azotées forment en abondance de **l'acide urique,** peu soluble, qui se dépose soit dans les articulations occasionnant les **rhumatismes** ou la **goutte,** soit dans les tubes urinifères et la vessie causant les **coliques néphritiques** et la **gravelle.** Cependant, chez les personnes affaiblies, les tuberculeux en particulier, l'usure étant grande, une suralimentation bien réglée et surveillée par un médecin peut être d'un utile secours pour la reconstitution de l'organisme.

## Les aliments.

Les aliments, comme nous l'avons vu, sont le plus souvent d'origine organique et se divisent en **aliments d'origine animale et aliments d'origine végétale.**

**Aliments d'origine animale.** — a) *Viande de boucherie.* — La **viande** est constituée par la chair des animaux et comprend des muscles plus ou moins infiltrés de graisse. Au point de vue chimique, elle est composée surtout de **matières albuminoïdes et de matières grasses.** Par sa richesse en principes azotés elle peut être considérée comme la base de l'alimentation substantielle. Sa consommation est actuellement d'environ 40 kilogrammes par personne et par an, en France.

La viande ne doit se consommer que *bien fraîche* et bien

*cuite*, les parasites qu'elle peut contenir étant détruits par la chaleur.

Les **viandes blanches** (*veau*) sont en général peu nourrissantes, mais d'une digestion facile : elles conviennent aux enfants et aux convalescents.

b) *Poissons.* — La chair de ces animaux contient beau-

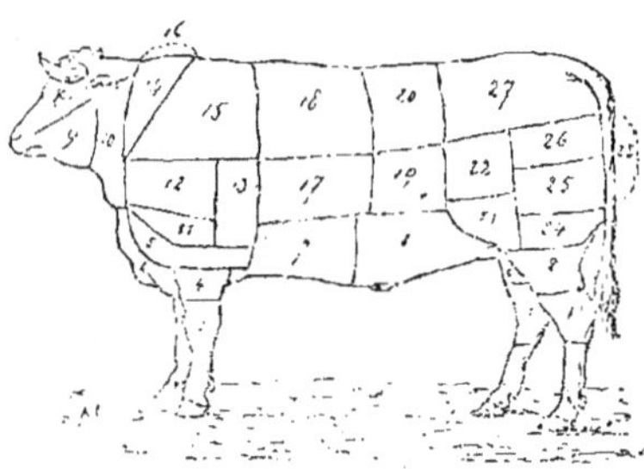

Fig. 85. — Débit du bœuf à l'étal.

Viande de 1re *catégorie* : 20, aloyau avec filet ; 21, pièce ronde ; 22, tranche grasse ; 23, quasi ; 24, derrière de gîte à la noix ; 25, milieu de gîte à la noix ; 26, tranche au petit os ; 27, culotte. — 2e *catégorie* : 6, gros bout de poitrine ; 11, boîte à moelle ; 12, milieu de macreuse dans le paleron ; 13, bout de macreuse dans le paleron ; 14, talon de collier ; 15, derrière de paleron ; 17, plates côtes ; 18, côtes couvertes ; 19, bavette d'aloyau. — 3e *catégorie* : 1, crosse du gîte de derrière ; 2, gîte de derrière ; 3, crosse du gîte de devant ; 4, gîte de devant ; 5, queue de gîte ; 7, milieu de poitrine ; 8, flanchet ; 10 collier. — 4e *catégorie* : 9, plat de joue ; 15, surlonge.

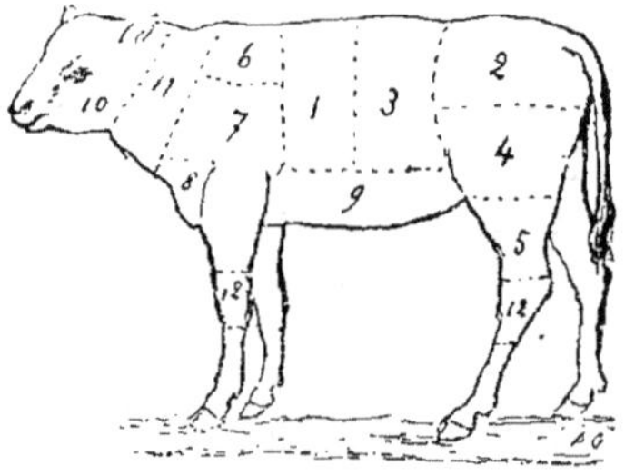

Fig. 86. — Débit du veau à l'étal.

Viande de 1re *catégorie* : 1, carré ; 2, quasi ; 3, rognon et longe ; rouelle. — 2e *catégorie* : 5, talon de rouelle ; 6, bas de carré ; 7, épaule ; 8, grosse poitrine ; 9, poitrine ; 10, tête. — 3e *catégorie* : 11, collet ; 12, crosse.

coup d'eau, parfois jusqu'à 90 0/0, de sorte que si l'on mange un poisson d'une demi-livre, on n'ingère, en réalité, que 50 grammes de matière nutritive. Le poisson est donc peu nourrissant ; de plus il a l'inconvénient de s'altérer très vite, et dès lors, de contracter une si mauvaise odeur qu'il devient immangeable.

c) *Mollusques.* — Les mollusques que l'on mange sont peu nombreux. Les plus importants sont les **huîtres** (*fig.* 89) et les **coques** (*fig.* 90), que l'on déguste crues, et les moules et les **escargots** qui se mangent cuits.

Les huîtres appartiennent à deux catégories, les *portugaises*, à la coquille irrégulière, et les *marennes*, à la coquille plate. Leur prix élevé en fait un mets de luxe. Leur ingestion n'est pas sans danger, surtout en ce qui concerne les huîtres élevées dans des parcs ou se déversent parfois des égouts à peu de distance. Il en résulte que, accidentellement, divers microbes pathogènes — entre autres celui de la fièvre typhoïde — pénètrent dans leurs tissus et peuvent ainsi nous être communiqués. Les huîtres qui vivent à l'état sauvage, loin de la côte, constamment battues par un flot sans cesse renouvelé, sont moins dangereuses; ce « lavage » énergique leur enlève toutes les impuretés qu'elles pourraient contenir.

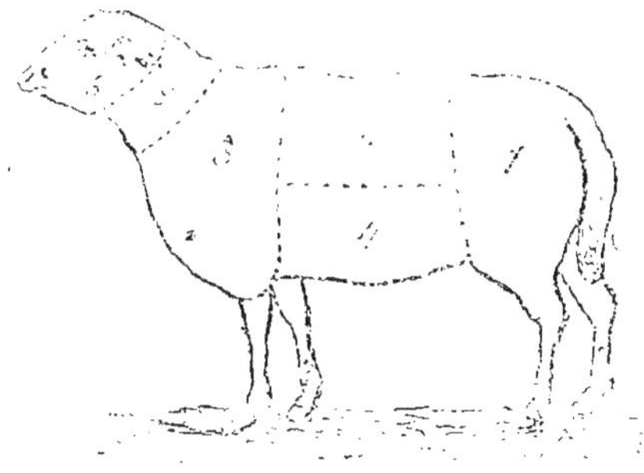

Fig. 87. — Débit du mouton à l'étal.

Viande de 1<sup>re</sup> *catégorie* : 1, gigot; 2, carré. — 2<sup>e</sup> *catégorie* : 3, épaule; 6, tête. — 3<sup>e</sup> *catégorie* 4, poitrine; 5, collet; 7, pattes.

Les huîtres sont dangereuses non seulement pour les microbes qu'elles peuvent recéler, mais parce qu'elles contiennent elles-mêmes, à certains moments, de véritables poisons pouvant occasionner la mort. Les règles de l'apparition de cette toxicité sont mal connues. On recommande cependant, pour avoir des chances d'échapper à son action funeste, de ne pas manger d'huîtres lorsqu'elles sont « laiteuses », ce qui leur arrive surtout durant les mois de mai, juin, juillet et août, ce que l'on appelle les « mois sans r ».

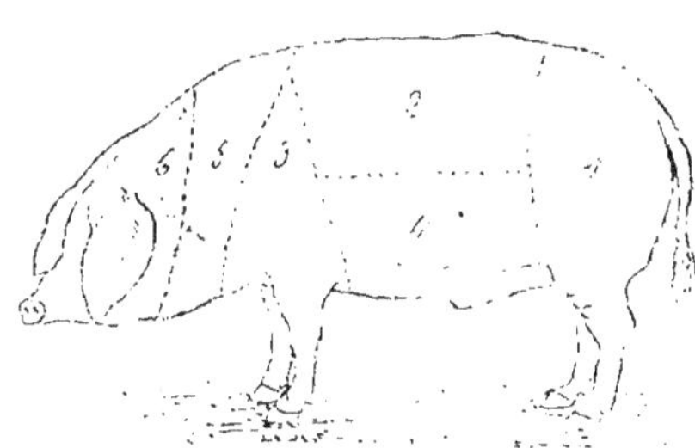

Fig. 88. — Débit du porc à l'étal.

1, jambon; 2, côtelette; 3, épaule; 4, poitrine; 5, collet; 6, tête.

Dans tous les cas, il convient de ne manger que des huîtres absolument fraîches, ce que l'on reconnaît à ce que leur coquille est bien fermée, ne « bâille pas » et contient beaucoup d'eau. Sinon cet aliment risquerait de

causer un empoisonnement, qui se manifeste parfois seulement une vingtaine d'heures après l'ingestion des huîtres. A ce moment celles-ci sont
déjà loin dans l'intestin, il ne faut pas songer à les faire expulser par un

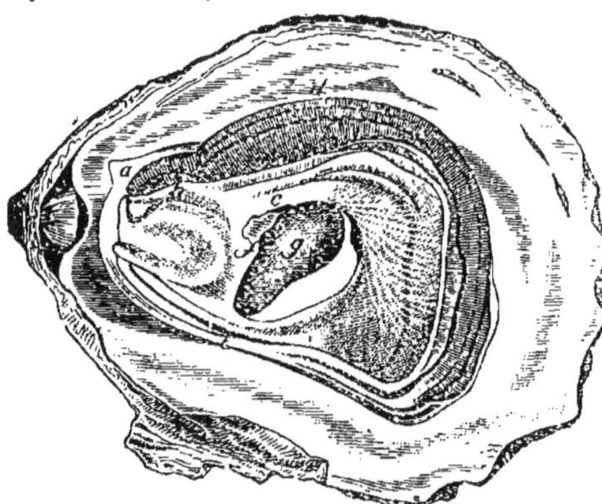

vomitif, qui n'aurait
d'autre effet que de fatiguer le malade. Il faut, au
contraire, « remonter » le
plus possible celui-ci,
notamment en lui don-
nant à boire du sirop d'é-
ther, en lui faisant des
injections sous-cutanées
de caféine, en lui frictionnant le corps et particulièrement les jambes avec
de l'eau de Cologne. Bien
entendu, on doit appeler
le médecin le plus vite
possible.

FIG. 89. — Huître.

Les moules (*fig.* 91),
constituent un mets
beaucoup plus commun que les huîtres, car leur prix est ordinairement peu élevé. On ne doit d'ailleurs en user que
modérément, parce que — pour certains estomacs surtout —

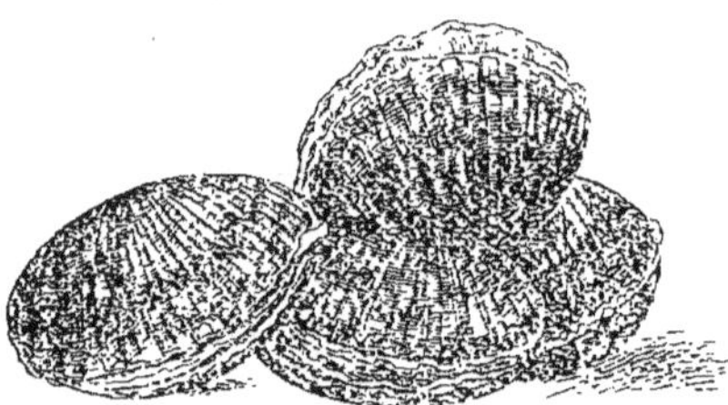

FIG. 90. — Coques.

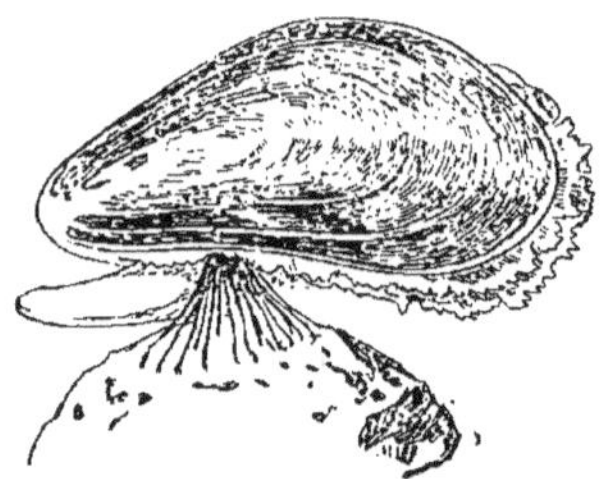

FIG. 91. — Moule.

elles sont un peu indigestes. De plus, on a cité plusieurs cas
d'empoisonnement par les moules, empoisonnements qui,
d'ailleurs, ne vont presque jamais jusqu'à la mort et dont les
effets disparaissent au bout de quelques jours.

Les escargots (*fig.* 92) sont coriaces et d'une digestion assez
difficile. Avant de les manger, il convient de les faire « dé-
gorger », c'est-à-dire de les laisser vivre sans nourriture pen-

dant plusieurs jours, afin de permettre à leur intestin de se vider de son contenu, qui pourrait renfermer des débris de plantes vénéneuses.

d) *Lait.* — Le lait (*fig.* 93) est un aliment de premier ordre. C'est lui qui nourrit les enfants durant la première année de leur existence. Son emploi s'explique non pas seulement par la saveur plutôt agréable du lait, mais aussi et surtout par sa composition chimique qui en fait un **aliment**

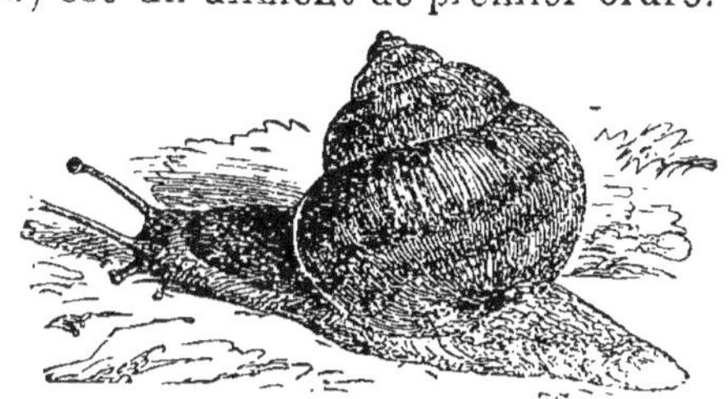

Fig. 92. — Escargot.

presque complet, pouvant à lui seul entretenir la vie, à la condition que l'on en consomme au moins 3 litres par jour. Il contient en effet : 1° de l'eau ; 2° une matière grasse, qui y flotte sous forme de globules visibles au microscope, et qui, lorsqu'on laisse le liquide au repos, se rassemble à la surface pour former la crème (*fig.* 93) ; 3° une matière albuminoïde, la caséine, base du fromage ; 4° un sucre particulier, le lactose ; 5° de faibles quantités de sels, entre autres des *phosphates*, base du tissu osseux, et des *chlorures.*

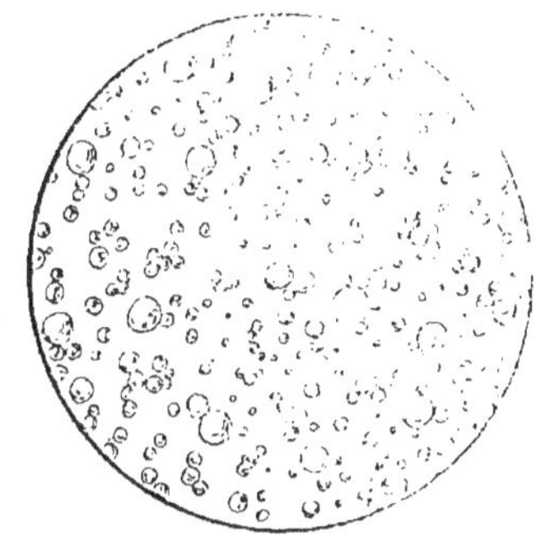

Fig. 93. — Lait vu au microscope.

Le lait est sujet à s'altérer assez facilement ; sous l'action de certaines bactéries, le *lactose* se transforme en *acide lactique* qui coagule la caséine et fait « tourner » le lait.

On doit se méfier du lait falsifié, qui malheureusement est assez répandu. Les fraudeurs en enlèvent la crème pour en faire du beurre écrémage, et la remplacent par de l'eau (mouillage). C'est là une pratique déplorable car : 1° le lait écrémé a perdu une grande partie de ses propriétés nutritives; 2° l'eau ajoutée est quelconque, parfois puisée dans un ruisseau où se déversent divers détritus, souvent contaminée par des microbes et, par suite, capable de nous transmettre diverses maladies ; 3° les fraudeurs, pour empêcher le lait écrémé et mouillé de « tourner », y ajoutent certaines substances nuisibles à la santé, par exemple de l'acide **salicylique** et du **borate de sodium**.

Le lait doit être particulièrement surveillé lorsqu'il est destiné à nourrir les jeunes enfants. Il ne faut donner à ceux-ci que du lait bien pur et stérilisé, c'est-à-dire bouilli. Sans cette précaution, il risque de faire contracter aux enfants une maladie grave, la **diarrhée infantile**, souvent mortelle.

*e) Beurre.* — Le beurre est obtenu par le barrattage — c'est-à-dire par l'agitation — dans une barratte (*fig.* 94), de la crème du lait. C'est une matière grasse qui sert à accommoder la plupart des aliments ; il leur donne du goût et augmente leur valeur

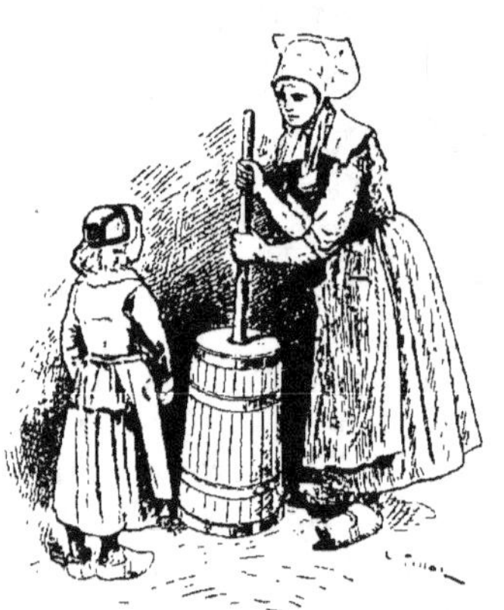

Fig. 94. — Barattage.

nutritive. On ne doit pas conserver le beurre trop longtemps, car alors il devient « rance » et prend une odeur désagréable. Cet aliment est souvent falsifié par la margarine — substance tirée de diverses huiles ou graisses — qu'on y ajoute ou qu'on vend même pure sous le nom de beurre.

*f) Œufs.* — Les œufs constituent un **aliment extrêmement nutritif**, on pourrait même dire qu'il l'est trop, car il est digéré presque entièrement, de sorte qu'aucun déchet n'arrive dans les intestins, ce qui peut amener une constipation dangereuse.

Un œuf (*fig.* 95) est formé de trois parties : 1° une partie calcaire doublée d'une membrane dite coquillière, ayant un peu la consistance du parchemin ; 2° le **blanc**, substance albuminoïde ; 3° le **jaune**, riche à la fois en matières albuminoïdes et en matières grasses ; — il flotte au milieu de l'œuf, retenu par deux tortillons, les chalazes. Les deux dernières parties ont la composition donnée par le tableau ci-après.

Les matières albuminoïdes contiennent du soufre ; lorsque les œufs sont vieux, ils dégagent de l'hydrogène sulfuré, qui finit par les faire éclater, et qui a une odeur désagréable.

|  | BLANC | JAUNE |
|---|---|---|
| Eau................................. | 85,5 | 51 |
| Matières albuminoïdes............... | 12,9 | 16,1 |
| Matières grasses..................... | 0,2 | 31,4 (lécithine) |
| Extrait non azoté.................... | 0,8 | 0,5 |
| Sels................................. | 0,6 | 1 |

Les œufs sont d'autant meilleurs qu'ils sont plus frais. On se rend compte de leur degré de fraîcheur par le mirage, qui consiste à les examiner dans l'obscurité, entre l'œil et la lumière d'une lampe. On voit ainsi la chambre à air — espace vide qui se trouve entre la coquille et la membrane coquil

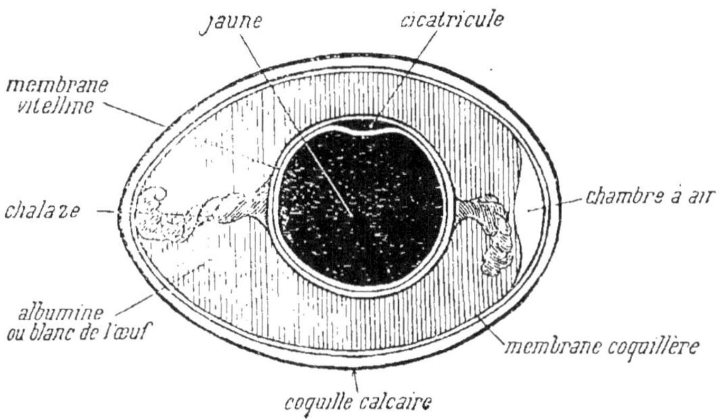


Fig. 95. — Coupe en long d'un œuf de Poule.

lère, — et qui est d'autant plus grande que l'œuf est plus vieux. On voit en même temps le jaune qui doit être d'une teinte uniforme et sans tache. Si l'œuf a subi un commencement de couvaison, le jaune est rouge et présente un rudiment d'embryon ; il doit être alors rejeté (*fig.* 96). On peut aussi se rendre compte de la fraîcheur d'un œuf en le plongeant dans de l'eau (*fig.* 97) : s'il est frais, il demeure horizontal au fond ; s'il a de trois à cinq jours, il se relève de manière à faire un angle de 29°, au bout de huit jours son inclinaison est de 46° ; au bout de trois semaines, de 75° ; après un mois, il se tient debout au fond de l'eau ; plus vieux, il flotte à la surface.

**Aliments d'origine végétale.** — a) *Les farines et le pain*. La meilleure farine est celle du blé. Elle renferme deux parties : 1° de l'amidon, qui est un féculent ; 2° du gluten, qui est une matière albuminoïde. Cet ensemble en fait un aliment presque complet, mais qui n'est digestible qu'après avoir été cuit. C'est pour cela qu'on ne mange la farine que cuite avec d'autres substances ou sous forme de pain.

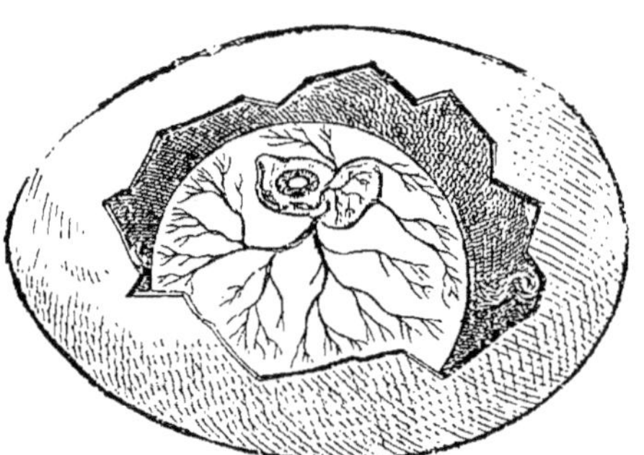

Fig. 96. — Œuf en partie ouvert, pour montrer à la surface du jaune un rudiment d'embryon en train de se transformer en un jeune poulet.

Le pain est obtenu avec de la farine mélangée d'eau et de sel. La pâte, après avoir été bien travaillée (*pétrissage*), est mise à « lever » sous l'in-flence du levain (*pâte aigrie*), contenant des champignons microscopiques analogues à la levure de bière. Par leur action,

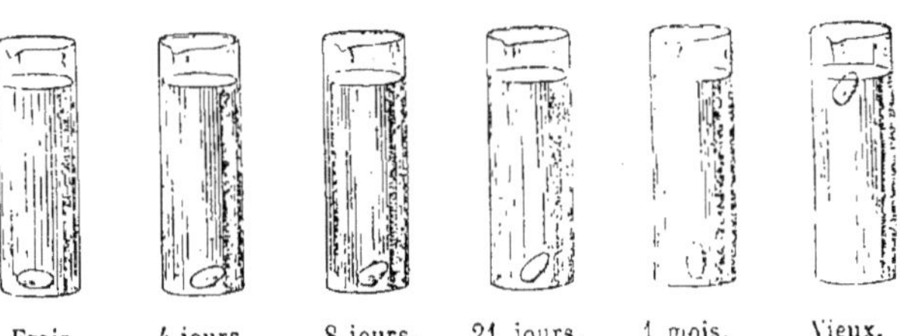



Fig. 97. — Œufs plus ou moins frais, plongés dans l'eau.

il se dégage du gaz carbonique, dont les bulles demeurent en partie dans la pâte. On la met ensuite dans des fours, où elle cuit à la température d'environ 250°, tout en perdant une partie de son eau.

**La croûte** est la **partie nutritive** du pain.

La farine de blé est parfois falsifiée par l'addition de substances diverses bui ne sont pas nutritives, ou le sont moins que cette farine, ce qui dimi-

nue sa valeur réelle ; par exemple des farines de qualité inférieure, des fé-
cules à bon marché, de la craie, du plâtre, du kaolin, du talc. Ces fraudes
sont facilement décelées par l'analyse ou l'examen au microscope.

b) *Légumes.* — Les légumes sont, en général, **peu nour-
rissants**, et doivent être, pour cette raison, quand on suit un
régime végétarien, absorbés en grande quantité. Il n'y a d'exception à faire que pour les pommes de terre qui, par l'amidon renfermé en abondance dans leurs cellules, constituent
un aliment féculent de premier ordre, et pour les graines des
légumineuses (haricot, fève, lentille, pois, etc.) qui sont à la
fois des aliments féculents (par leur amidon) et des aliments
albuminoïdes (par leur légumine), comme le montre leur composition chimique donnée par le tableau ci-dessous :

| | LENTILLES | HARICOTS | FÈVES | POIS |
|---|---|---|---|---|
| Matières azotées............ | 25.0 | 26,9 | 24,4 | 23,9 |
| Amidon..................... | 55.7 | 45.8 | 51,4 | 59,6 |
| Corps gras................. | 2,5 | 3,0 | 1,5 | 2,0 |
| Cellulose.................. | 2,1 | 2,8 | 4,0 | 3,6 |
| Sels...................... | 2,2 | 3,5 | 3,6 | 2,0 |
| Eau....................... | 12,0 | 15,0 | 15,0 | 8,9 |

c) *Fruits.* — Les **fruits** ne se mangent guère que comme
dessert (poires, pommes, raisins, pêches, abricots, groseilles,
fraises, etc.), rarement au milieu du repas (melon). Tous ont
une **valeur nutritive très faible**, car ils ne contiennent guère
que de l'eau et un peu de sucre. Avant de les consommer, il
est prudent de **les laver**, ou tout au moins de les essuyer avec
soin, pour enlever les innombrables microbes que la poussière
leur a apportés.

Il faut éviter de consommer des **fruits verts**, car presque
invariablement ils causent soit des indigestions, soit des douleurs d'estomac, soit encore et surtout des coliques douloureuses.

d) *Champignons.* — Le champignon que l'on vend le plus
généralement est le **champignon de couche** que l'on cultive
surtout dans d'anciennes carrières des environs de Paris. On

peut le manger sans crainte, mais en petite quantité seulement, parce qu'il est indigeste.

On peut aussi consommer sans danger les champignons des bois que l'on vend sur les marchés, parce qu'ils ont été reconnus bons par des inspecteurs spéciaux. Leur nature diffère d'ailleurs avec les localités ; les plus connus sont les *chanterelles* (*fig.* 98), les *cèpes* (*fig.* 99), les *morilles* (*fig.* 100), les *truffes* (*fig.* 101). Ils sont tous, comme le champignon de couche, d'une digestion un peu difficile.

Mais c'est un principe presque immuable de ne jamais consommer sans vérification les champignons que l'on récolte soi-même dans les prairies et les forêts. Beaucoup d'entre eux, comme par exemple les *Amanites* ou champignons à volve sont en effet vénéneux, c'est-à-dire constituent des

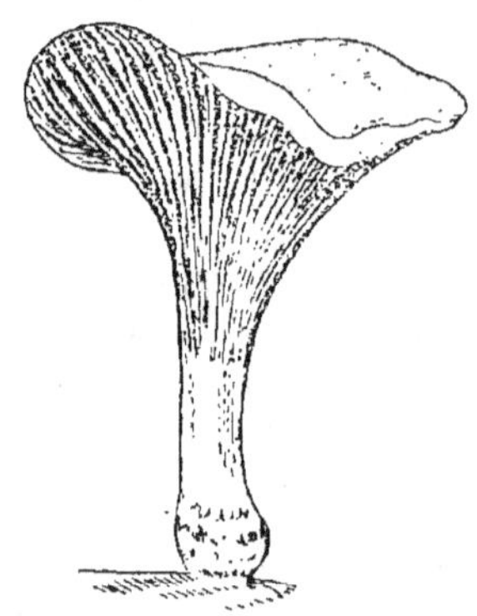

FIG. 98. — La chanterelle.

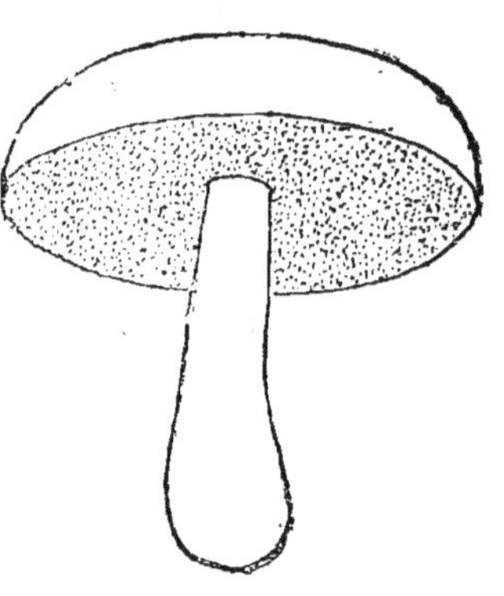

FIG. 99. — Cèpe ou Bolet.

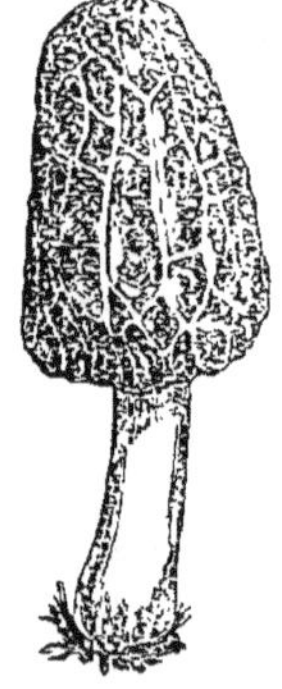

FIG. 100.
Morille.

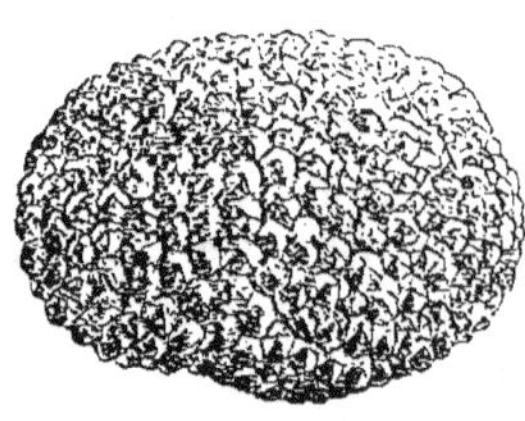

FIG. 101. — Truffe.

poisons violents, et seul des spécialistes peuvent discerner ceux qui sont bons de ceux qui sont mauvais.

Tous les **moyens empiriques** que l'on a indiqués pour reconnaître leur plus ou moins grande nocivité (par exemple, la pièce d'argent qui, mise dans l'eau de cuisson, indiquerait, en noircissant, que l'on a affaire à de mauvais champignons) ne valent absolument rien. Un seul moyen offre une garantie réelle : connaître très exactement le nom des espèces recueillies et consulter des livres spéciaux indiquant la manière de se comporter à leur égard. Dans le doute, on doit s'abstenir.

La cause de l'intoxication par les champignons diffère suivant qu'il s'agit d'un champignon mortel ou d'un champignon simplement *dangereux*. Dans le premier cas, on a reconnu que le poison est formé par une substance que l'on peut rapprocher des toxines microbiennes, **la phalline** ;

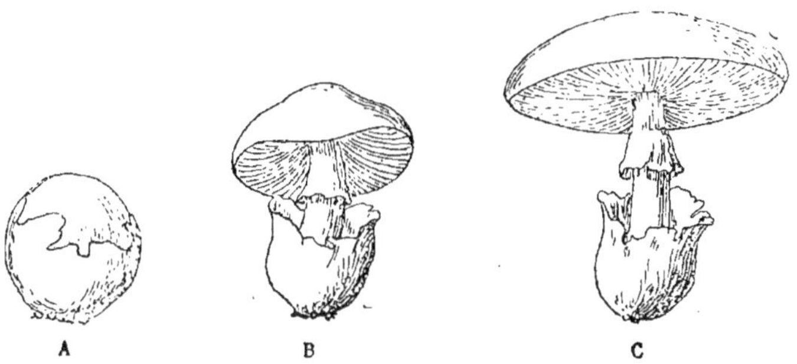



Fig. 102. — Mode de formation de la volve chez les Amanites
(*champignons vénéneux*).

cette substance est capable de détruire les globules rouges du sang; elle est tellement active que la quantité renfermée dans une seule *Amanite* suffit pour amener la mort. — Dans le second cas, le poison est moins violent et constitué par la *muscarine*. S'il s'agit de champignons altérés par la putréfaction, les accidents sont imputables à des *ptomaïnes*.

Les champignons qui peuvent produire la mort sous l'action de la *phalline* ont pour caractère commun la présence d'une volve, c'est-à-dire d'une sorte de sac qui enveloppe le champignon jeune et dont on trouve des restes sur le chapeau et à la base du pied (*fig.* 102); ces champignons portent pour la plupart un anneau ou *bague*. Au contraire, les champignons qui produisent des accidents graves, en raison de la *muscarine* qu'ils renferment, mais non mortels appartiennent surtout aux groupes des champignons sans volve.

Lorsque l'on a mangé des *champignons à phalline*, les troubles n'apparaissent que 10 à 12 heures après l'ingestion et sont constitués par des vertiges, des brûlures à l'estomac, une soif intarissable, des sueurs froides, des nausées, des vomissements violents et répétés arrachant au patient des cris de douleur. Après un arrêt d'une heure ou deux, de nouvelles crises apparaissent ; puis ce sont des syncopes répétées et finalement la paralysie. La maladie dure de 3 à 5 jours et se termine généralement par la mort. — Lorsque les troubles sont causés par des *champignons à muscarine*, ils débutent peu de temps après le repas, par une excitation cérébrale, de l'incohérence, des douleurs vives à l'estomac, des vomissements et de la diarrhée. Au bout de quelques heures, le malade s'endort et ne conserve plus à son réveil qu'un peu de faiblesse qui peut persister pendant deux ou trois jours. Les symptômes sont complexes quand on a mangé des champignons des deux sortes.

Le traitement à suivre a d'autant plus de chance de conduire à un bon résultat qu'il est pratiqué plus tôt. Dans bien des cas, notamment quand les symptômes se manifestent peu de temps après l'ingestion des champignons, il faut d'abord avoir recours aux **vomitifs** : 1 gramme d'*ipéca* dans un demi-verre d'eau : ou bien encore on provoque les vomissements en faisant boire de l'eau tiède et en chatouillant le fond de la gorge. Les vomitifs sont cependant inutiles et même nuisibles dans les cas d'empoisonnement par les champignons à phalline : inutiles, parce qu'au moment des symptômes morbides le champignon n'est plus dans l'estomac, mais loin dans l'intestin ; nuisibles, parce qu'ils affaiblissent sans nécessité le malade, lequel a plutôt besoin d'être « remonté ». On donne toujours un **purgatif** : 30 grammes d'*huile de ricin* ou 40 grammes de *sulfate de soude* ou *de magnésie*. Contre les douleurs d'intestin, on fera prendre un lavement huileux avec 20 gouttes de laudanum et des cataplasmes laudanisés.

Dans le cas de l'empoisonnement phalloïdien, il faut lutter contre l'affaiblissement du malade par des stimulants généreux (*eau-de-vie, éther, café*), des boules d'eau chaude aux extrémités, des cataplasmes sur le ventre, lutter également contre l'excitation cérébrale, au moyen de *bromures*. Comme antidote de la muscarine, on a conseillé l'*atropine*.

**Empoisonnements produits par les aliments. Dangers des viandes putréfiées.** — Outre les empoisonnements produits par les Champignons vénéneux, on en trouve d'autres causes par la présence de **sels minéraux** ou de **toxines** organiques au sein des aliments.

a) *Sels minéraux*. — Les **sels minéraux** toxiques que l'on trouve le plus souvent dans les substances alimentaires sont les **sels de plomb et de cuivre**. Les premiers se trouvent dans les conserves placées dans des boîtes en fer-blanc dont l'étamage était riche en plomb, ou encore dans les aliments qui ont séjourné un certain temps dans les poteries rouges vernissées avec un sel de plomb. Dans les deux cas, les acides, qui se produisent à la longue, attaquent le plomb et forment des sels de plomb toxiques.

**Les sels de cuivre**, proviennent du séjour prolongé des

sauces dans des bassines de cuivre mal étamées ou encore des légumes conservés et **reverdis**. On sait que, lorsqu'on fait cuire des légumes verts (haricots, petits pois, cornichons, etc.) pour les conserver, ceux-ci perdent leur couleur naturelle, qui tourne au gris sale ; en les trempant quelques minutes dans des solutions de **sulfate de cuivre**, ils reprennent leur couleur. Malheureusement, si ces conserves flattent la vue, elles sont désagréables au goût et peuvent engendrer des accidents par le cuivre qu'elles renferment.

b) *Toxines organiques.* — Les toxines organiques, connues sous le nom de **ptomaïnes**, se produisent normalement dans la putréfaction des viandes. Elles sont dues à l'action des microbes saprophytes sur les matières albuminoïdes, action favorisée par la présence de leucomaïnes, toxines qui se produisent normalement dans le corps des animaux à la suite de surmenage.

Les conditions qui facilitent la putréfaction sont une température chaude et humide, « **temps orageux** », l'apport de poussières ou la malpropreté. Les viandes les plus saines peuvent devenir dangereuses, quand elles atteignent un certain degré de putréfaction. Chose bizarre, ce degré n'est pas celui de la putréfaction la plus avancée. Au delà d'un certain point, les poisons formés semblent se détruire, ce qui explique que la consommation de la viande complètement putréfiée est moins dangereuse que celle d'une viande douteuse.

Les **conserves alimentaires** sont très employées dans l'alimentation, car lorsqu'elles sont bien préparées, elles sont dépourvues de toxines organiques, puisque la putréfaction n'a pas pu s'effectuer. C'est surtout la viande que l'on prépare comme conserve.

Pour conserver la viande, on peut se servir du **froid** (viandes congelées) ou de la chaleur (viandes stérilisées dans des boîtes en fer-blanc) ; ces dernières conserves demandent à être faites avec beaucoup de soin ; il faut se défier de celles qui, à trop bon marché, ont subi une stérilisation incomplète ; ce sont en réalité des conserves de toxines microbiennes. D'ailleurs souvent les microbes envahissants ont produit des fermentations et provoqué la formation de gaz qui font bomber le couvercle et le fond des boîtes de conserves (*fig.* 103 et 104); on doit rejeter celles-ci si l'on veut s'éviter d'être empoisonné.

**Caractères de l'empoisonnement alimentaire.** — Dès l'ingestion d'aliments toxiques, des troubles gastriques et intestinaux apparaissent, des vomissements se produisent, et après une heure ou deux, des coliques violentes accompagnées de diarrhée ne tardent pas à suivre. Sans doute le foie, par son action antitoxique, empêche une certaine quantité de poisons de passer dans le sang, mais si ceux-ci sont en trop grande quantité, le foie ne peut arriver à les détruire et ils arrivent dans l'appareil circulatoire où leur action sur les reins se fait bientôt sentir. Cet organe, qui normalement élimine les poisons de l'organisme avec l'urine, se ferme, c'est-à-dire n'excrète plus,

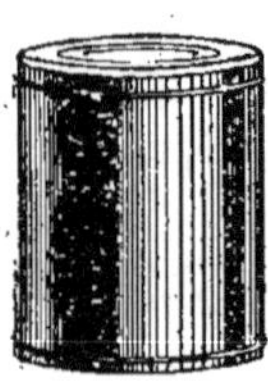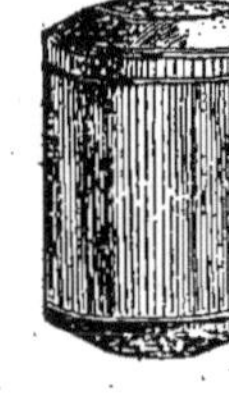

bonne      mauvaise

Fig. 103 et 104.
Boîtes de conserves.

l'urine se fait rare ; les toxines non détruites par le foie n'étant plus éliminées par le rein restent dans le sang, l'empoisonnent et bientôt se manifestent les symptômes de l'urémie ou empoisonnement de l'organisme par l'urine. La mort peut se produire en quelques heures.

**Traitement des empoisonnements par les substances alimentaires.** — Le traitement des empoisonnements par les substances alimentaires est d'abord **général**, quel que soit le mode d'empoisonnement ; le plus rapidement possible il faut **évacuer l'estomac** en provoquant des **vomissements**, soit avec l'ipéca, l'eau tiède, ou simplement le chatouillement de la luette. Peu après, il faut ordonner un **purgatif** pour vider l'intestin et empêcher l'absorption des toxines ; par prudence on pourra également procéder au lavage de l'estomac et faire absorber ensuite des infusions de thé en assez grande quantité. Le thé renferme du tanin qui est un antitoxique général formant avec les poisons des composés insolubles, par suite beaucoup moins dangereux.

Dans les empoisonnements par les sels minéraux, il faut en même temps combattre directement l'action du sel toxique. Ainsi, pour le **plomb**, on ordonnera le **sulfate de magnésie**, qui, outre son action purgative, formera avec le composé toxique un sulfate de plomb insoluble. Pour le **cuivre**, il faudra faire absorber de l'**eau albumineuse** (eau sucrée avec des blancs d'œufs), qui coagule les sels de cuivre, les rend insolubles, par suite non absorbables.

Le mieux est encore de prévenir les empoisonnements par une alimentation choisie. en rejetant comme impropres à la consommation toutes les substances d'une fraicheur douteuse. C'est une économie mal comprise que d'acheter des aliments altérés sous prétexte qu'ils sont d'un bas-prix, car c'est aller au devant d'une intoxication.

**Parasites introduits dans le corps de l'homme par les aliments.** — Les parasites introduits dans le corps de l'homme par les aliments appartiennent au règne végétal et au règne animal.

a) *Parasites végétaux.* — Les parasites végétaux proviennent le plus souvent de champignons inférieurs qui se développent à l'intérieur des grains comme l'ergot du seigle

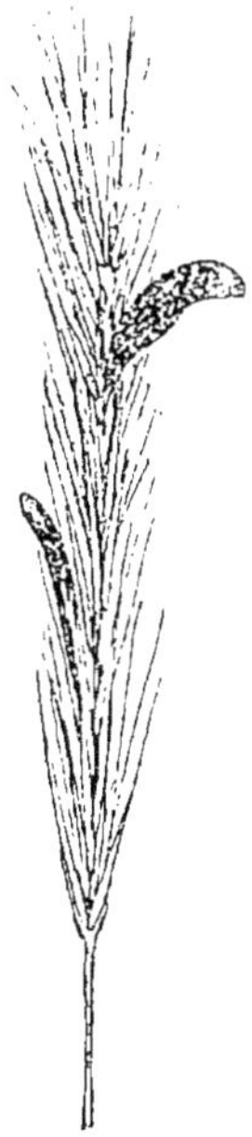

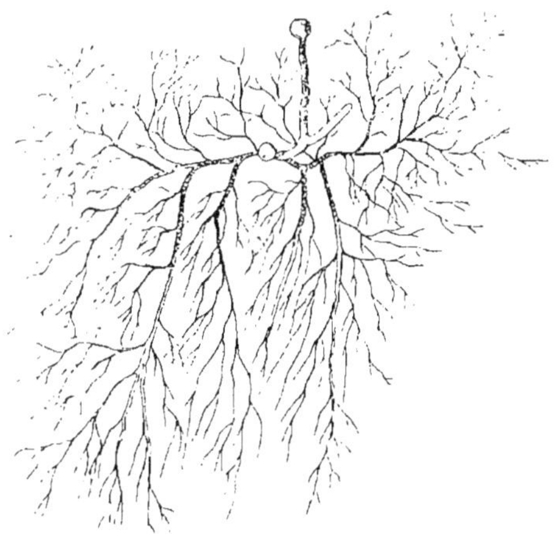

Fig. 105. — Épi de seigle garni de deux ergots.

Fig. 106. — Moisissure blanche (vue au microscope).

(*Claviceps purpurea*) ou sont disséminés à la surface des fruits (*Moisissures*).

Le Claviceps purpurea forme dans les années humides, à l'intérieur des grains de seigle, et même de blé et d'orge, un sclérote en forme d'ergot (*fig.* 105) qui renferme un alcaloïde très actif, l'ergotine. L'ergotine a des propriétés vaso-constrictrices considérables; prise à petite dose, c'est un anti-hémorragique de grande valeur. La farine qui en renferme est toxique; elle cause des crampes, des convulsions et parfois frappe un membre de gangrène.

Les **Moisissures** (*fig.* 106), sans être aussi toxiques, présentent néanmoins d'assez graves inconvénients. Tout d'abord,

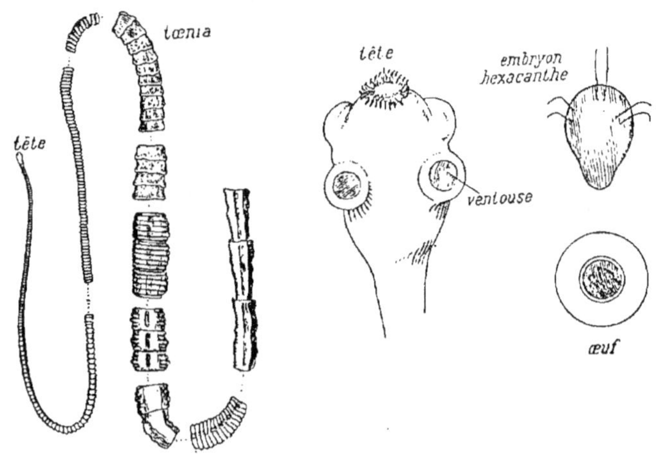


Fig 107. — Ténia ou Ver solitaire. Animal adulte. Tête. Œuf. Embryon hexacanthe.

lorsqu'elles sont à la surface des fruits ou du pain, elles peuvent provoquer des vomissements et des coliques; mais lorsqu'elles sont à la surface des conserves (confitures, sardines, etc.), elles sont l'indice d'une mauvaise préparation qui doit les faire rejeter; dans ce cas, c'est moins la moisissure qui est toxique que la conserve alimentaire sur laquelle elle s'est développée.

b) *Parasites animaux.* — Les aliments et en particulier les viandes peuvent renfermer des parasites animaux qui constituent pour nous un véritable danger. Ces parasites appartiennent à l'embranchement des Vers et comprennent principalement des Cestodes et des Nématodes.

**Cestodes.** — Les *Cestodes* sont représentés par les Ténias; le plus connu est le **ténia armé** ou *ver solitaire* (*fig.* 107), qui se développe dans notre intestin à la suite d'ingestion de *viande de porc* mal cuite.

La viande de porc est, en effet, parfois envahie par de petites vésicules claires connues sous le nom de *cysticerques* (*fig.* 108 et 109) et dont la paroi présente, à l'intérieur, un prolongement court terminé par une sorte de tête. Si l'homme vient à manger cette viande, les vésicules sont dissoutes en partie, sauf le prolongement dont nous venons de parler. Ce prolongement, ainsi mis en liberté, va se cramponner à la paroi de notre intestin. Là, il grandit avec une rapidité prodigieuse pour se transformer en *ténia armé*, dont la longueur peut dépasser 10 mètres. C'est une sorte de ruban blanchâtre,

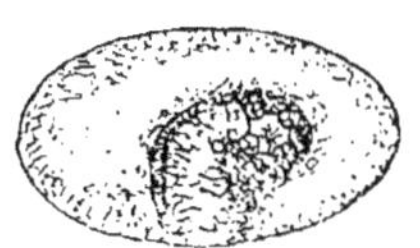

Fig. 108. — Cysticerque de Ténia solium, avec la tête encore enfoncée dans la vésicule (grossi).

constitué par une série d'anneaux plats et fixé à l'intestin par sa tête, laquelle comprend deux couronnes de crochets et

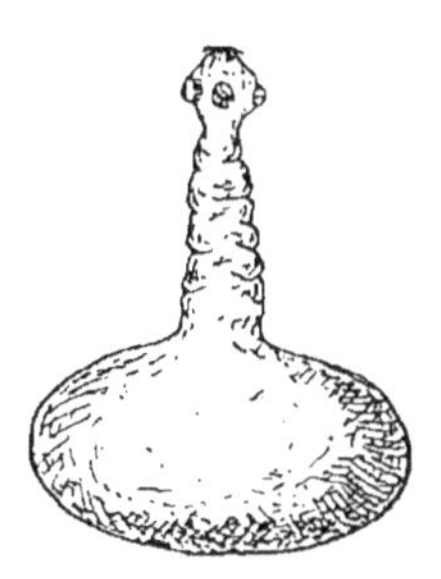

Fig. 109. — Cysticerque de Ténia solium, avec la tête sortie de la vésicule (grossi).

*quatre ventouses*. L'animal s'accroît sans cesse dans la région du cou, mais en même temps les derniers anneaux se détachent et sont entraînés au dehors avec les déjections. Ces anneaux sont remplis d'œufs. S'ils viennent à être avalés par un porc, les œufs éclosent, donnent des embryons pourvus de six crochets (embryon hexacanthe) qui se rendent dans les muscles et se transforment en autant de cysticerques. Ceux-ci sont particulièrement visibles au-dessous de la langue (*fig.* 110); aussi les inspecteurs de la boucherie ont-ils soin de regarder cette région pour voir si les porcs sont contaminés, autrement dit, sont atteints de ladrerie; dans ce cas, ils en interdisent la vente. Mais certains éleveurs peu scrupuleux font eux-mêmes la même observation et piquent chaque vésicule pour qu'elle échappe aux yeux des inspecteurs. Nous risquons ainsi de manger de la viande contaminée; heureusement une bonne cuisson suffit pour réduire les cysticerques à l'impuissance.

La viande de bœuf peut, elle aussi, nous communiquer un autre ver solitaire, le ténia inerme qui diffère du *ténia armé* (*fig.* 111), en ce que sa tête est pourvue d'une ventouse terminale au lieu de crochets. Cela ne l'empêche pas de se cramponner fortement aux parois de l'intestin et, de même que le précédent, de détourner à son profit la nourriture que nous ingérons et qui pénètre dans son corps par simple infiltration au travers de

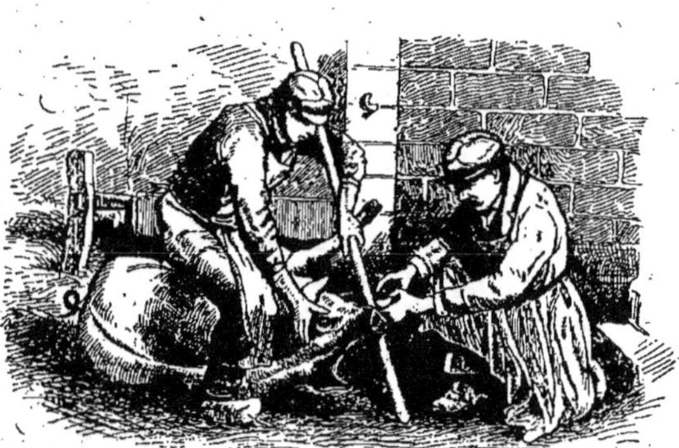

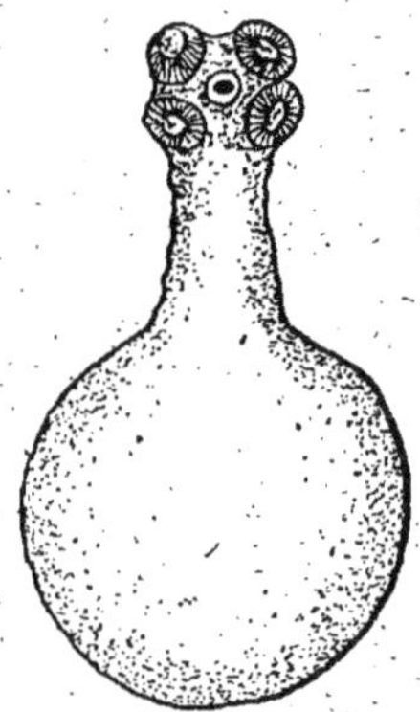

FIG. 110. — Boucher regardant sous la langue d'un porc pour voir s'il y a des cysticerques.

FIG. 111. — Cysticerque de Ténia inerme (grossi).

sa peau. Il ne faut donc jamais manger de viande de bœuf trop « saignante », c'est-à-dire insuffisamment cuite. Il faut encore moins, à plus forte raison, la consommer sans la cuire ; si le médecin ordonne de la viande crue, c'est à la chair de mouton qu'il faut s'adresser, car elle est dépourvue de ténia.

A côté de ces ténias communs, on peut citer quelques espèces plus rares, telles que le ténia échinocoque qui vit à l'état de *cysticerque* dans le *foie des Ruminants* et même dans celui de *l'homme*, provoquant une maladie souvent mortelle (*kyste hydatique*) et à l'état de ver en ruban chez le *chien* ; enfin le **Botriocéphale** (*fig.* 112) dont l'embryon a pour hôte les poissons d'eau douce (*brochet*, *truite*) et le ver, l'intestin de *l'homme*. C'est le plus long des ténias (20 mètres) ; il est commun en Suisse, son cysticerque se développant sur les poissons du lac de Genève.

Lorsqu'on a l'intestin envahi par un ténia, on peut se débarrasser du ver par un traitement convenable qui consiste à prendre certaines substances dites *ténifuges*, telles que la *racine de grenadier* dont le principe actif est un alcaloïde appelé *pelletiérine*, le *rhizome de fougère mâle* dont l'extrait est soluble dans l'éther et se prend sous forme de capsules, le *kousso* que l'on emploie en infusion.

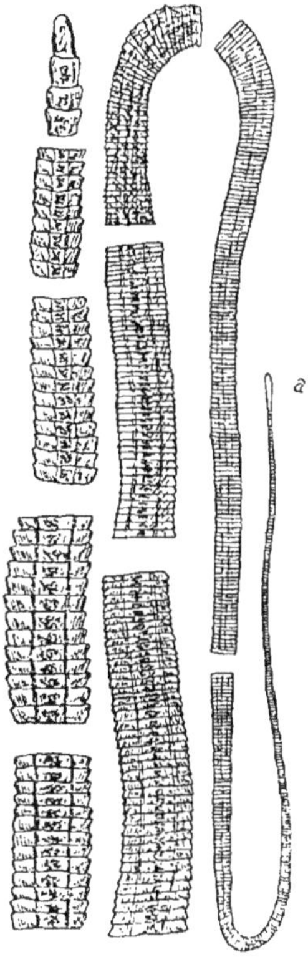

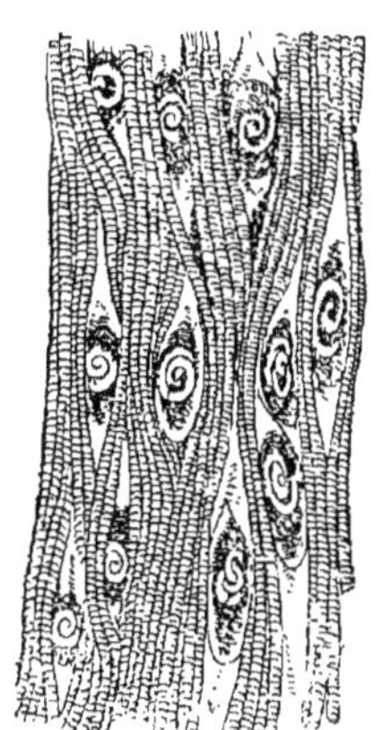

FIG. 113. — Trichines enkystées dans un muscle (grossi).

Malheureusement ces substances qui sont des poisons pour le ténia, le sont également pour le malade, et on ne doit les prendre qu'à faible dose et sur ordonnance de docteur. Le ver n'est pas tué, il est simplement engourdi. Pendant cet engourdissement il cesse d'adhérer aussi fortement par sa tête à la paroi de l'intestin, et on peut alors l'expulser au moyen d'un purgatif (40 *grammes d'huile de ricin*). *Mais il faut, pour être débarrassé définitivement du ver, que la tête soit expulsée en même temps que le ruban,* car si la tête reste, de nouveaux anneaux se formeront en arrière, et au bout de deux mois environ le parasite sera entièrement reconstitué.

**Nématodes.** — Les Nématodes parasites introduits dans le tube digestif avec les aliments sont nombreux, mais le plus commun est la *trichine*.

La Trichine est un petit ver d'un demi-centimètre de longueur qui vit dans la viande de porc, où il demeure inerte, enroulé sur lui-même (*fig.* 113), et enveloppé par une sorte de sac protecteur, le tout logé entre les fibres musculaires. Si l'on vient à manger de la viande « trichinée », sous l'influence de nos sucs digestifs, la membrane protectrice des trichines

FIG. 112. — Botriocéphale à tête. Long<sup>r</sup> : 20 mètres.

est dissoute, les vers sont mis en liberté, sortent de leur torpeur et se mettent à pondre. De leurs myriades d'œufs — chacun peut en donner 15.000 — sortent de jeunes trichines qui percent notre tube digestif et, se frayant un chemin dans nos tissus, se rendent dans nos muscles où ils s' « enkystent », c'est-à-dire s'enveloppent d'une membrane protectrice. On comprend que la présence de ces petits corps gêne le jeu de nos muscles. Aussi entraîne-t-elle une maladie, la trichinose, pouvant se terminer par la mort. La trichinose est, heureusement, assez rare en France ; elle est plus commune en Allemagne et en Amérique. où l'on mange beaucoup de viande de porc simplement fumée (jambon, etc.), c'est-à-dire incomplétement cuite.

Un moyen bien simple d'éviter la contagion est de ne consommer cette viande qu'après lui avoir fait subir une température assez élevée, 80° au moins, et durant un temps suffisamment long pour que la chaleur puisse gagner la partie centrale des morceaux les plus gros. Quant aux autres Nématodes parasites, ils sont transmis à l'homme par les légumes souillés et les eaux malpropres.

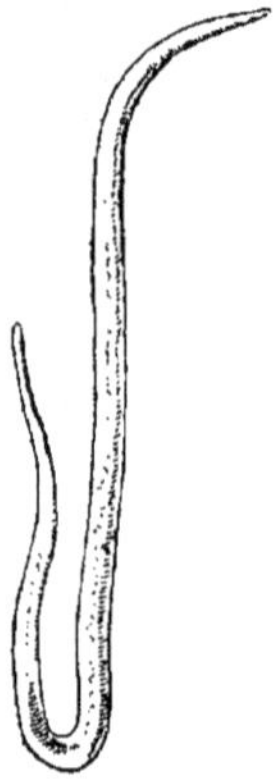

FIG. 114. — Ascaride lombricoïde. Long' : 20ᶜᵐ.

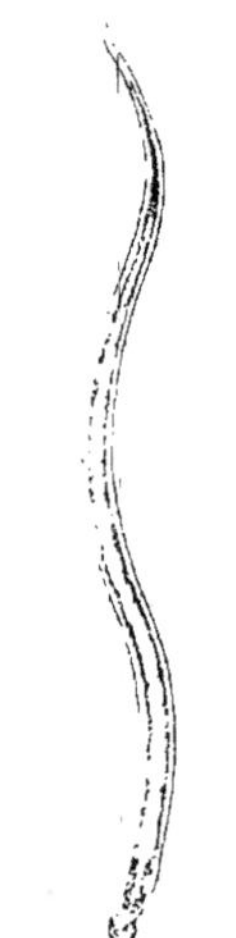

FIG. 115. — Oxyure vermiculaire. Long' : 1ᵐᵐ.

L'ascaride lombricoïde (*fig.* 114) et l'oxyure vermiculaire (*fig.* 115) sont introduits dans le tube digestif par leurs œufs, qui peuvent se trouver sur les fruits ou légumes souillés de terre ; le premier, de 20 centimètres de long, siège dans l'*intestin grêle*, le deuxième, microscopique, à l'*anus*, où il provoque des démangeaisons fort désagréables (*fig.* 116).

L'ankylostome du duodenum, commun chez les mineurs et les briquetiers qui touchent la terre avec leurs mains est un ver de 1 centimètre de long qui perfore la muqueuse intestinale et se nourrit du sang des capillaires qu'il déchire ; il peut en résulter une anémie grave connue sous le nom d'*anémie des mineurs* ou *chlorose d'Egypte*. Les œufs de ce ver évoluent dans la terre humide; la contamination s'explique donc par le fait que les ouvriers portent à leur bouche, avec les aliments, les mains couvertes de vase plus ou moins souillée.

Le trichocéphale (*fig.* 117) est un ver de 3

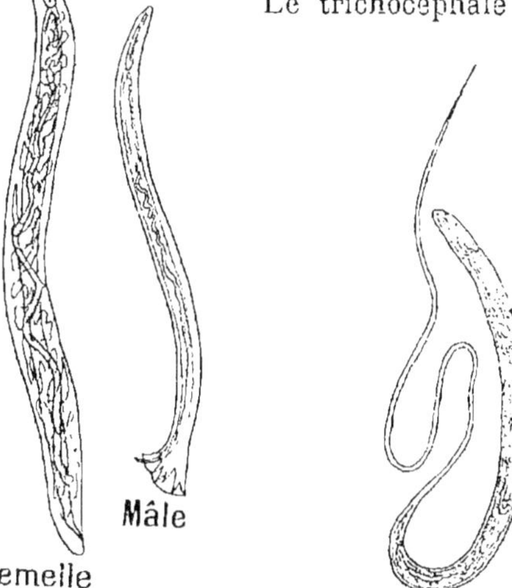
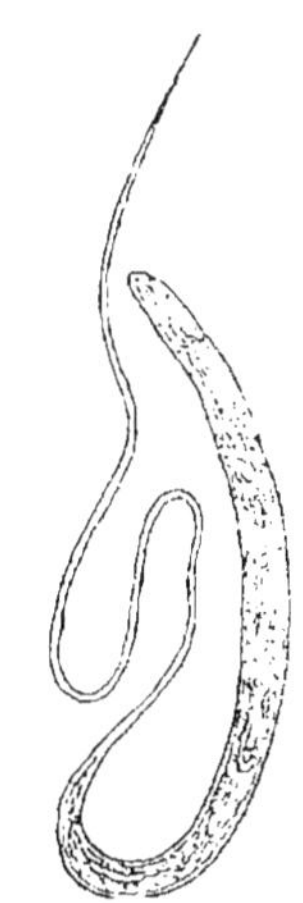



FIG. 116. — Ankylostome du duodenum.
Long<sup>r</sup> : 1<sup>cm</sup>.

FIG. 117. — Trichocéphale.
Long : 4<sup>cm</sup>.

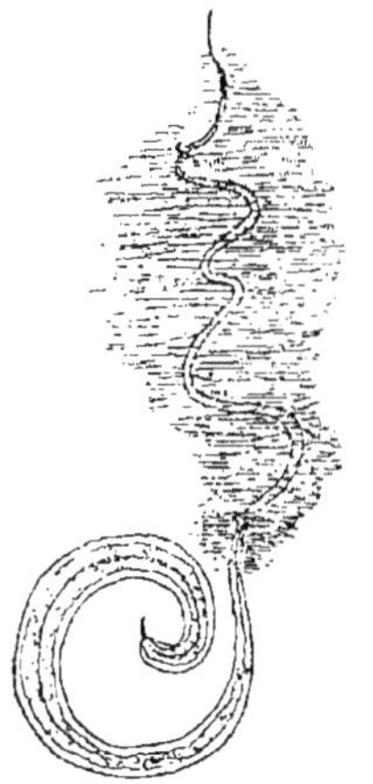

FIG. 118. — Trichocéphale, avec la partie antérieure du corps enfoncée dans la muqueuse de l'intestin.

ou 4 centimètres de longueur, dont l'œuf se développe dans l'eau. Ce ver, qui vit dans l'intestin grêle, est effilé à son extrémité antérieure, laquelle s'enfonce comme une aiguille dans la muqueuse (*fig.* 118), et peut inoculer la fièvre typhoïde et le choléra.

Les *désordres* causés par les **Vers intestinaux** sont nombreux : vomissements, diarrhée, convulsions, troubles intellectuels, paralysies, inflammation gastro-intestinale avec fièvre, etc. De plus, en se fixant à la muqueuse intestinale, ils perforent celle-ci, produisent des hémorragies qui peuvent être abondantes, car certains, comme les Ankylostomes, sécrètent une substance empêchant la coagulation du sang : les lésions produites sont autant de portes d'entrée pour les microbes intestinaux comme le *Colibacille*, les *bacilles de la fièvre typhoïde*, de la *tuberculose* et du *choléra*.

Pour se débarrasser des vers intestinaux, nombreux chez les enfants, on peut se servir du *semen-contra* à la dose de 3 à 5 grammes ou de la *santonine*, principe actif du semen-contra, sous forme de tablettes ou de dragées de 1 centigramme. On donnera autant de centigrammes que l'enfant compte d'années, et après la dernière prise on fera absorber un purgatif d'huile de ricin.

En raison de sa toxicité, on substitue souvent à la santonine, le *calomel*, **vermifuge** et **purgatif**, à raison de 5 centigrammes par année d'âge, jusqu'à 50 centigrammes, dose maxima.

Le mieux est encore de surveiller l'alimentation de l'enfant, de lui faire boire de l'eau filtrée et manger des légumes bien lavés pour préserver l'envahissement de son tube digestif par ces parasites.

**Bactéries pathogènes introduites dans le corps de l'homme par les viandes charbonneuses et tuberculeuses.** — On sait que la maladie du charbon causée par une bactérie (*Bacillus anthracis*) s'attaque surtout aux animaux de l'espèce bovine, amenant très rapidement leur mort lorsque ceux-ci n'ont pas été vaccinés. Cette bactérie vit dans le sang et se retrouve par suite dans la viande.

Lorsque l'animal est mort, il faut éviter de l'envoyer à l'équarrissage, car la moindre écorchure en contact avec le sang de l'animal peut occasionner à l'homme une pustule charbonneuse mortelle. Les règlements hygiéniques prescrivent l'enfouissement immédiat du corps des animaux morts du charbon, en ayant soin de les recouvrir de chaux vive. Malheureusement, trop souvent dans les campagnes, l'animal malade est tué et livré à la boucherie. La viande charbonneuse consommée peut communiquer le charbon, bien que le suc gastrique sert dans la plupart des cas de préservatif suffisant; par son acidité, il détruit en effet une foule de microbes, en particulier la bactérie charbonneuse. Mais il peut arriver que la bouche présente des excoriations par lesquelles le *Bacillus anthracis* peut s'introduire dans l'organisme et causer le charbon.

Les viandes charbonneuses doivent donc être proscrites de l'alimentation.

Il en est de même des viandes tuberculeuses. La tuberculose

peut en effet s'introduire dans le corps par la *voie digestive*, comme l'a soutenu Arloing. L'identité de la tuberculose bovine et de la tuberculose humaine étant prouvée, il en résulte que le lait et la viande des vaches tuberculeuses doivent être considérés comme suspects. Aussi est-il prudent de rejeter de la consommation les viandes provenant d'animaux tuberculeux et de faire bouillir le lait, quelle que soit sa provenance, avant de s'en nourrir.

## TABLEAU SYNOPTIQUE DE L'HYGIÈNE ALIMENTAIRE

**Classification des aliments**
- Aliments albuminoïdes ou azotés : viandes.
- — hydrocarbonés ou non azotés.
  - Féculents.
  - Sucres.
  - Graisses.

**Ration alimentaire**
- *Ration d'entretien* exige
  - 20 grammes d'azote.
  - 300 — de carbone.
  - 2 litres d'eau.
- Nécessité d'une *alimentation mixte* composée de
  - Sel .............. 20 grammes.
  - Albumine.......... 200 —
  - Hydrate de carbone. 500 —
  - Eau .............. 2 litres.
- *Ration de croissance* et *ration de travail* doivent être plus abondantes.

**Danger d'une alimentation insuffisante**
- Diminution de poids du corps.
- Disparition des réserves (*graisse*).
- Affaiblissement général.

**Dangers de la suralimentation**
- Digestion lente et pénible.
- Formation de tissu adipeux (*obésité*).
- Production trop abondante d'*acide urique*.
  - Rhumatismes.
  - Goutte.
  - Gravelle.

**Différentes sortes d'aliments**
- Origine animale
  - Viande de boucherie.
    - Bœuf. Veau.
    - Mouton.
    - Porc.
  - Poissons.
  - Mollusques.
  - *Lait, Beurre, Fromage*
  - Œufs.
- Origine végétale
  - Farine et pain.
  - Légumes.
  - Fruits.
  - Champignons.

**Empoisonnements produits par les aliments**
- par des sels minéraux
  - Plomb.
  - Cuivre.
- par des toxines organiques
  - Viandes faisandées.
  - Conserves alimentaires.

**Parasites introduits dans le corps avec les aliments**
- Parasites végétaux : *Champignons*
  - Ergot de seigle.
  - Moisissures.
- Parasites animaux : *Vers*
  - *Cestodes* : Ténias.
  - *Nématodes* : Trichine, Ascaride, Oxyure, Ankylostome, Trichocéphale.

**Bactéries pathogènes introduites dans le corps avec les aliments**
- Bactérie charbonneuse (*Bacillus anthracis*) : viandes charbonneuses.
- Bactérie tuberculeuse (*Bacille de Koch*) : viandes tuberculeuses.

# CHAPITRE VII

## HYGIÈNE DE LA PERSONNE

L'hygiène de la personne comprend deux parties : 1° : l'hygiène corporelle; 2° : les exercices physiques.

### I. — Hygiène corporelle.

L'hygiène corporelle comprend l'hygiène de la peau et de ses annexes et l'hygiène des organes des sens.

**Hygiène de la peau.** — La peau (*fig.* 119) est formée, comme on le sait, de deux couches accolées : une couche profonde, appelée **derme** et une couche superficielle appelée **épiderme** : elle présente dans son épaisseur des organes annexes qui sont les *glandes sudoripares*, les *ongles* et les *poils*.

L'épiderme vit en parasite à la surface du derme ; il se *desquame* et meurt continuellement par sa surface tandis qu'il se renouvelle constamment par sa profondeur. Ce mécanisme explique l'obstacle apporté par l'épiderme à l'envahissement des germes microbiens. Non seulement la *couche cornée* superficielle forme un véritable organe de défense mais encore si des germes arrivent à se développer dans une de ses anfractuosités, à moins que leur envahissement ne s'effectue en profondeur plus vite que l'ascension épidermique vers la surface, ils seront toujours repoussés et jetés au dehors avec les couches exfoliées.

D'autre part, nous devons remarquer que la peau n'est pas

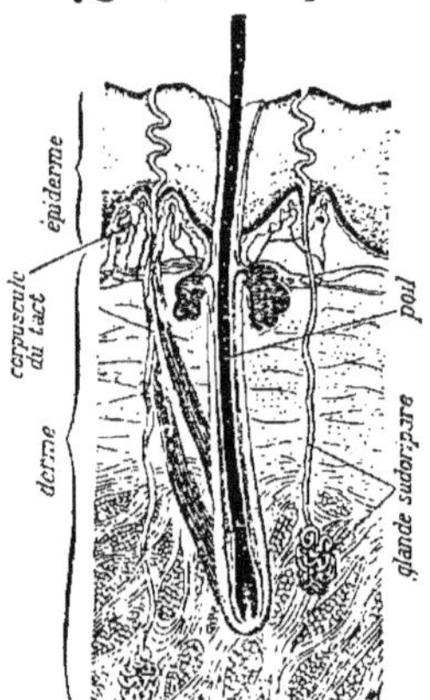


FIG. 119. — Coupe de la peau.

seulement l'organe du toucher, elle joue également un rôle important dans la *respiration*, dans la *dépuration de l'organisme* par l'élimination de la sueur et dans la *régulation thermique* du corps.

La **respiration cutanée** peut être évaluée à 7 0/0 de la respiration totale : l'**excrétion de la sueur** correspond en moyenne à 1 litre par 24 heures et peut être décuplée par un exercice violent. Ces deux fonctions sont si importantes que les animaux succombent rapidement lorsqu'on recouvre leur corps d'un vernis imperméable ; dans les brûlures même très superficielles, la mort peut se produire lorsqu'un tiers de la surface totale de la peau a disparu.

Enfin, en s'évaporant, la sueur emprunte de la chaleur à la peau dont la température s'abaisse proportionnellement à la quantité de liquide évaporé à sa surface : la transpiration augmente ou diminue, suivant qu'il est nécessaire d'enlever plus ou moins de chaleur au corps ; elle **régularise donc la température du corps**. L'excrétion de la sueur est réduite au minimum en hiver pour ne pas diminuer la chaleur naturelle du corps ; aussi les reins fonctionnent plus activement et la quantité d'urine émise est plus considérable : c'est l'inverse pendant l'été. Cette relation, qui existe entre le rein et les glandes sudoripares, justifie la pratique de faire transpirer les personnes malades pour provoquer une amélioration, car, dans nombre de maladies microbiennes, les reins se fermant, la dépuration de l'organisme, par suite, se fait mal, et les toxines s'accumulant dans le sang, aggravent l'état du malade ; une bonne transpiration élimine ces toxines par les glandes sudoripares et amène souvent une très sensible amélioration.

Mais, pour que la peau puisse accomplir les multiples fonctions qui lui sont dévolues, il est nécessaire que sa propreté soit parfaite. Les poussières qui se déposent à sa surface, les vieilles cellules épidermiques desquamées, les résidus solides de la sueur, le sebum des glandes sébacées forment des crasses qui gênent notablement les fonctions de la peau et constituent des milieux de cultures très favorables pour les **microbes** et les **insectes parasites** de l'espèce humaine. Sous certaines influences, ces microbes, nombreux dans la couche cornée et les conduits excréteurs des glandes, peuvent acquérir une virulence spéciale et provoquer le développement de **lésions cutanées**, de même que certains insectes comme les *poux* peuvent envahir le cuir chevelu et inoculer les germes de maladies microbiennes. Il en résulte ainsi un danger non seulement pour l'individu malpropre, mais encore pour son entourage.

Il convient donc de faire une **toilette quotidienne** aussi complète que possible pour débarrasser la peau de tous les éléments divers qui s'accumulent à sa surface. Bien entendu il ne s'agit pas de se passer un peu d'eau sur le corps pour se croire propre ; il faut se **savonner**, et **frictionner** vigoureusement pour se débarrasser de toutes les productions diverses qui encombrent la peau, ses plis et ses orifices glandulaires.

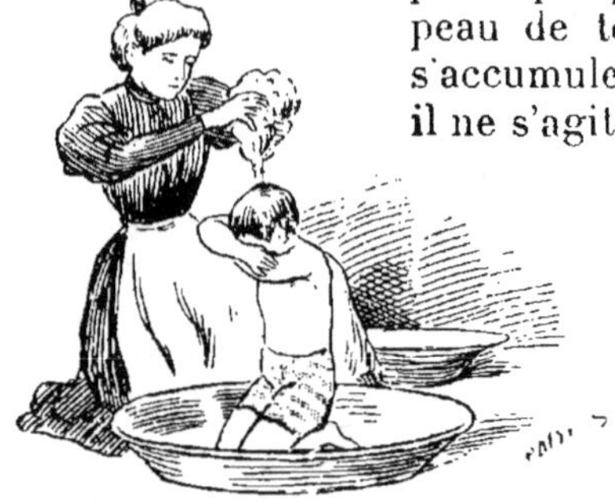

Fig. 120 — Enfant dans un tub.

Ces productions se renouvelant sans cesse, le nettoyage doit être fait aussi fréquemment que possible.

Le dispositif le plus simple pour ce nettoyage quotidien est le « **tub** », grande cuvette en tôle émaillée ou en zinc (*fig.* 120) que l'on place devant une toilette dont on remplit la cuvette d'eau chaude. Après s'être fortement savonné, on s'asperge ensuite avec cette eau, à l'aide d'une grosse éponge. Une bonne friction à l'alcool ou à l'eau de Cologne finit par enlever toute trace de malpropreté et donner au corps une sensation de bien-être.

L'emploi **du tub** constitue la *plus simple*, la *plus rapide*, la *meilleure* et la *moins coûteuse* des méthodes de lavage.

Dans le cas où cela est possible, on peut de temps à autre substituer au « *tub* », le **bain** ou la **douche**.

**Bains.** — Les **bains** se distinguent en **bains tempérés, bains froids et bains chauds.**

Les **bains tempérés** sont à une température voisine de celle de la peau ; on les donne généralement à 33°. Ce sont les bains les plus communément employés. Outre leur action hygiénique, ils provoquent un relâchement **musculaire général, un assouplissement des membres et une détente de** l'excitation nerveuse qui les font rechercher dans les névroses et dans l'état de fatigue.

Si la peau est graisseuse et transpire beaucoup, on ajoutera au bain du carbonate de sodium (300 grammes par bain), qui facilite en outre le détachement des résidus qui souillent la peau (*bain alcalin*). On peut aromatiser le bain au moyen de décoctions de plantes aromatiques (thym, mélisse, menthe) ou d'essences diverses. Si la peau est irritée, on se trouvera bien des *bains de son* (2 kilogrammes de son, enfermé dans un petit sac, par bain), d'*amidon* (500 grammes par bain), de *glycérine* (500 grammes par bain).

D'une manière générale, on ne se baignera pas moins de 3 *heures après le repas;* dans le cas contraire il pourrait en résulter une congestion. Comme d'autre part, les individus faibles ne doivent pas se baigner à jeun, les *heures à préférer* sont 10 heures du matin et 5 heures de l'après-midi. Après un quart d'heure d'immersion dans l'eau, temps nécessaire pour ramollir l'épiderme, on procède à un *savonnage* au savon de Marseille. La durée d'un bain est d'une demi-heure environ ; il faut éviter les refroidissements en sortant de l'eau.

En raison des frais occasionnés par le chauffage d'une grande quantité d'eau (300 litres pour un bain), on a recours, quand il s'agit d'un grand nombre de personnes (casernes, lycées, etc.), aux bains-douches qui consistent à faire ruisseler de l'eau tiède sur le corps, pendant le savonnage.

Les **bains froids** sont à des températures variant de 15 à 30°. Leur action générale est stimulante : ils produisent d'abord de la suffocation, des frissons, puis une augmentation des combustions respiratoires. Au sortir de l'eau, il se fait une *réaction* caractérisée par une sensation de chaleur généralisée, une respiration large et facile ; les muscles paraissent disposer de plus de souplesse et d'énergie. Cette réaction est favorisée par une friction sèche ou par la marche.

Les bains froids se prennent dans les *lacs*, les *rivières*, la *mer*. Il est bon de s'en abstenir lorsque la température de l'eau ne **dépasse pas 10°**. Dans les bains de mer, le choc des vagues, les sels dissous dans l'eau, ajoutent leur action à celle de l'eau froide ; aussi les bains de mer sont-ils toniques et excitants.

D'une manière générale, les bains froids doivent être courts : **dix minutes environ** ; il faut sortir de l'eau dès que l'on ressent des frissons succédant à la réaction, même si l'on se livre à la natation. Un bain froid a été trop prolongé quand l'on sort de l'eau avec un frisson, un tremblement des membres, le claquement des dents, le visage pâle, les lèvres et les mains violacées. Le mal de tête qui succède parfois au bain de mer est combattu au moyen d'un bain de pied chaud. Le bain froid est déconseillé aux personnes nerveuses et à celles qui, au moment de se baigner, se sentent prises de fatigue ou de froid.

Les *bains froids de baignoire* sont utiles dans les maladies à température élevée. Ils abaissent la température, calment le système nerveux, régularisent la circulation et la respiration, accroissent l'excrétion de l'urine et, par suite, des toxines. Au sortir du bain, on enveloppe le malade dans une couverture de laine et l'on met une boule d'eau chaude à ses pieds.

Les **bains chauds** (de 35 à 37°) élèvent la température du corps, accélèrent le pouls et diminuent l'intensité des combustions respiratoires. Trop chauds, ils sont dangereux, pouvant produire des maux de tête, des vertiges, de l'évanouissement. On évitera ces accidents en entourant la tête avec une serviette trempée dans de l'eau froide.

Les bains chauds ne conviennent qu'aux personnes qui urinent mal et doivent éliminer leurs toxines par les glandes sudoripares. Ils provoquent en effet une sudation abondante qui commence dans l'eau et se prolonge longtemps après qu'on en est sorti. Ces bains sont donc surtout médicaux.

Le **bain de vapeur** est le séjour dans une salle saturée de **vapeur d'eau** et dans laquelle la température atteint 40°, 45°, ou 50°. Au sortir de l'étuve humide, on peut prendre une douche ou un bain froid (**bain russe**).

Dans les étuves sèches, on peut supporter une température de 60°, parfois plus, et l'on fait suivre ce séjour d'applications froides (**bain turc**) et de massage. Ce dernier genre de bain produit une sudation abondante et une rapide perte de poids variant de 400 à 500 grammes au début. Il est excitant chez les nerveux et cause parfois des syncopes. Sa répétition aurait une action épuisante.

**Douches.** — Les douches consistent dans la projection d'un jet d'eau, à une température variable, sur le corps d'un individu.

Suivant la *forme*, on distingue la *douche en lance*, en *jet brisé*, c'est-à-dire en éventail, en *pluie*, etc.

La *douche écossaise* est une douche chaude suivie d'une douche froide.

La **pression** sous laquelle l'eau est projetée est très importante ; elle ne doit jamais être très élevée et ne dépasse pas en général 3 à 4 mètres.

La température est réglée à l'aide d'appareils très ingénieux appelés **mélangeurs**, dans lesquels l'eau froide et l'eau chaude se mêlent en des proportions que le doucheur peut modifier constamment au moment où il opère ; un thermomètre très sensible lui donne à chaque instant la température de l'eau qu'il projette.

Les douches doivent être de courte durée, surtout les douches froides ; leur application ne peut d'ailleurs se faire que dans des établissements spéciaux.

## Hygiène des mains et des pieds.

— Les **mains** comme le visage doivent être tenus dans un état constant de propreté, autant d'ailleurs par convenance que par hygiène. Ce sont les parties de l'organisme les plus souillées parce qu'elles entrent en contact avec une foule d'objets plus ou moins septiques. Or c'est avec les mains que nous portons les aliments à notre bouche ; il y a donc chance d'infections, si les mains ne sont pas très propres.

*On a vu des cas de fièvre typhoïde se transmettre par des mains sales.* On se rappelle en effet que cette maladie est causée par le *bacille d'Eberth* qui se trouve dans les matières fécales des typhiques. Or, après guérison, le sujet reste porteur de germes pendant plusieurs mois. S'il ne prend pas soin de se laver très minutieusement le siège et les mains, chaque fois qu'il a satisfait à des besoins naturels, il risque fort de transmettre la maladie à son entourage en touchant des objets usuels ou des aliments. Les cuisinières, plus encore que tout autre, doivent avoir les mains propres.

*En général il est d'usage de ne jamais se mettre à table sans se laver les mains à l'eau et au savon*, ne serait-ce que par déférence pour ses voisins.

Les ongles (*fig.* 121) doivent être taillés souvent et ne pas

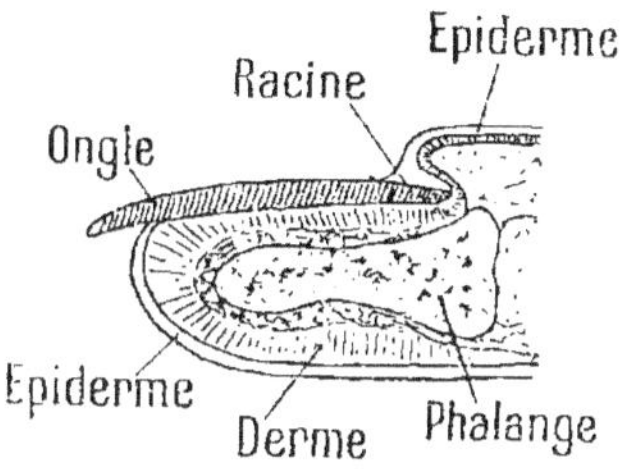


Fig. 121. — Ongle.

dépasser l'extrémité des doigts; on les débarrasse par la brosse, le savon et l'eau chaude de toutes les poussières qui peuvent s'amasser dans leurs replis avec la peau. Les traces de matières étrangères noirâtres, donnent à l'ongle un air de *deuil*, qui est un indice de malpropreté.

Lorsque l'eau et le savon n'arrivent pas à nettoyer parfaitement la rainure sous-unguéale, il suffit d'imbiber le linge ou la brosse à ongle de *quelques gouttes d'ammoniaque* ou alcali volatil et de frotter légèrement.

Dans le cas où les mains ont été en contact avec des malades ou des linges infectés, il faut avoir soin de les désinfecter, avec une solution antiseptique, avant de procéder au lavage.

Les pieds doivent comme les mains être l'objet de tous nos soins. Ils sont abondamment pourvus de *glandes sudoripares* et sécrètent de la sueur en grande quantité. Celle-ci devient irritante et, outre son odeur désagréable, peut amener des *macérations et excoriations de la peau*. Les bains de pieds devront donc être d'autant plus fréquents que la sudation sera plus abondante.

Pour diminuer cette sudation, on peut badigeonner les pieds avec la solution :

Formol à 40 0/0............................................. 10 grammes
Eau alcoolisée............................................. 100    —

Trois ou quatre badigeonnages un mois d'intervalle suffisent pour éviter la sueur des pieds pendant la saison chaude.

Pour les personnes qui ont la peau délicate ou des excoriations qui peuvent rendre ce traitement douloureux, il faut étendre la solution et l'additionner de glycérine.

Les ongles, comme ceux des mains, devront être taillés pour éviter qu'ils se courbent en avant et pénètrent latéralement dans la chair (ongle incarné) (*fig.* 122). Les chaussures pointues, ramassant les orteils vers l'axe du pied, favorisent cette lésion, de même qu'elles provoquent la formation des cors [1] et des **durillons**, qui disparaissent le plus souvent avec la cause provocatrice.

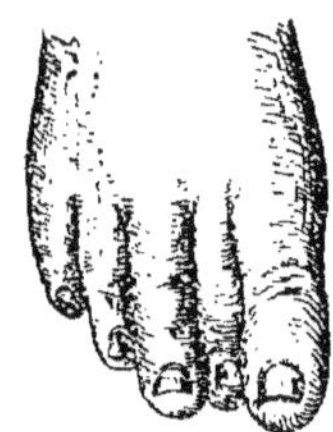

Fig. 122.
Ongle incarné.

Chez les personnes qui marchent beaucoup, les chaussures seront larges, et les pieds devront, de temps à autre, être *badigeonnés avec des solutions astringentes*, solutions d'alun ou de tanin, par exemple qui durcissent l'épiderme.

Contre les **engelures** des *mains* ou des *pieds*, il est de bonne pratique de faire des badigeonnages avec la solution suivante :

Teinture d'iode.............................................. 1 gr.
— d'opium.............................................. 1 gr.
Glycérine.............................................. 30 gr.

**Hygiène des cheveux.** — Les cheveux retiennent les poussières, les **produits de sécrétions** des glandes sébacées et sudoripares et les pellicules provenant de la desquamation de l'épiderme du cuir chevelu ; il y a donc intérêt à porter les cheveux courts et à laver et brosser fréquemment la tête pour faire disparaître toutes ces matières anti-hygiéniques.

. Pour détruire les cors, les badigeonner 5 à 6 jours de suite avec le corricide suivant :

Résorcine.................................... } 1 gramme de chaque
Acide salicylique..............................
Acide lactique................................ { 10 gr. de chaque
Collodion....................................

Prendre ensuite un bain de pied très chaud, gratter et enlever le collodion qui entraine le cor avec lui. En renouvelant les applications en cas d'insuccès, il n'y a pas de cor, si ancien et si invétéré qu'il soit, qui puisse résister.

La propreté de la tête s'obtient par des **savonnages** réguliers, qui, chez les garçons du moins, peuvent être **quotidiens** sans aucun dommage, contrairement à la vieille croyance populaire que l'*eau et le cheveu sont deux ennemis*. **Chez** les jeunes filles, un savonnage mensuel ou bimensuel du cuir chevelu, suffit pour le débarrasser de ses déchets, mais un brossage quotidien des cheveux est indispensable, car ce sont eux qui collectent les poussières, et ils en retiennent d'autant plus, qu'ils sont plus longs.

On devra éviter l'emploi des **pommades, cosmétiques** et corps gras divers qui, sous prétexte de rendre les cheveux brillants, les encrassent inutilement. Il ne faut d'ailleurs pas combattre la sécheresse du cuir chevelu. Le **cheveu sec et sain est** solide, le cheveu naturellement gras est au contraire malade et destiné à tomber de bonne heure. Graisser les cheveux est donc une mauvaise pratique, d'autant que les poussières sont plus facilement retenues et que le brossage simple **ne** suffit plus à nettoyer la chevelure.

Parfois, vers la quinzième année, c'est-à-dire au moment de la formation, on voit apparaître des **pellicules** sur le cuir chevelu. Ces **pellicules,** d'abord **sèches** et **caduques,** tombent sur les habits ; au bout de quelques années, elles deviennent **grasses,** et, au lieu de tomber à travers les cheveux, elles restent adhérentes ; l'ongle les enlève comme une pâte d'abord lamelleuse, puis de plus en plus molle. A ce moment commence la **chute des cheveux,** qui d'année en année va en s'accentuant si l'on ne suit aucun traitement.

Les soins de propreté ne suffisent pas en effet pour détruire les pellicules ; celles-ci enlevées se reproduisent indéfiniment. Et malheureusement leur présence est l'indice d'une calvitie précoce : les cheveux rendus caducs tombent d'abord par intervalles, puis par touffes. Cette dépilation commence au *sommet de la tête* chez l'homme ; chez la femme elle se produit en même temps aux *régions temporales,* mais reste *diffuse ;* la chevelure s'éclaircit, sans disparaitre complètement nulle part.

L'expérience montre que l'*huile de cade désodorisée* ou mieux l'**huile de cèdre** d'une odeur saine et agréable, *assainit le cuir chevelu* et *détruit les pellicules ;* d'autre part elle rend les cheveux plus souples, plus brillants, plus vivants et *active leur croissance.*

Il convient donc, dès que les pellicules se montrent, d'appliquer tous les huit ou quinze jours une **couche du liquide suivant, sur le cuir chevelu et non sur les cheveux.**

| | |
|---|---|
| Huile de cèdre........................... ................. | 20 gr. |
| Acétone.................................... .............. | 30 gr. |
| Alcool à 95°................................ .,......... | 50 gr. |

On procédera lentement, chez la femme, raie par raie, avec des boulettes de coton hydrophile, et par fortes frictions. Une demi-heure est indispensable pour enduire ainsi toute la tête. La vieille formule : *vingt raies, vingt minutes* est à retenir.

Le lendemain, un savonnage énergique du cuir chevelu avec une brosse à ongles demi-dure et un savon liquide peu alcalin, enlève l'huile de cèdre et les pellicules. On rince ensuite parfaitement et on sèche.

Si ce traitement est appliqué avec patience et considéré comme une **hygiène permanente du cuir chevelu** et non comme un remède à appliquer deux ou trois fois seulement et à cesser ensuite, nul doute que les pellicules ne finissent par disparaître et que la chevelure se conserve intacte.

Mais remarquons encore une fois qu'il s'agit d'opérer **sur le cuir chevelu et non sur le cheveu.** Le savonnage abime le cheveu et le rend cassant ; on doit donc savonner le cuir chevelu sans savonner le cheveu dans sa longueur ; son entretien relève uniquement de la brosse.

Il faut employer un *savon de toilette*, peu alcalin, et proscrire les shampoings vulgaires qui rincent mieux, c'est entendu, mais abiment les cheveux par leur richesse en alcali.

D'autre part, certaines eaux (*eaux calcaires*) dissolvent mal le savon. Pour le rinçage de la tête, il faudra donc se servir d'eau de pluie ou d'eau distillée ou, mieux, d'une *décoction de bois de Panama* à 100 grammes par litre d'eau. Cette décoction étant légèrement tinctoriale, roussirait les cheveux, si son application n'était pas suivie d'un rinçage à l'eau pure.

Pour certains cheveux très fins, et par suite très délicats, on peut recourir au lavage de la tête, dit *au jaune d'œuf*, où n'entre pas le savon. On bat deux jaunes d'œuf frais dans un demi-litre de la décoction de bois de Panama ci-dessus, et on se sert de ce mélange comme d'un savon liquide. On rince ensuite deux fois, d'abord avec ce qui reste de la décoction de bois de Panama, puis à l'eau pure.

En résumé, l'emploi judicieux d'huile de cèdre et de savonnages réguliers paraît réaliser actuellement la meilleure hygiène des cuirs chevelus atteints de pellicules et le meilleur procédé pour éviter une calvitie précoce.

Est-il utile d'ajouter qu'on doit proscrire d'une façon formelle **l'usage des teintures,** qui sont le plus souvent à base d'*arsenic* ou de *plomb* et par suite **toxiques** ?

Bien entendu, les peignes et **brosses à cheveux** seront personnels et tenus dans un parfait état de propreté.

**Hygiène de l'oreille.** — L'appareil auditif (*fig.* 123) comprend chez l'homme : 1° une *oreille externe* constituée par le pavillon et le **conduit auditif** externe qui amène les vibrations au tympan ; 2° une *oreille moyenne* qui communique avec l'arrière-gorge par la trompe d'Eustache, et 3° une *oreille interne* qui nous fait percevoir les sons et qui est enfermée hermétiquement dans un os très dur appelé rocher.

L'oreille externe, seule accessible, demande certains soins de propreté, indispensables au bon fonctionnement de l'oreille interne. Le *pavillon* doit être lavé fréquemment à cause de ses plis et replis, qui sont de véritables réceptacles à poussières; le *conduit auditif* doit être débarrassé de la matière grasse jaunâtre ou cérumen sécrété par ses glandes. A cet effet il faut éviter d'employer des instruments durs et pointus; un petit tampon de ouate, humecté d'eau alcoolisée, suffit amplement. La surdité passagère des vieillards est souvent due à la formation d'un bouchon de cérumen qui obture le conduit auditif et empêche les vibrations de la membrane du tympan.

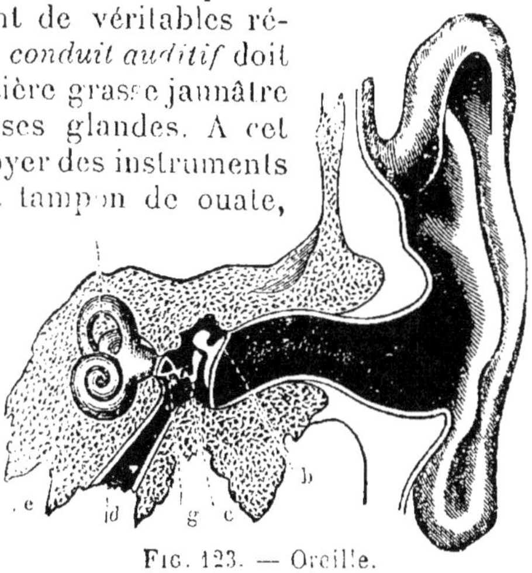

Fig. 123. — Oreille.

L'habitude de mettre en permanence un tampon de ouate dans l'oreille est très nuisible : ce tampon va à l'encontre de l'effet désiré, car en dilatant le conduit auditif externe, il expose le tympan au refroidissement; il n'est pas rare, d'ailleurs, qu'un petit tampon oublié et imprégné de cérumen devienne la cause d'une surdité passagère.

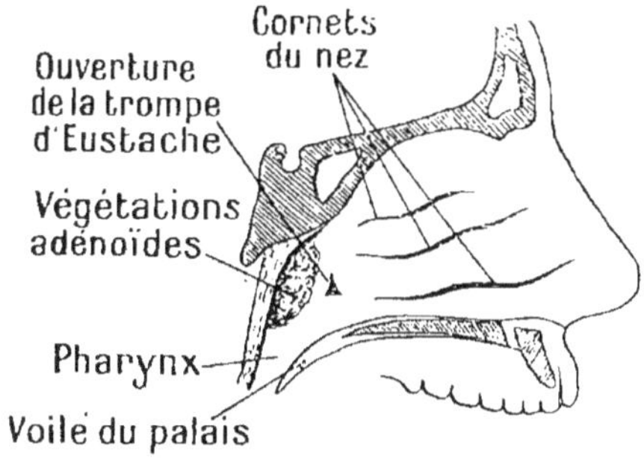

Fig. 124. — Végétations adénoïdes.

L'insuffisance de l'ouïe est fréquente chez les jeunes enfants, parce qu'on ne soigne pas assez les maladies du pharynx supérieur, dans lequel vient s'ouvrir la trompe d'Eustache; des excroissances constituées par un tissu analogue à celui des amygdales et connues sous le nom de **végétations adénoïdes** (*fig.* 124) naissent sur les parois de ce pharynx et *se développent, au carrefour des voies respiratoires, auriculaires et digestives.*

Lorsque ces excroissances s'hypertrophient, elles peuvent obstruer complètement les fosses nasales. Dans ce cas l'enfant ne pourra *respirer que par la bouche,* surtout la nuit, la position horizontale faisant affluer le sang dans ces végétations et augmentant leur volume. D'autre part, l'air n'arrivant pas en assez grande quantité dans les poumons, le sang est pauvre en oxygène, d'où la *pâleur du teint,* la *difficulté du travail intellectuel,* le *manque d'attention.* Mais le plus souvent ce manque d'attention s'explique encore parce que *l'enfant est dur d'oreille. Les végétations adénoïdes hypertrophiées obturent plus ou moins complètement la trompe d'Eustache* ; l'atmosphère de l'oreille moyenne n'étant plus en communication avec l'air extérieur, la pression n'est plus la même de chaque côté de la membrane du tympan, et celle-ci vibre plus difficilement.

En faisant enlever ces végétations, on supprime la cause de ce commencement de surdité, et l'oreille redevient normale.

**L'attention des instituteurs** devra donc être appelée sur les *enfants qui respirent insuffisamment* par le nez, qui *gardent la bouche demi-ouverte,* qui sont fréquemment *atteints de maux de gorge,* qui *fixent difficilement leur attention* et qui sont *durs d'oreille;* ce sont des **adénoïdiens**, c'est-à-dire des porteurs de végétations adénoïdes qui doivent être opérés.

L'hygiène de l'oreille moyenne dépend donc des soins donnés à l'arrière-gorge ou pharynx.

**Hygiène des yeux.** — Il faut prendre soin des yeux de l'enfant dès le premier jour de sa naissance, car à ce moment il court le danger de perdre la vue par infection. Si par hasard un microbe connu sous le nom de *gonocoque* est dans ses yeux et que ceux-ci ne soient pas désinfectés, ce microbe attaque la cornée transparente de l'œil, la rend opaque et purulente, causant ainsi la maladie appelée **ophtalmie purulente des nouveau-nés**; en quelques jours l'œil est perdu.

Lorsque le médecin ou la sage-femme assistent à la naissance, le nécessaire est toujours fait. Après avoir retourné les paupières de l'enfant, ils versent dans l'œil quelques gouttes d'une *solution de nitrate d'argent* au 1/200, puis, immédiatement après, quelques gouttes d'eau salée pour rendre le sel d'argent insoluble; celui-ci détruit en quelques minutes les gonocoques qui peuvent se trouver dans l'œil.

Dans le cas où aucune personne de l'art n'assiste à la naissance, il est prudent de demander à un médecin de venir désinfecter préventivement les yeux du nouveau-né. En attendant son arrivée, les parents peuvent laver les yeux de l'enfant, non comme on le fait souvent avec l'eau de son bain, mais avec de l'eau bouillie qu'on a laissé tiédir. Pour plus de sûreté, on peut mettre sur les paupières retournées de l'enfant quelques gouttes de jus de citron, qui empêchent le gonocoque de se développer au cas où il serait présent.

Les trois quarts des aveugles le sont par suite d'ophtalmie purulente, qui s'est déclarée quelques jours après leur naissance, parce qu'on n'a pas pris cette précaution élémentaire.

Par la suite, l'œil doit être entretenu en un parfait état de propreté. Son bon fonctionnement ne peut se faire que si l'éclairage est suffisant. Lorsque celui-ci est trop faible, il fatigue les yeux par la nécessité d'en rapprocher l'objet examiné, d'où myopie ; trop intense, il amène un rétrécissement prononcé de la pupille et la

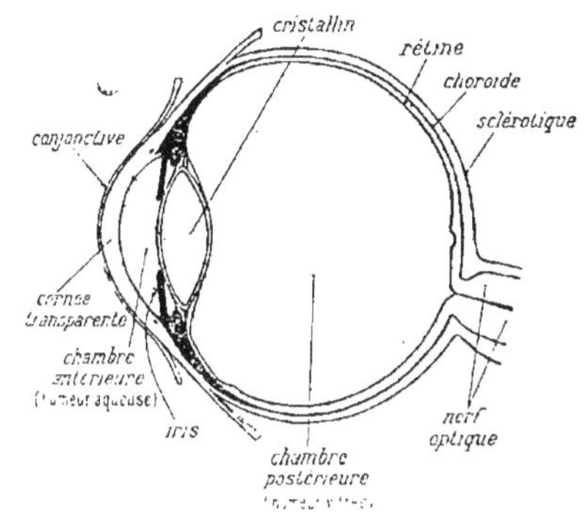


Fig. 125. — OEil coupé en long.

formation d'images peu nettes en même temps qu'une altération de la rétine. La source de lumière doit être autant que possible soustraite au regard par l'emploi d'abat-jour (*fig.* 60).

Dans les écoles, en même temps que la distribution de la lumière, il convient de surveiller le **choix du mobilier scolaire**, qui doit être adapté à la taille de chaque élève, le *mode d'impression des ouvrages classiques, qui doivent être écrits en caractères nets et suffisamment espacés*, et enfin la qualité et le **ton mat du papier**, condition indispensable à la conservation d'une bonne vue.

La myopie, si fréquente chez les écoliers, n'arrive, en effet, qu'après l'âge de sept ou huit ans ; sans doute l'hérédité peut apporter une prédisposition par la mauvaise conformation de l'œil, mais le plus souvent la myopie provient d'un éclairage insuffisant ou de mauvaises attitudes. Par la lecture trop rapprochée, on force l'œil à une accommodation constante : le cristallin trop bombé finit par ne plus revenir à ses dimensions primitives, et si l'œil a déjà son diamètre antéro-postérieur un peu long, l'image ne se forme bientôt plus sur la rétine, mais en avant, d'où nécessité de verres correcteurs pour reporter l'image en arrière (*fig.* 126).

La myopie prononcée peut entraîner le strabisme, c'est-à-dire la vision double, car, dans la vision rapprochée, la convergence étant insuffisante, la vision binoculaire est sacrifiée à

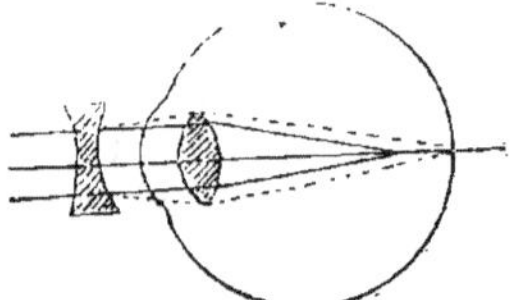

FIG. 126. — Œil myope.

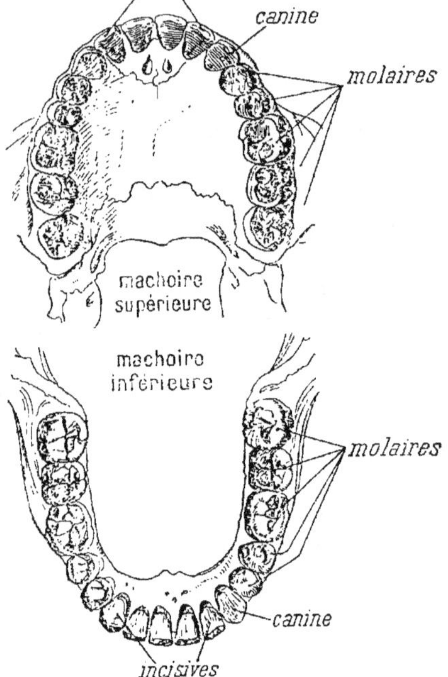


FIG. 127. — Mâchoires supérieure et inférieure vues par-dessus.

la vision nette et, un seul œil travaillant, l'autre prend la position de repos.

**Hygiène des dents.** — Les dents (*fig.* 127) présentent trois parties : 1° la *couronne*, entièrement visible, qui est la partie située au-dessus de la gencive ; 2° la *racine*, qui s'enfonce dans l'alvéole ; 3° le *collet*, qui sépare la racine de la couronne.

Si l'on coupe une dent longitudinalement (*fig.* 128), on observe *trois assises* formant la couronne : 1° une couche mince, la cuticule ; 2° un coussinet assez épais formé de prismes très résistants, l'émail ; 3° enfin l'ivoire beaucoup moins dur, dans lequel on trouve des *filets nerveux*. Au centre de la dent se trouve la **pulpe** constituée par des vaisseaux sanguins et des nerfs.

Les maux de dents résultent presque toujours de la détérioration de l'émail, qui a pour conséquence la carie dentaire (*fig.* 129). Une dent est dite *cariée* lorsque l'ivoire — substance relativement peu résistante — est mis à nu et est *rongé* par les substances *chimiques* des aliments (par exemple, le vinaigre) et par les *microbes* qui, dès lors, y pullulent.

Le problème qui consiste à éviter le mal de dents se ramène donc à savoir comment l'émail peut être détérioré et ce qu'il faut faire pour éviter qu'il le soit.

Les causes d'altération de l'émail sont multiples. On peut signaler, par exemple, le cas où l'émail *saute* par places lorsqu'on cherche à casser avec les dents, des corps trop durs (noisettes, noyaux d'abricots, etc.)

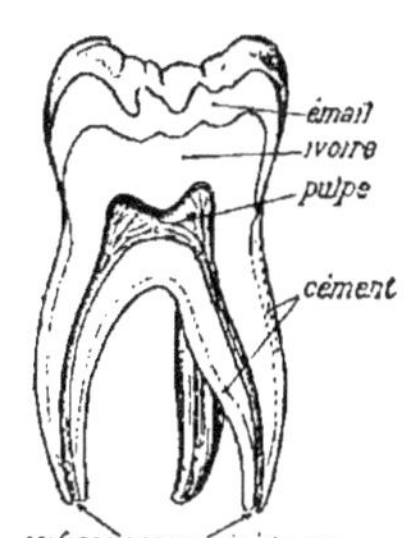


FIG. 128. — Une dent (molaire) coupée en long.

ou lorsqu'on ingère successivement des corps chauds et des corps très froids (soupe et boissons glacées, par exemple), ce qui a pour effet de faire *éclater* ou tout au moins de *fissurer* l'émail et d'ouvrir ainsi une porte aux microbes. Mais ce sont en somme là des faits plutôt exceptionnels.

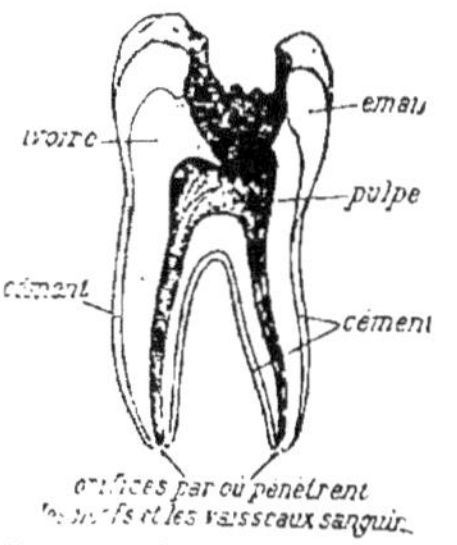

FIG. 129. — Coupe en long d'une dent (molaire) cariée.

La cause de beaucoup la plus habituelle de la détérioration de l'émail est en réalité le manque de soin donné aux dents. Celles-ci présentent le grand inconvénient de ne pas être accolées absolument les unes aux autres; elles laissent toujours entre elles de petits intervalles dans lesquels, si étroits qu'ils soient, se logent des débris d'aliments et des microbes. Ceux-ci réagissent sur les premiers, les font fermenter, les rendent acides, en un mot créent des combinaisons multiples, qui, à la longue — ils y mettent parfois plusieurs années — pénètrent à travers les prismes de l'émail, jusqu'à l'ivoire.

Alors celui-ci se ronge : c'est la *carie* qui commence et qui
ne s'arrête plus causant un mal, d'abord insidieux, puis aigu.

Donc, si l'on veut avoir de bonnes dents et éviter le mal
qu'elles peuvent occasionner, il faut les entretenir avec soin.
Pour cela, comme le dit une circulaire ministérielle récente,
elles doivent être très attentivement nettoyées, sinon après
chaque repas — ce qui serait l'idéal — du moins deux fois
par jour, le matin après le lever et surtout le soir après le dîner.

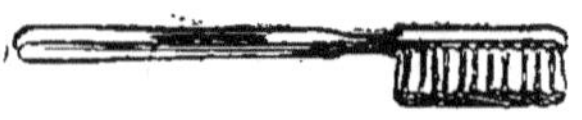

FIG. 130. — Brosse à dents.

Il est à remarquer que les légumes et, d'une manière générale les aliments renfermant de
l'amidon ou du sucre, comme le
pain, la pomme de terre, le riz,
les matières sucrées, et en par-
ticulier celles qui adhèrent fortement aux dents, sont bien
plus nuisibles que la viande, non seulement parce que ces
aliments se divisent en particules très fines qui s'insinuent dans
les interstices ou dans les cavités dentaires, mais parce qu'ils
rongent les dents, après s'être transformés en matières
acides. Or c'est pendant la nuit que cette transformation peut
s'opérer le plus à loisir et qu'elle s'exerce par conséquent de la
manière la plus nocive. *Il est donc de toute nécessité que la
bouche soit nettoyée, ou tout au moins soigneusement rincée
avant le coucher.*

Pour le nettoyage des dents, il est bon d'employer une
**brosse** assez dure (*fig.* 130) et qui est elle-même soigneusement lavée après chaque utilisation et conservée à l'abri de
la poussière et des contacts douteux, dans un étui de verre,
par exemple. Autant que possible on se servira d'une brosse
dont les soies sont allongées à l'extrémité, cette disposition
permettant d'atteindre plus sûrement la surface postérieure
des dents de sagesse et les parois internes de toutes les dents.
Le brossage aura lieu dans tous les sens, sur toutes les faces,
c'est-à-dire en arrière et au fond aussi bien qu'en avant, sans
que l'on craigne de frotter vigoureusement. Pour que le nettoyage des interstices des dents soit efficace, il importe que
le brossage soit pratiqué très attentivement de bas en haut et
de haut en bas, c'est-à-dire perpendiculairement aux gencives. Les particules d'aliments qui, logées entre les dents,

résisteraient à l'action de la brosse, devront être enlevées au moyen d'un cure-dents en plume d'oie, mais non d'une aiguille ou d'une épingle, qui risqueraient de faire sauter l'émail. L'eau pure, bouillie si possible, le bicarbonate de sodium, la craie lavée, ou un mélange des deux à parties égales, sont particulièrement recommandés pour le nettoyage des dents. Des savonnages énergiques (au savon blanc) des dents et des gencives, suivis d'un rinçage à l'eau boriquée si possible, peuvent être également employés.

Malgré toutes les prescriptions que nous venons d'indiquer, il peut arriver exceptionnellement qu'une dent se gâte et devienne douloureuse. Il faut alors avoir recours à un dentiste. En attendant son intervention, qui parfois peut tarder plusieurs jours, un certain nombre de précautions sont à prendre. D'abord, afin de ne pas exciter le nerf qui est malade ou mis à nu, il faut éviter les liquides très chauds ou très froids et n'absorber que ceux qui se rapprochent de la température normale, c'est-à-dire 37°; de plus si la cavité de la dent est accessible, au moyen d'une petite curette, il faut là nettoyer avec prudence pour ne pas exciter les filets nerveux de l'ivoire, ce qui augmenterait la douleur. Ensuite la bouche doit être rincée plusieurs fois avec un liquide antiseptique tiède, de l'eau boriquée par exemple, en faisant agir les muscles des joues de façon à projeter l'eau avec force dans la cavité pour la vider complètement. On peut alors y mettre un pansement avec une *mixture ondolalgique* calmante qui peut être un mélange de

| | |
|---|---|
| Acide phénique..................................... | 2 grammes |
| Chlorhydrate de cocaïne........................... | 5 centigrammes |

Une petite boulette de coton, grosse comme une tête d'épingle imprégnée de cette mixture, sera placée au fond de la cavité et recouverte d'une autre boulette de coton. Ce pansement ne doit pas rester plus de 24 heures dans la dent, de crainte d'infection.

Lorsque la carie est profonde et atteint la pulpe dentaire, le dentiste est obligé d'arracher la dent; il est impossible de la conserver dans cet état. Pour cela il insensibilise la gencive avec des *piqûres de cocaïne*, de sorte que cette opération, qui se fait avec une sorte de tenaille appelée *davier*, est relativement peu douloureuse.

Lorsque la dent n'est détériorée que partiellement, on arrive presque toujours à la conserver et à la rendre presque normale par le *plombage*. Cette opération consiste à combler le trou qui se trouve dans la dent, soit avec un ciment spécial, soit avec un alliage se ramollissant presque à la température de la main, soit enfin avec de l'or. Pour cela il faut d'abord insensibiliser la dent, puis nettoyer la partie cariée, de manière à mettre à nu l'ivoire normal; sans cette précaution, les microbes continueraient sous le plombage leur travail de désorganisation, d'où résulterait un mal même plus douloureux que le premier. A cet effet on se sert d'une toute petite molette couverte d'aspérités que l'on fait tourner à l'aide d'un appareil électrique. On « lime » ainsi toute la partie cariée, — puis, quand la cavité est bien propre, on la comble avec l'une des matières énumérées plus haut. Pour l'or, on emploie des feuilles d'or, que l'on comprime successivement dans la brèche à l'aide d'un appareil particulier à percussions successives. Pour le ciment, on le délaye au préalable dans un peu de liquide qui lui donne la consistance de mastic. Pour l'alliage, on le ramollit à la chaleur. Dès lors la dent est sauvée et ne cause plus de douleur.

Lorsque **la gencive** seule est malade, il faut la badigeonner avec de la teinture d'iode ou mieux avec une mixture calmante de la composition suivante.

<pre>
Teinture d'iode......................................... ( Parties égales
Teinture d'aconit....................................... ( 15 grammes
</pre>

On peut ainsi prévenir des fluxions et même des abcès.

Dans tous les cas on ne saurait trop recommander le bon entretien de la bouche, qui est la condition essentielle d'une bonne dentition ; les inflammations des gencives et les caries dentaires sont surtout fréquentes chez les gens qui n'ont pas d'hygiène buccale.

**Parasites de la peau.** — Les parasites de la peau appartiennent soit au **règne végétal**, soit au **règne animal**.

a) *Parasites végétaux*. — Les **parasites végétaux** sont des **champignons** microscopiques qui se développent sur le cuir chevelu, causant des maladies connues sous le nom de **teignes**, parce que la peau de la tête semble trouée, rappelant les étoffes rongées par les vers du même nom.

On distingue deux sortes de teigne : la *teigne tonsurante* et la *teigne faveuse*.

**La teigne tonsurante** (*fig.* 131), est causée par un champignon du genre *trichophyton*, formé de cellules disposées bout à bout, qui envahissent l'intérieur du cheveu et en font éclater la gaine ; le cheveu devient cassant et tombe. Cette chute des cheveux se fait par plaques, qui ressemblent à des tonsures, d'où le nom donné à la maladie.

La teigne tonsurante est très contagieuse ; elle est assez rebelle aux traitements et peut durer un certain temps. Toutefois elle ne laisse aucune trace, car à la longue les cheveux finissent par repousser.

**La teigne faveuse** (*fig.* 132) (de *favus*, rayon de miel) est ainsi appelée parce que, outre la chute des cheveux, elle provoque sur la peau l'apparition de croûtes déprimées au centre et ressemblant à des **godets** ou alvéoles. Cette teigne est due à un champignon du genre *achorion*, qui se développe à la base du cheveu et détruit sa racine. Contrairement à la teigne tonsurante, elle envahit toute la tête, de sorte que la **calvitie**

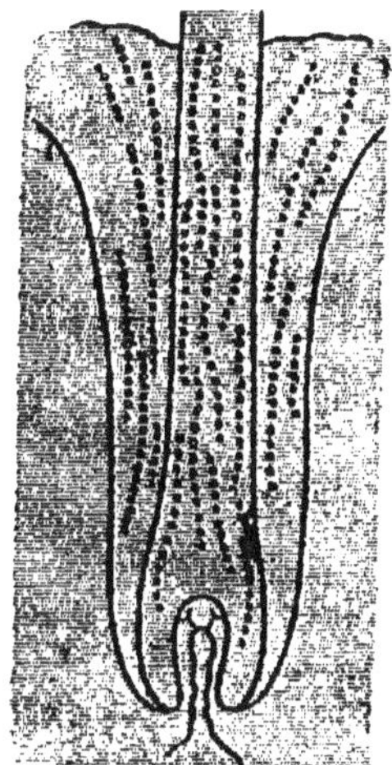

Fig. 131. — Teigne tonsurante (partie inférieure d'un poil, coupée en long).

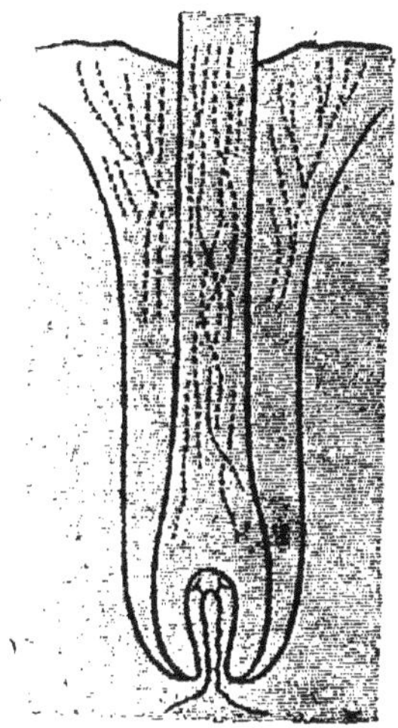

Fig. 132. — Teigne faveuse (partie inférieure d'un poil, coupée en long).

devient totale; elle est en outre facile à distinguer à son **odeur désagréable**, qui rappelle celle de la souris ou l'urine du chat.

Les teignes étant très contagieuses se communiquent surtout chez les enfants par les *changements de coiffure*, par les *peignes* et *brosses* des coiffeurs et enfin par certains *animaux* (*chats*, *chiens*), sur lesquels se développent les champignons, cause de ces maladies, qui sont des cas d'**exclusion temporaire des écoles**.

La pelade (*fig.* 133), considérée autrefois comme contagieuse, est actuellement regardée comme une affection nerveuse du cuir chevelu; c'est donc une maladie d'origine **non parasitaire**.

b) *Parasites animaux*. — Les parasites animaux les plus communs sont les **poux**, les **puces** et le **sarcopte de la gale**.

**1° Les poux.** — Les poux (*fig.* 134) vivent sur la tête (*poux de tête*), sur le bas ventre (*poux du pubis*) et sur le corps (*poux du corps*). Les grattages continuels déterminés par la présence de ces insectes produisent des pustules, des amas de croûtes et des plaies qui peuvent dégénérer en ulcères.

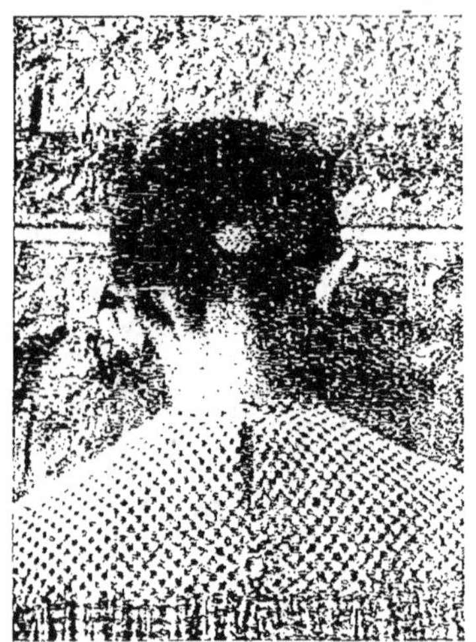

FIG. 133. — La pelade.

Cliché des D<sup>rs</sup> DELVAILLE et BREUCQ.

Les poux se reproduisent avec une très grande rapidité ; chaque femelle pond de 50 à 60 œufs, et les jeunes qui en sortent sont déjà adultes au bout de quinze jours. Ces œufs sont connus sous le nom de *lentes* et sont fortement collés aux cheveux.

La fréquence des poux chez les enfants tient surtout à un préjugé ancien et très tenace dans le peuple, qui veut que les *poux de tête* soient un indice et une condition de bonne santé ; les poux suceraient le mauvais sang, et il faudrait bien se garder de les détruire !

Lorsque les poux de têtes sont peu nombreux, on peut s'en débarrasser en peignant soigneusement les cheveux ; mais ce procédé est insuffisant quand les parasites sont légion. Pour les détruire, il faut autant que possible couper les cheveux ras et enduire soigneusement la tête au moment du coucher d'un *mélange à parties égales d'huile ordinaire et d'huile de pétrole*. On recouvre la tête de l'enfant d'un bonnet, et le lendemain matin on fait un savonnage à l'eau tiède, après quoi on débarrasse les cheveux des lentes, qui y adhèrent, avec un peigne fin, trempé fréquemment dans le vinaigre. On peut, pour plus de sûreté, recommencer les applications deux ou trois soirs de suite. L'huile ordinaire pénètre dans les stigmates, et les poux meurent asphyxiés, tandis que le pétrole agit surtout sur les œufs.

On peut également tamponner la région envahie par les insectes et les œufs avec de la ouate hydrophile imbibée de la solution :

| | |
|---|---|
| Teinture de benjoin | 5 grammes |
| Bichlorure de mercure | 1 gramme |
| Acide acétique cristallisable | 25 grammes |
| Eau de Cologne | 500 grammes |

Les lentes par suite de leur enveloppe chytineuse ne peuvent être complètement détruites que par l'acide acétique qui solubilise la chytine.

**Les poux du corps** ou *poux de vêtements* et les **poux du pubis** plus connus sous le nom de *Phthirius* ou *morpions*, sont plus résistants. On les détruit à l'aide de pommades mercurielles (*onguent gris*) ou mieux avec des solutions de sublimé dans le vinaigre (1 gramme de sublimé pour 500 grammes de vinaigre).

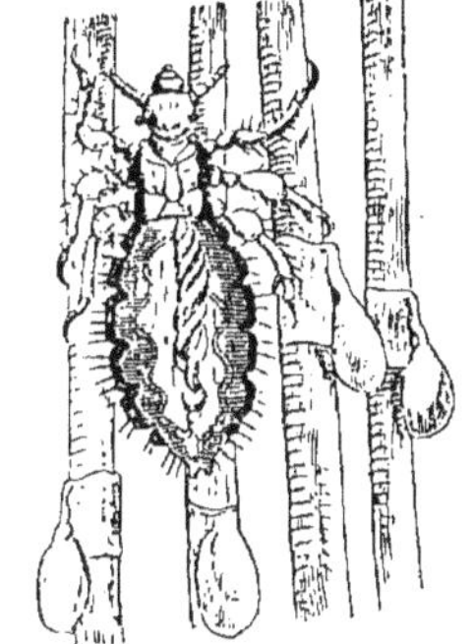

Fig. 134. — Pou et ses lentes.

Le vinaigre en ramollissant la coque des œufs, favorise la pénétration du sublimé dans leur intérieur ce qui amène leur destruction en même temps que celle des poux.

2° **Les puces.** — Les puces (*fig.* 135) ont le corps comprimé latéralement ; leurs pattes sont longues et disposées pour le saut.

La femelle pond ses œufs dans les endroits poussiéreux ; au bout de quatre ou cinq jours, il en sort des larves qui, après une vingtaine de jours, donnent naissance à l'insecte parfait.

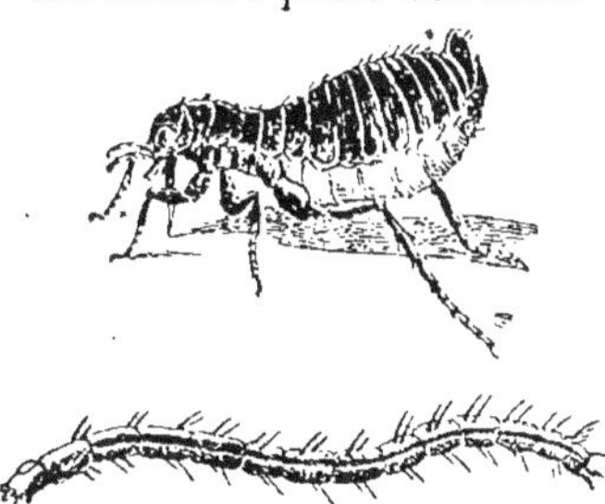

Fig. 135. — Puce et sa larve.

La puce vit dans nos vêtements, sur notre corps de même que sur celui d'un certain nombre d'animaux (chien, chat, rat, etc.). La piqûre s'accompagne du dépôt d'une salive irritante et donne lieu à une très légère hémorragie.

On sait que la puce, en passant d'un rat atteint de la peste, sur l'homme, peut lui communiquer cette maladie : la puce du rat est donc l'agent de transmission de la peste.

La propreté du corps et des vêtements est l'unique moyen de se préserver des puces. Toutefois, lorsque le corps est envahi par ces insectes, il est bon de saupoudrer légèrement les habits de dessous (*flanelle, chemise*), avec un peu de

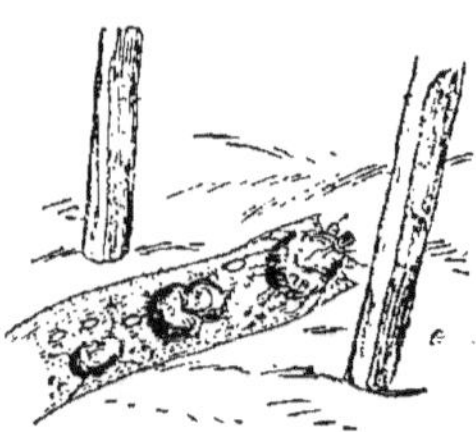

FIG. 136 — Sarcoptes de la gale.

iodoforme; malheureusement ce composé même à dose inappréciable, a une odeur incommodante pour l'odorat humain.

3° **Le sarcopte de la galle.** — La galle est causée par un petit acarien connu sous le nom de *sarcopte* (*fig.* 136), qui creuse des galeries sous la peau : les œufs sont pondus dans les sillons sous-cutanés et donnent naissance à des *larves*, qui gagnent la surface de la peau et peuvent propager la maladie, qui est des plus contagieuses.

La galle, qui était autrefois très répandue, tend de nos jours à disparaître.

On la combat avec des *frictions au savon noir*, suivies d'applications de *pommades soufrées*, et très rapidement on peut s'en débarrasser.

## II. — **Exercice physique.**

**Nécessité de l'exercice physique.** — On a constaté depuis longtemps qu'un *muscle se développe par l'exercice*. L'homme qui se sert constamment de ses bras pour son travail a les muscles des bras très développés (*fig.* 137), de même que le coureur a les muscles des jambes volumineux. Comme on le dit en physiologie, la fonction crée et développe l'organe; d'ailleurs, dans toutes les professions manuelles, l'éducation des muscles est une partie essentielle de l'apprentissage. C'est ce qu'on appelle entraînement en langage de sport.

**L'exercice physique** non seulement développe le **système musculaire**, mais encore favorise le **développement du squelette** et le **jeu des articulations.** On sait que lorsqu'un membre, à la suite de fracture, est placé dans un appareil, il ne tarde pas à s'ankyloser ; les ligaments se calcifient ; ce n'est que par des exercices modérés et appropriés que l'articulation peut de nouveau fonctionner.

L'exercice favorise en outre le **développement de l'appareil respiratoire** en provoquant des *inspirations forcées*, lesquelles introduisent environ 2 **litres** d'air dans nos poumons, tandis qu'à l'état de repos une *inspiration normale* n'en introduit **qu'un demi-litre.** De la sorte,

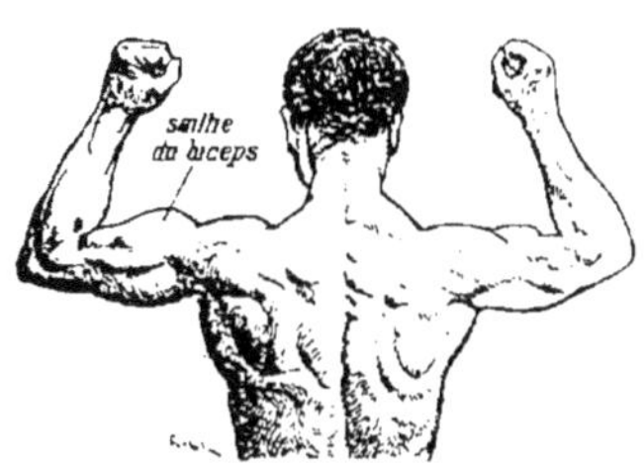


Fig. 137. — Les bras d'un ouvrier: les muscles, du fait du travail, sont devenus très puissants.

l'**oxygène** amené aux tissus est en quantité plus considérable et peut produire les oxydations nécessaires à la production des mouvements.

Il convient toutefois, pour avoir cette quantité supplémentaire d'oxygène, de ne pas remplacer des inspirations larges et profondes par des inspirations normales nombreuses et répétées qui gêneraient le fonctionnement du cœur.

La ventilation énergique du poumon attire le sang et facilite sa **circulation.** D'autre part l'**appétit** se développe à mesure que l'usure se produit, et la digestion en est facilitée ; de la sorte, la nutrition des organes est améliorée.

Enfin le mouvement étant provoqué par les nerfs, qui eux-mêmes obéissent au cerveau, il en résulte pour le **système nerveux** une série d'excitations favorables à son développement.

Les exercices physiques demandent donc la collaboration de la plupart des organes essentiels du corps humain et sont en ce sens d'**excellents dérivatifs des fatigues intellectuelles.**

**Gymnastique.** — Mais, pour le développement harmonieux du système musculaire, il n'est pas d'exercice préférable à une gymnastique raisonnée, qui fait travailler tous les muscles, alors que la plupart des sports, comme la plupart des professions manuelles, favorisent le développement de certains muscles au détriment de certains autres.

**Les exercices de gymnastique** sont nombreux et variés. On peut les grouper en **trois séries.**

Dans la première série se placent les **exercices d'assouplissement,** qui comprennent des mouvements sans appareils spéciaux ; ce sont eux qui conviennent aux *enfants du premier âge.* Tout au plus, pour donner aux muscles plus de force et d'étendue, emploie-t-on le *bâton,* les *haltères,* les *massues.* Ces exercices bien combinés, outre qu'ils fortifient les muscles, dilatent le thorax et augmentent la capacité pulmonaire.

Dans la deuxième série se placent les **exercices aux appareils** (*trapèze, barres fixes, barres parallèles, échelle de corde,* etc.). Ces exercices ne conviennent qu'à la *deuxième enfance;* il serait imprudent de les commencer avant l'âge de huit ou neuf ans, bien qu'ils développent beaucoup mieux l'*agilité* et la *souplesse* que les précédents. Ils ne sont pas toujours en effet sans **danger,** et, avec des enfants trop jeunes et par suite imprudents, ils peuvent amener des accidents **regrettables.** D'autre part, la répétition des exercices n'est pas assez fréquente, lorsque les enfants sont nombreux, et la discipline s'en ressent.

La troisième série comprend les exercices de **gymnastique suédoise,** exercices produits en vue d'un but déterminé qui agissent sur le développement physique en même temps qu'ils peuvent corriger les conformations vicieuses. C'est la méthode suédoise perfectionnée que l'on a mise en pratique dans les établissements de mécanothérapie; on y dose le mouvement au moyen de machines, de manière à approprier l'exercice à l'âge des enfants ou à la force des malades.

De première utilité pour les enfants, indispensable à l'homme âgé qui ne peut plus faire de sport, la gymnastique suédoise constitue l'**exercice de choix** pour l'adolescent et l'homme fait, condamnés à un travail sédentaire.

Dans tous les exercices, il ne faut pas oublier que si, en général, le travail musculaire est un dérivatif du travail intellectuel, dans certains cas, il s'additionne avec lui. Lorsque les mouvements sont compliqués, le cerveau agit en même temps que les muscles ; aussi, après le labeur de tête, doit-on se contenter d'exercices simples et peu fatigants.

**Sports.** — Les sports autrefois délaissés sont devenus en faveur pendant ces dernières années. Jamais on n'a tant fait de **marches, courses, boxe, escrime, foot-ball, natation, bicyclette,** qu'aujourd'hui. Quels sont les avantages et les inconvénients de ces différents sports ?

a) *Marche.* — La marche est parmi les exercices physiques le plus simple et le meilleur. Son influence sur la digestion est telle qu'on a pu dire sans trop d'exagération *qu'on digère avec ses jambes.* La circulation étant également plus active, l'**élimination des toxines** par l'urine se fait mieux, et le système nerveux se ressent de cette dépuration de l'organisme ; il devient moins excitable et le cerveau est en meilleur état pour travailler.

**La marche au grand air** *est naturellement plus salutaire pour les poumons que la* **marche en** appartement, l'exercice doublant la quantité de gaz carbonique produit par la respiration. Les professions qui comportent de longues heures de marche sur les routes ou dans les champs sont les plus salubres.

b) *Course, saut.* — La **course**, le **saut**, ne sont pas toujours sans **inconvénients** pour la santé. Ces exercices demandent un *trop grand effort au cœur* et, lorsque celui-ci est déjà malade, la mort peut s'ensuivre ; le moins qui puisse arriver, c'est une aggravation de la maladie existante. Aussi n'admet-on aux grandes épreuves sportives de courses et de sauts, que les professionnels, déjà bien entraînés et encore après visite médicale.

c) *Boxe.* — La **boxe** développe le *sang-froid*, le *coup d'œil*, la *hardiesse ;* elle met en jeu un grand nombre de muscles et par suite amène un développement harmonieux non seulement de tous les membres, mais encore de toutes les parties du corps.

La critique qu'on lui adresse, c'est qu'elle peut provoquer des **accidents**. L'enfant, dans son ardeur combative, peut oublier qu'il s'agit d'un jeu, et frapper dur. Sans doute les gants sont là pour le protéger contre toute blessure sérieuse, mais il n'en est pas moins vrai que certains coups sont parfois fort douloureux ; il est vrai qu'on peut ajouter que c'est une préparation à l'**endurance physique**.

d) *Escrime.* — L'escrime développe la *souplesse*, l'*agilité* et l'*adresse*, mais cet exercice fatigue beaucoup, aussi ne convient-il qu'aux adultes. D'ailleurs, l'escrime, par l'attention incessante qu'elle exige, devient un travail intellectuel et ne saurait en aucun cas reposer des études.

e) *Foot-ball.* — Le **foot-ball** est très en faveur en Angleterre ; il tend depuis quelques années à s'introduire dans nos écoles normales où des équipes s'organisent pour concourir. C'est un **sport des plus hygiéniques**, car il a lieu en plein air et réunit à la fois les avantages de la marche et de la boxe. Malheureusement comme celle-ci, en raison de la jeunesse et de l'ardeur des jeunes gens, il tourne parfois à la brutalité et peut causer des **accidents**.

f) *Natation.* — La **natation** est un des meilleurs exercices physiques, car elle met tous les membres en mouvement et s'exerce dans un **air pur**, non poussiéreux. Il faut ajouter, à l'action musculaire, l'*action tonique de l'eau froide*. Il est à regretter que la natation n'ait qu'une saison et nécessite le voisinage d'une rivière ou d'une pièce d'eau.

g) *Bicyclette.* — La **bicyclette**, par suite des multiples plaisirs qu'elle procure, est devenue à la mode ; elle devient un excellent exercice, parce qu'elle met en jeu un grand nombre de muscles, et cela symétriquement des deux côtés du corps. On lui a reproché de produire une *courbure du dos* par la position penchée que prend parfois le corps appuyé sur le guidon, de *nuire aux fonctions digestives* par la gêne qu'elle oppose aux mouvements de l'estomac, mais surtout d'entraîner pendant les exagérations de vitesse une *augmentation du nombre des battements du* **cœur** qui peut amener la mort chez les **cardiaques**. Tout cela est facile à amender **avec de la pondération**.

**Inconvénients du défaut d'exercices physiques : maladies qui en dérivent.** — Le corps a plus besoin d'exercice que de nourriture ; le repos exagéré entraîne l'**atrophie musculaire** et devient la cause d'un certain nombre de maladies qui traduisent le mauvais fonctionnement de l'organisme.

D'abord la **graisse**, non brûlée par le travail physique, s'accumule autour des viscères et sous la peau, produisant l'obésité. Toutes les personnes à vie sédentaire sont plus ou moins grosses par suite de l'abondance du tissu adipeux qui s'est développé par le manque d'exercice. Chose bizarre, cette absence d'exercice s'accompagne souvent d'une alimentation exagérée : la tunique musculaire de l'estomac plus faible, comme tous les muscles, se laisse distendre et une **dilatation d'estomac** se produit. D'ailleurs la vie sédentaire trouble le fonctionnement digestif, rend plus lente l'évacuation des aliments, soumet l'estomac à un excès de travail, qui finit par le surmener.

La **goutte** est également une maladie qui accompagne le manque d'exercice et la bonne chère. Les substances albuminoïdes prises en excès, ne peuvent en totalité servir à la nutrition, et une bonne partie reste à l'état d'acide **urique** insoluble, qui se dépose dans les articulations, gêne leur fonctionnement et occasionne les douleurs intolérables qui accompagnent la goutte.

Très souvent l'acide urique se dépose également dans les tubes urinifères du rein, causant les coliques **néphrétiques** ou formant des **calculs** dans la vessie (**gravelle urique**).

Toutes ces maladies sont des conséquences du manque d'exercice et de la vie toujours sédentaire.

**Inconvénients de l'excès d'exercices physiques : surmenage.** Si le manque d'exercices physiques présente des inconvénients, l'abus n'est pas non plus sans danger. Lorsqu'un exercice présente une grande dépense de force en un temps très court, il y a **surproduction de gaz carbonique**, que le poumon ne suffit pas à évacuer rapidement et **qui s'accumule dans le sang**, et d'autre part insuffisance d'arrivée d'oxygène; il en résulte une **sensation d'étouffement** qui se manifeste extérieurement par l'**essoufflement**.

L'essoufflement est dû à l'insuffisance de la respiration par suite de l'augmentation de travail que doivent subir pendant les exercices violents, deux organes intimement associés au fonctionnement des muscles : le *cœur* et le *poumon*. Lorsque les muscles font beaucoup de travail en peu de temps, le *sang s'appauvrit en oxygène et se surcharge de gaz carbonique.* Pour se débarrasser de ce dernier gaz qui l'empoisonne et s'enrichir en oxygène qui lui manque, le sang doit donc se porter au poumon en plus grande abondance qu'à l'état de repos, et c'est le cœur qui doit l'y pousser. Il arrive donc que le cœur, pour répondre aux exigences plus grandes de la circulation pulmonaire, est obligé d'imprimer au sang une poussée beaucoup plus énergique. De là un supplément d'effort qui l'épuise rapidement, d'où les **palpitations** qui, à la longue, altèrent les fibres cardiaques et produisent des maladies de cœur.

Cet état se complique, si l'exercice se prolonge d'une sensation de **fatigue.** Comme nous le savons, au moment de leurs contractions, les **muscles sont le siège de combustions chimiques** très actives. Les déchets de ces combustions sont généralement, outre le *gaz carbonique,* de l'*acide lactique*, et des produits toxiques tels que la *créatine.*

L'**acide lactique** coagule la myosine du tissu musculaire, de sorte que celui-ci devient dur et n'obéit plus à l'action de la volonté, d'où la sensation de fatigue. On sait qu'en enlevant l'acide lactique, soit par injection de sérum, soit en activant la **circulation** par le massage, le muscle reprend rapidement son état primitif et peut produire un nouvel effort.

Lorsque la fatigue est très intense, au lieu de disparaître par le repos, elle aboutit à la **courbature,** état caractérisé par une lassitude générale et la disparition de l'appétit ; si enfin la fatigue est répétée, on en arrive au **surmenage,** état non plus transitoire comme la courbature, mais bien d'une durée plus ou moins longue.

La production des toxines, qui sont des poisons du cœur, engendre une **auto-intoxication** de l'organisme, qui accentue la fatigue.

Lorsque la mort arrive à la suite d'un travail intense, l'excès d'acide lactique dans le tissu musculaire explique pourquoi la **rigidité cadavérique** se produit si vite, et la présence des toxines dans le sang, pourquoi la *putréfaction du cadavre* est si rapide. On constate d'ailleurs ces faits expérimentalement sur le gibier longtemps poursuivi : lorsque l'état de fatigue est tel que le gibier meurt, il devient rigide presque instantanément, et se décompose en quelques heures.

La fatigue pour un même exercice varie beaucoup avec les individus ; il faut en effet tenir grand compte de l'**habitude**. Tel exercice qui ne pouvait être d'abord exécuté que quelques minutes, peut ensuite être prolongé longtemps. C'est cette accoutumance progressive qu'on nomme l'**entraînement**.

L'état d'entraînement est donc caractérisé par l'ensemble des perfectionnements qui se produisent dans les organes et les fonctions, sous l'influence d'un exercice corporel régulièrement pratiqué. Tout le monde sait que la **pratique des exercices du corps produit l'endurance à la fatigue**. Sous son influence, la *graisse disparaît*, les *muscles augmentent de volume*, deviennent plus saillants et plus durs.

Or on sait que la force d'un muscle est en proportion de son volume et de sa densité. D'autre part, le *périmètre thoracique s'élargit*, la *capacité pulmonaire augmente*, le *cœur devient plus charnu*, plus apte à la résistance, d'où moindre essoufflement.

Le sujet entraîné résiste mieux à la fatigue parce qu'il fait moins de déchets, qu'il encombre moins son sang de substances toxiques, qu'il use moins de tissus vivants et que ses organes éliminateurs fonctionnent mieux et débarrassent plus vite le sang des poisons accumulés par l'exercice.

Remarquons d'ailleurs que la **volonté** qui commande et règle les mouvements, subit un entraînement parallèle à celui du muscle sur lequel elle agit, de sorte qu'à un moment donné son intervention devient presque négligeable, ce qui diminue la fatigue intellectuelle, compagne le plus souvent inséparable de la fatigue physique.

Enfin l'un des plus grands dangers de l'excès d'exercice physique, réside dans les *pneumonies* ou fluxions de poitrine *consécutives aux refroidissements*. Lorsque le corps est fatigué, ses globules blancs ou leucocytes font en effet beaucoup moins la douane de l'organisme. On sait qu'en temps normal les leucocytes sont chargés de dévorer les microbes qui s'introduisent dans le corps (**phagocytose**) et de nous préserver d'une foule de maladies infectieuses. Si ceux-ci accomplissent mal leur besogne, certains microbes dont le *pneumocoque* peuvent arriver dans les poumons et engendrer une *pneumonie*. Or le froid paralyse en même temps l'action des leucocytes; de sorte qu'après un travail physique intense, s'il y a refroidissement, il y a presque toujours, pour cette *double raison*, fluxion de poitrine consécutive.

Le refroidissement est facilité par l'évaporation de la sueur produite en excès par suite d'une circulation sanguine intense; c'est pourquoi on recommande avec juste raison de ne pas se mettre dans les **courants d'air** qui activent l'évaporation, lorsqu'on a chaud; c'est pourquoi dans les campagnes on attribue les pneumonies « *au chaud et froid* », bien que la cause réelle réside dans la paralysie momentanée des phagocytes, par suite de fatigue suivie de refroidissement.

**Surmenage intellectuel.** — Le surmenage psychique plus encore que le surmenage physique débilite. On sait que l'activité de la cellule nerveuse est entretenue par les éléments nutritifs que lui apporte le sang. Or cette cellule peut s'épuiser, soit que son fonctionnement devienne excessif, soit qu'elle ne parvienne pas à se réparer n'étant pas assez nourrie, soit qu'elle soit intoxiquée par ses produits de désassimilation. **L'excès de travail intellectuel** peut donc à lui seul provoquer un état de maladie bien connu depuis quelques années sous le nom de **neurasthénie.**

Quoique la neurasthénie ne soit pas absolument rare chez les gens du peuple et les artisans, il est incontestable qu'elle sévit avec une intensité plus remarquable chez les savants, artistes, littérateurs, candidats aux concours, qui travaillent d'une manière exagérée. D'ailleurs qui de nous, après un travail un peu soutenu, ne s'est senti légèrement neurasthénique, la *tête enserrée dans un casque, l'énergie affaiblie,* la *volonté absente ?*

A cette question de l'excès de travail intellectuel se rattache celle du **surmenage scolaire.** Dans ces dernières années, on en a beaucoup parlé. On a été ému de voir un certain nombre de nos normaliens, avec un visage pâle, des yeux fatigués, une expression de langueur, de tristesse qui contraste avec leur âge, qui est celui de la bonne mine, de l'entrain, de la gaieté. Et cependant l'influence fâcheuse du surmenage scolaire n'a-t-elle pas été exagérée? Sans doute les **programmes de nos** écoles normales sont un peu chargés ; mais on en vient facilement à bout par un travail régulier et continu ; ce qui fatigue surtout, ce sont les *coups de collier* que les élèves sont obligés de donner au moment des examens et des compositions, quand ils ont, dans les semaines ou les mois précédents, travaillé insuffisamment.

---

## TABLEAU SYNOPTIQUE DE L'HYGIÈNE DE LA PERSONNE

**Hygiène corporelle**

- **Hygiène de la peau**
  - Rôle de la peau dans la : respiration. — dépuration de l'organisme (*sueur*). — régulation thermique du corps.
  - Nécessité de : lavages fréquents du visage et des mains. — tubs. — bains et douches pour le corps.
- **Hygiène des mains et des pieds**
  - Propreté absolue par fréquents lavages.
  - Ongles nettoyés et taillés.
  - Eviter *cors*, *durillons* et *ongle incarné* aux pieds.
- **Hygiène des cheveux**
  - Savonnage quotidien de la tête et brossage des cheveux.
  - Rejeter l'emploi des pommades, cosmétiques et teintures.
  - Combattre les *pellicules*, indice d'une calvitie précoce.
- **Hygiène des oreilles**
  - Pavillon propre.
  - Conduit auditif externe débarrassé de *cérumen*.
  - Pharynx dépourvu de *végétations adénoïdes*.
- **Hygiène des yeux**
  - Eclairage suffisant.
  - Mobilier scolaire adapté à la taille de l'enfant.
  - Livres imprimés en caractères nets pour éviter la myopie.
- **Hygiène des dents**
  - Malpropreté des dents est la cause de la *carie dentaire*.
  - Nécessité : de rinçages fréquents de la bouche. — du nettoyage des dents après chaque repas.
  - En cas de carie, faire *plomber* la dent.
- **Parasites de la peau**
  - végétaux : champignons microscopiques. *Teignes*.
  - animaux :
    - Insectes : *Poux*. *Puces*.
    - Arachnides : *Sarcopte de la gale*.

**Exercices physiques**

- Importance de l'exercice musculaire pour le développement du corps.
- **Gymnastique**
  - Exercices d'assouplissement.
  - — aux appareils.
  - — de gymnastique suédoise.
- **Sports**
  - Marche, course, sauts.
  - Boxe, escrime, foot-ball.
  - Natation, bicyclette.
- **Inconvénients**
  - du défaut d'exercice : Atrophie musculaire. — Obésité. — Rhumatisme, Goutte, Gravelle.
  - de l'excès d'exercice : Essoufflement. — Palpitations. — Courbature.
- Surmenage intellectuel peut engendrer la *neurasthénie*.

---

# CHAPITRE VIII

## HYGIÈNE DES VÊTEMENTS

Le but des vêtements est d'abord de maintenir dans l'organisme la température normale de 37° en le protégeant contre la perte de chaleur en hiver et l'excès de la chaleur extérieure en été ; ensuite de le protéger contre les poussières et les objets du dehors.

Un bon vêtement doit remplir les conditions suivantes :

1° Être *ample* pour rendre faciles les mouvements et permettre sans difficulté la respiration. La couche d'air interposée entre le vêtement et la peau étant mauvaise conductrice de la chaleur, est protectrice de la chaleur du corps. Cette ampleur ne doit pas pourtant être excessive en hiver, car elle permettrait alors un trop rapide renouvellement de l'air interposé, ce qui amènerait un refroidissement continu de la peau ;

2° Être *perméable*, de façon à laisser s'effectuer la respiration de la peau et l'évaporation de la sueur ;

3° Être *mou* et *léger*, c'est-à-dire contenir une assez grande quantité d'air, qui facilite les échanges gazeux dus à la respiration, et en même temps être suffisamment *épais*, surtout en hiver, pour limiter la circulation de l'air et empêcher le refroidissement.

Pour les femmes, les vêtements suivent en général le caprice de la mode, dont les préceptes ne sont pas toujours compatibles avec ceux de l'hygiène.

**Les vêtements selon la saison.** — La température extérieure variant beaucoup avec les saisons, nous devons faire varier notre habillement d'une saison à l'autre. Vêtus en hiver comme nous le sommes en été, nous aurions trop froid, et vêtus en été comme nous le sommes en hiver, nous aurions trop chaud.

**a)** *Influence de la nature des tissus. Pouvoir conducteur.* — Les vêtements ne diffèrent pas seulement entre eux par leur forme et leur épaisseur, mais aussi par la **nature des tissus** qui les composent, ce qui, au point de vue **conducteur**, a une grande importance.

**Le pouvoir conducteur des tissus** dépend surtout de l'air contenu dans leurs mailles. L'air est un des plus mauvais conducteurs de la chaleur ; de la porosité des étoffes dépend par suite en partie leur pouvoir conducteur. Toutefois la **nature du tissu** a elle-même une certaine influence. Ainsi, en prenant **le pouvoir** conducteur de l'air comme unité, celui de la laine est 6, celui du coton **14** et de la toile de lin 30. Pour nous en rendre compte, prenons trois bouteilles (*fig.* 138) remplies d'eau chaude et dont

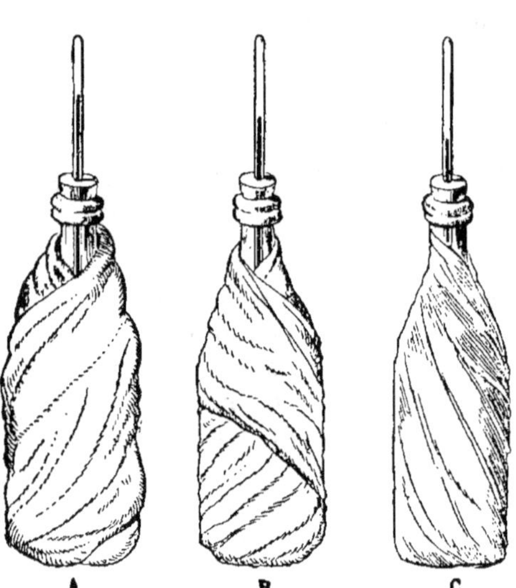

FIG. 138. — Bouteilles d'eau chaude enveloppées dans différents tissus.

A, laine ; B, coton ; C, toile.

le bouchon supporte un thermomètre plongeant dans le liquide. Enveloppons-les, l'une, d'une étoffe de laine, l'autre d'un tissu de coton et la troisième d'un morceau de toile. Au bout d'une demi-heure environ nous pourrons constater que le thermomètre de la première indique une température encore assez élevée, tandis que la température de la seconde est à plusieurs degrés au-dessous et celle de la troisième encore plus basse. Ceci montre que la laine a empêché la déperdition de la chaleur beaucoup mieux que le coton et celui-ci mieux que la toile. De là, la conclusion suivante : *il vaut mieux se vêtir de laine quand il fait froid, de toile quand il fait chaud, réservant le coton pour les jours où la chaleur est modérée.* Toutefois, quand la température est très élevée, supérieure à celle du corps, les étoffes de laine conviennent pour mettre le corps à l'abri contre la chaleur du dehors : « *Ce qui protège du froid, disent les Arabes, protège aussi du chaud.* »

A remarquer que les **tissus de papier** protègent presque autant que les tissus de laine contre les abaissements de température. C'est ce qui explique l'usage populaire, lorsque, après avoir eu chaud, on est surpris par un abaissement brusque de température, de placer un journal, plié en quatre, entre le gilet et la chemise sur la poitrine et sur le dos ; ce double plastron est un préservatif efficace contre les refroidissements.

b) *Influence de la couleur. Pouvoir absorbant.* — Il faut également considérer la **couleur des vêtements**. En enveloppant des thermomètres d'étoffe de même nature, mais de couleurs différentes, et en les exposant au soleil, on constate que les **diverses couleurs n'absorbent pas toutes la même quantité de chaleur** : celles qui ont le plus grand pouvoir absorbant sont les couleurs foncées; celles qui ont le plus faible, les couleurs claires. L'ordre décroissant des pouvoirs absorbant est le suivant : *noir, bleu, vert, rouge, jaune, gris, blanc.* Si l'on représente par 100 la quantité de chaleur absorbée par une étoffe blanche, cette quantité s'élève :

> Pour une étoffe jaune à 140
> —         rouge à 168
> —         brune à 195
> —         noire à 208

En plaçant sur la neige, un jour de soleil, des carrés d'étoffe de mêmes dimensions des couleurs ci-dessus désignées, on pourra vérifier cette inégalité de pouvoir absorbant par la vitesse de fonte de la neige. Il est bien évident, d'après cela, qu'en hiver on a plus chaud avec un vêtement noir qu'avec un vêtement blanc, tandis qu'en été un vêtement clair s'impose, si l'on ne veut pas « rôtir au soleil », ainsi que cela arriverait avec un habillement foncé. C'est d'ailleurs pour cette raison que les Arabes se drapent dans de larges burnous blancs (*fig.* 139).

On doit aussi se préoccuper de la nature chimique de la couleur du vêtement, bien qu'il soit difficile d'avoir des notions précises à cet égard. **La teinture est en effet parfois à base d'arsenic, de plomb ou d'aniline, et peut de la sorte causer des empoisonnements lents.** Si l'on reconnaît qu'un vêtement est teint de cette façon, on ne doit pas hésiter à ne plus s'en servir.

c) *Influence du pouvoir hygrométrique.* — Les vêtements, principalement ceux de dessous, sont fréquemment en contact avec l'eau provenant de la **sueur.** Les tissus les plus hygiéniques contre l'humidité sont ceux qui peuvent **absorber beaucoup d'eau,** tout en conservant une certaine **perméabilité à l'air** ; ces conditions sont réalisées par les flanelles, surtout par *les flanelles de laine qui ont un pouvoir absorbant dix fois plus grand que les flanelles de coton et cinquante fois plus grand que les tissus de toile.* En outre ce sont les étoffes qui conservent le mieux la perméabilité ; la toile mouillée est imperméable à l'air et empêche la respiration cutanée ; au contraire, pour les flanelles mouillées, la perméabilité ne diminue guère que de 15 0/0.

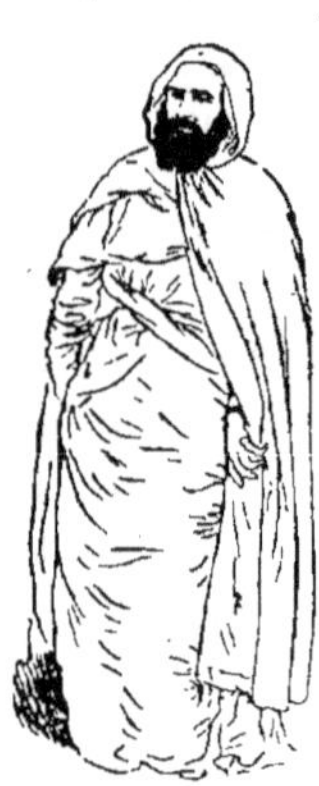

Fig. 139. — Arabe en burnous.

Les flanelles constituent donc des vêtements de défense de première nécessité, surtout en été où la sueur est abondante. De plus, se mouillant très lentement, opposant plus de résistance à l'humidité du dehors et séchant avec la même lenteur, elles s'opposent aux refroidissements brusques, sources de rhumes, de pneumonies, qui dégénèrent souvent en tuberculose.

Toutefois les flanelles doivent être tenues dans un continuel état de propreté, parce que la sueur leur fait perdre partiellement leur porosité et leur enlève ainsi leur propriété capitale, qui est de former un matelas d'air sur la peau.

**Vêtements imperméables.** — D'après ce qui précède il résulte que les vêtements mouillés sont anti-hygiéniques ; aussi a-t-on cherché à rendre les vêtements de dessus imperméables en les imprégnant de caoutchouc (*tissus caoutchoutés*). Ces vêtements **préservent** le corps de la pluie, mais par contre ils **gênent la respiration** et la **transpiration** de la peau. — Tolérables au repos, ils deviennent gênants à la suite d'une longue marche ; la sueur, ne pouvant s'évaporer, imprègne la flanelle qui [devient plus humide qu'elle ne l'aurait été par la pluie. En outre ces vêtements étant lisses ont un *pouvoir rayonnant considérable*, ce qui abaisse notablement la température au-dessous d'eux.

On a cherché depuis quelques années à fabriquer des vêtements d'une imperméabilité moins complète qu'avec le caoutchouc et on a employé pour cela, *l'acétate d'aluminium*, qui ne donne qu'une imperméabilisation temporaire, ou mieux la **paraffine**, qui est *très peu perméable*.

**Dangers des compressions.** — Les vêtements doivent être amples, de façon à ne gêner aucun organe. Ce qui est surtout essentiel, c'est de n'apporter aucun trouble

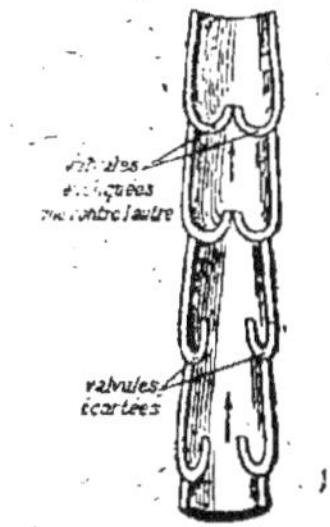


FIG. 140. — Coupe en long d'une veine normale.

dans la **circulation** et la **respiration**. Malheureusement beaucoup de personnes, les femmes surtout, ont l'habitude de porter des foulards, des cols montants fermant le cou et surtout des jarretières pour retenir les bas. De la sorte toutes les veines sous-cutanées sont comprimées, le sang s'accumule en amont, dilate le tissu veineux, d'où l'origine des **varices** (*fig.* **141**).

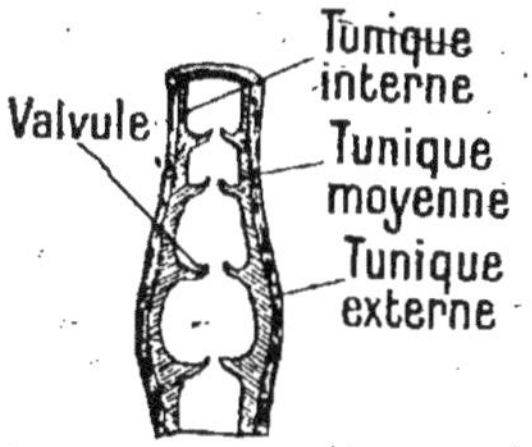

L'hygiène condamne donc avec raison toutes les compressions cutanées et recommande de substituer aux jarretières s'attachant



FIG. 141. — Coupe en long d'une veine avec varice.

au-dessus ou au-dessous du genou, les **jarretelles** qui s'attachent à la partie inférieure du corset.

Reste la question si controversée du **corset féminin**. On l'accuse et avec raison de comprimer les côtes et l'estomac (*fig.* 142). Il est bien évident qu'il serait beaucoup plus hygiénique de s'en passer, mais il est non moins évident que le corset est utile pour fixer et mouler les vêtements de dessus imposés par la mode avec **une** complication toujours croissante. Dans ces conditions, il faut bien tolérer l'usage du corset, mais on doit faire le possible pour le mettre hors d'état de nuire. On y arrive jusqu'à un certain point en n'employant qu'un corset souple, pas trop serré à la taille, reposant largement sur les hanches, sans comprimer l'abdomen.

Il faut, autant que possible, éviter l'emploi continu de cache-nez et de foulards, qui engendrent une sensibilité exagérée de la région du cou. Pour peu qu'on les quitte, on contracte des *maux de gorge* très désagréables par eux-mêmes et très dangereux par les suites qu'ils peuvent occasionner. Il vaut mieux s'habituer à avoir le cou nu, ainsi que le font les marins, qui, eux, cependant, sont exposés à toutes les intempéries.

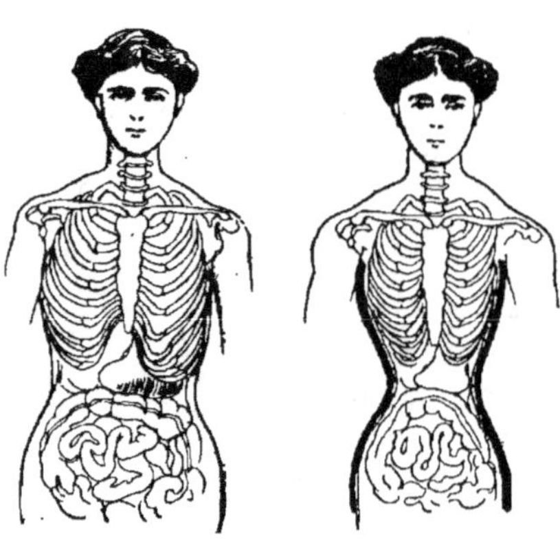

Fig. 142. — Comparaison du thorax et de l'abdomen d'une femme sans corset et d'une femme munie d'un corset.

**Entretien des vêtements.** — a) *Vêtements de dessous.* — Les **vêtements de dessous** (*flanelle, chemise, caleçon, bas*), c'est-à-dire ceux qui sont en contact direct avec la peau, doivent être **lavés** souvent. Ces vêtements s'imprègnent de sueur et de tous les produits liquides, gazeux ou volatils que sécrète ou exhale la peau ; au bout de quelques jours, ils ont perdu leur porosité, provoquent des irritations qui favorisent les actions microbiennes. Les **microbes**, nombreux à la surface de la peau, pénètrent l'épiderme et produisent des **maladies cutanées** de gravité variable. De plus le linge de corps, *sale*, acquiert lentement une odeur insupportable et ne tarde pas à être envahi par de nombreux **parasites**, *puces, poux, sarcoptes de la galle*, dont il est difficile de se défaire.

b) *Vêtements de dessus.* — Les **vêtements** de dessus ou vêtements proprement dits, recueillent les **poussières** du milieu extérieur. On doit les brosser souvent et les battre en plein air lorsqu'ils sont trop sales ; dans d'autres cas, lorsqu'on les suppose contaminés, c'est-à-dire lorsque, parmi la poussière, on suppose qu'il y a des **germes de maladies contagieuses** (*tuberculose, fièvre typhoïde, scarlatine,* etc.), il faut les désinfecter. Pour cela, dans les villes, on les porte dans les étuves à désinfection d'où ils sortent sinon propres, **du** moins exempts de germes nocifs. Dans les campagnes, il faudra les lessiver fortement ; en cas d'impossibilité comme pour les tissus de laine et de soie, mieux vaut les brûler que les conserver.

**Coiffure.** — En principe la coiffure est destinée à protéger la tête contre le froid ou contre les ardeurs du soleil. Mais la coiffure féminine, sacrifiant trop l'hygiène aux exigences de la mode, ne semble pas souvent apte à remplir ce rôle.

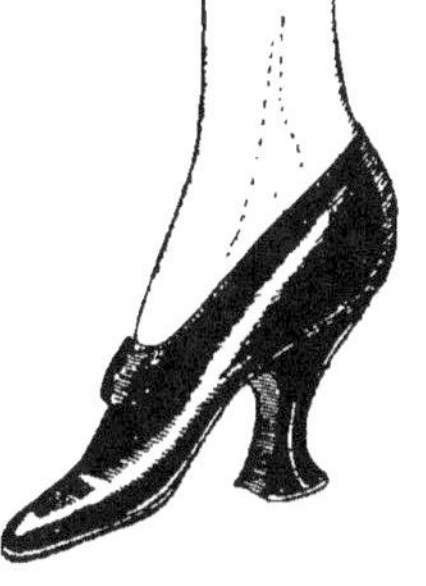

Fig. 143. — Chaussure au talon trop haut.

La coiffure devrait être toujours **légère, souple** et perméable à l'air. Un chapeau lourd ou rigide occasionne des migraines, des maux de tête et provoque la chute des cheveux. Une coiffure imperméable est également nuisible ; en empêchant l'évaporation de se produire, elle échauffe la tête et peut causer une congestion.

En été, un large chapeau de paille de couleur blanche est préférable à tout autre, il protège plus efficacement la tête des ardeurs du soleil. Pendant les grands froids seulement, il convient d'adopter une coiffure chaude : toque de fourrure, écharpe de laine, etc.

Ajoutons que la coiffure n'est indispensable qu'aux vieillards et aux personnes chauves. Il est bon d'accoutumer les enfants à **rester nu-tête** sauf lorsque pendant l'été, ils doivent être exposés longtemps au soleil.

**Chaussures.** — Les chaussures doivent être en cuir souple, moulant bien le pied, ne pas posséder de talons trop hauts (*fig.* 143), ce qui tend à donner au corps une mauvaise attitude et surtout « *ne pas prendre l'eau* », ce qui est très nuisible à la santé. Il serait désirable en outre que la **transpiration**

**des pieds**, abondante (1/4 de la sueur totale) à cause de l'activité musculaire et circulatoire résultant de la marche, soit éliminée suffisamment pour éviter l'irritation de la peau et sa macération, d'où la nécessité d'aérer les chaussures à la partie médiane. le cuir étant imperméable.

**Vêtements de nuit.** — Pour la nuit, il faut, ce que beaucoup de

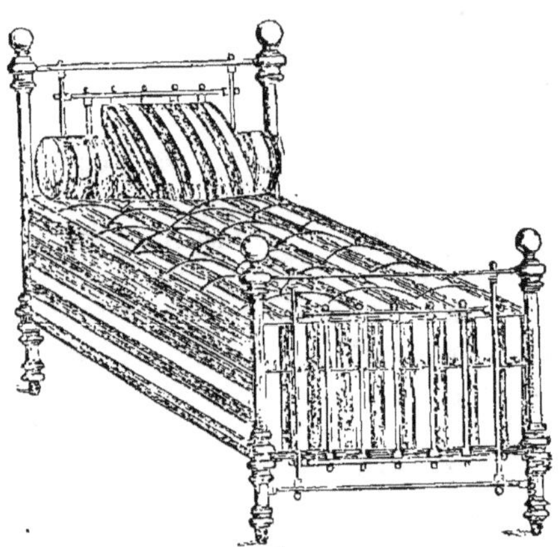

Fig. 144. — Lit hygiénique.

gens ne font pas d'ailleurs, quitter la chemise de jour et la remplacer par une chemise de nuit, fermée modérément au col et aux poignets. On évite ainsi les refroidissements auxquels on est exposé lorsque la nuit on se découvre involontairement.

**Lits.** — Les lits les meilleurs sont ceux de cuivre ou de fer (*fig.* 144), car, contrairement à ce qui a lieu pour les lits en bois, l'air peut y circuler librement, et ils récèlent moins de poussières, de microbes et de parasites. C'est pour la même raison que l'on n'utilise plus guère que dans les pays arriérés les anciennes alcôves (*fig.* 145), si anti-hygiéniques et que l'on réprouve l'emploi des rideaux de lit malgré leur élégance. Le lit lui-même ne doit pas être trop chaud, ni trop moelleux ; car il porte alors à faire la « grasse matinée » et à devenir paresseux. Il convient d'adopter de préférence les *sommiers un peu durs*, les *oreillers et les matelas en crin ;* il faut rejeter l'emploi de la *plume*, surtout pour les lits d'enfants.

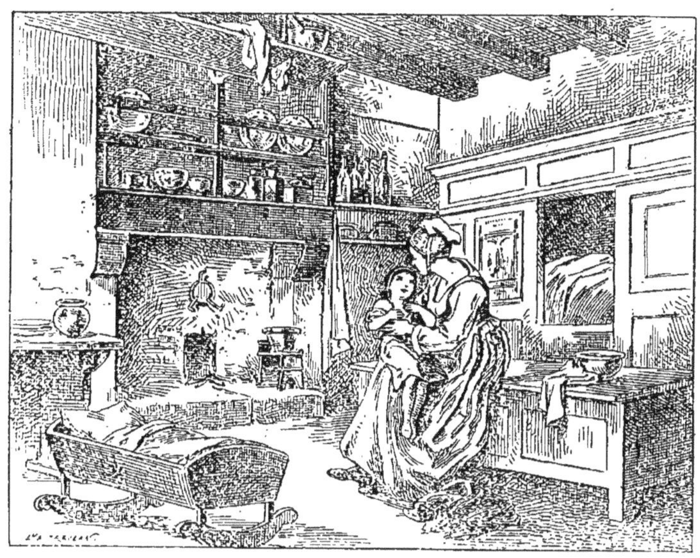

Fɪɢ. 145. — Lit-alcôve essentiellement anti-hygiénique.

# TABLEAU SYNOPTIQUE DE L'HYGIÈNE DES VÊTEMENTS

**Vêtements**

Vêtements doivent être
- amples.
- perméables.
- mous et légers.

Rôle du pouvoir
- *conducteur :* Laine mauvaise conductrice conserve mieux la chaleur que le coton ou la toile.
- *absorbant :* Vêtements blancs absorbent moins la chaleur que les vêtements noirs.
- *hygrométriques :* Flanelles absorbent l'eau tout en restant perméables.

Vêtements imperméables ou en tissus caoutchoutés sont anti-hygiéniques.

Dangers des compressions (*corsets*) et des foulards.

Entretien
- vêtements de dessous à laver.
- — de dessus à brosser.

Coiffure légère, souple, perméable à l'air.

Chaussures à bonnes semelles et à talons courts.

Vêtements de nuit : enlever la chemise de jour et la remplacer par une chemise de nuit.

# CHAPITRE IX

## HYGIÈNE DE LA MAISON

La demeure doit répondre à certaines règles hygiéniques pour que, tout en protégeant l'homme contre les intempéries, elle lui soit un milieu favorable à l'accomplissement de ses fonctions physiologiques. Trop souvent cette protection entraîne avec elle la *respiration d'un air vicié*, l'*accumulation des produits toxiques de la combustion*, l'*encombrement* et la *malpropreté*, qui favorisent le développement des maladies contagieuses; en un mot trop souvent la **maison est insalubre.**

**Conditions de salubrité d'une habitation.** — Les conditions de salubrité d'une habitation sont nombreuses et variées. Tout d'abord, il faut :

1° Adapter la demeure à sa fonction **protectrice** fondamentale, de manière que les variations météorologiques extérieures n'aient pas une influence trop marquée dans son intérieur ; l'*épaisseur des murs*, les *matériaux employés*, la *nature des couvertures* devront donc varier avec l'altitude et la **position de l'habitation** ;

2° **Assécher son sous-sol** pour éviter l'humidité et orienter convenablement la maison ;

3° **L'aérer** et la **ventiler** fortement pour faciliter l'entrée de l'air pur et la sortie de l'air vicié ;

4° **La chauffer** pendant l'hiver sans modifier la composition normale de l'air ;

5° **L'éclairer** le jour au moyen d'ouvertures qui permettent l'accès de la lumière et de la chaleur solaire, la nuit par une lumière artificielle hygiénique ;

6° **Évacuer les immondices** (détritus, eaux ménagères, excréments), qui sont un danger permanent d'infection ;

7° Enfin organiser et **meubler** l'habitation de manière à donner, **tout en satisfaisant aux exigences légitimes d'un certain** bien-être, le moins de prise possible aux poussières et aux microbes pathogènes en même temps qu'à permettre l'application constante des nettoyages antiseptiques. Ce sont là autant de conditions à étudier.

**Matériaux de construction.** — Les matériaux de construction de la maison ne doivent pas se laisser pénétrer par l'humidité que les pluies y apportent à chaque instant. Que les murs soient faits avec de la *meulière* (*fig.* 146), du *calcaire grossier* (*fig.* 147) ou des *briques*, il est bon de les recouvrir à l'extérieur d'un **mortier de chaux**, et à l'intérieur d'une couche épaisse de **plâtre**, qui a en outre l'avantage de régulariser la surface des murs. Il ne faut pas habiter une pièce aussitôt après que ceux-ci sont couverts de cet enduit — ce

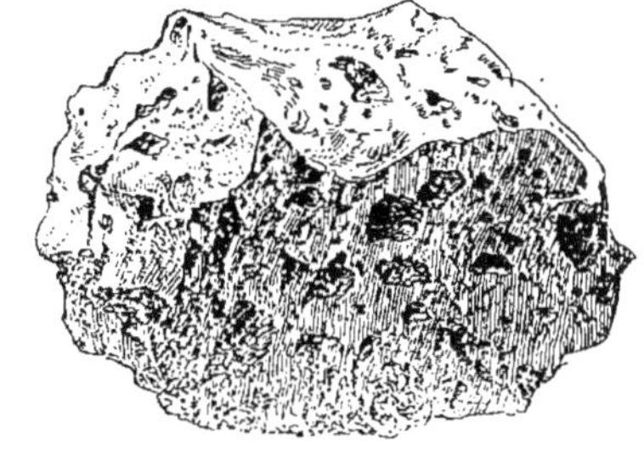

FIG. 146. — Meulière.

qu'on appelle « *en essuyer les plâtres* » — parce que du plâtre frais, se dégage beaucoup d'humidité.

L'habitude fait que l'on revêt aussi les murs de papiers peints dont les dispositions variées égayent les pièces; mais ces papiers ont l'inconvénient de retenir les poussières et d'être diffi-

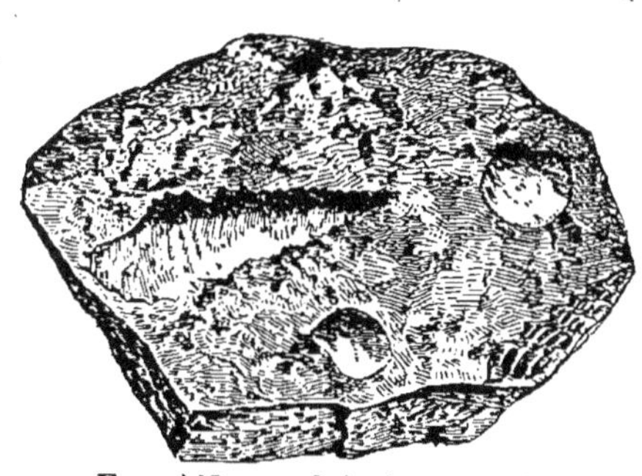

FIG. 147. — Calcaire grossier.

cilement nettoyables. Il est bien préférable, soit de tendre les murs de papiers spéciaux lavables que l'on trouve aujourd'hui dans le commerce, soit, ce qui est plus simple, mais évidemment moins élégant, de les recouvrir de peinture également lavable, connue sous le nom de *ripolin*. Un coup d'éponge de temps à autre purge alors les murs de tous les microbes qui peuvent les recouvrir et qui constituent pour nous un danger continuel. C'est pour obvier au même inconvénient que l'on devrait renoncer presque complètement à l'emploi des tentures et même des tapis, qui sont de véritables nids à bactéries ; on y tend, d'ailleurs, de plus en plus, pour le plus grand bien de l'hygiène.

Les **planchers** les meilleurs sont, théoriquement, les planchers en **bois blanc** ou les planchers recouverts de **carrelage**, que l'on peut, l'un et l'autre, laver souvent (*fig.* 148). Pratiquement les règles de l'esthétique ne permettent d'employer de tels planchers que dans la cuisine, la salle de bains, le cabinet de toilette. Ailleurs, il faut avoir des planchers recouverts d'encaustique, facilement nettoyables d'un coup de balai. On doit éviter dans tous les cas qu'il y ait des fentes trop grandes entre les lattes, car alors la poussière y séjournerait longtemps, ce qui transformerait ces fentes en refuges pour divers **parasites**, par exemple pour les larves des puces.

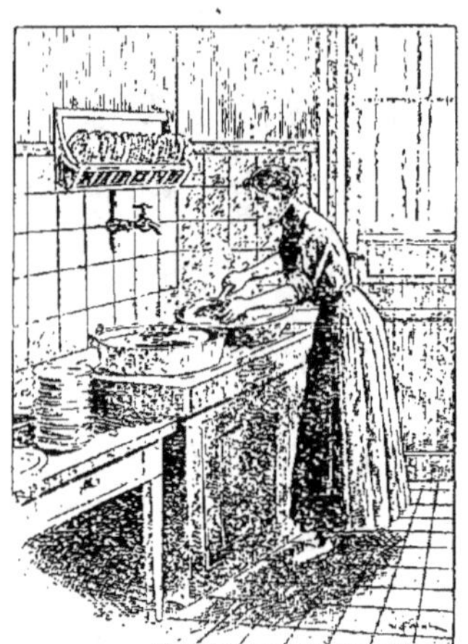

Fig. 148. — Cuisine avec murs et sol carrelé.

La **toiture** doit naturellement être imperméable et inclinée de manière à amener les eaux pluviales dans une gouttière, puis par des tuyaux de conduite jusque dans la rue. La meilleure toiture est celle en tuiles ou en briques ; une toiture métallique a l'inconvénient de transformer la maison, pendant l'été, en une véritable étuve.

**Isolement du sol.** — La maison doit être construite autant que possible dans un endroit où le sol est plutôt sec, ce qui est le cas des *terrains granitiques, sableux ou calcaires*. Si l'on est forcé de construire une maison sur un sol argileux et humide, il faut le faire **drainer** le mieux possible et avoir recours pour les fondations à des matériaux s'opposant bien à la pénétration de l'humidité, par exemple la meulière, doublée au besoin, par une couche isolante de ciment, de bitume ou d'asphalte. Rien n'est plus mauvais, en effet, que d'habiter une maison humide, car, outre que tout s'y détériore, la transpiration cutanée et l'évaporation pulmonaire étant ralenties, on y contracte facilement des rhumatismes.

**Orientation.** — Lorsqu'il est possible de choisir l'orientation, il faut chercher à bâtir la maison de façon qu'elle soit exposée au midi (exposition chaude) ou à l'est (exposition sèche),- jamais à l'ouest (exposition humide) ou au nord (exposition froide). Mais, en général, on n'a pas le choix ; dans les villes, la position de la maison est imposée par la nécessité de la voirie.

**Aération.** — Dans les villes plus encore qu'à la campagne on doit veiller à une bonne aération de la maison. Les pièces y sont d'abord plus petites, les propriétaires des maisons de rapport ne songeant qu'à entasser le plus grand nombre de locataires dans le moindre espace possible. L'hygiène demanderait des pièces de 8 mètres carrés de surface par tête, ce qui, avec une hauteur de 4 mètres, donnerait 32 mètres cubes d'air par personne ; combien de chambres à coucher n'ont pas ces dimensions dans les grandes villes ? D'autre part les maisons y sont serrées les unes contre les autres, et si la façade principale donne sur la rue souvent trop étroite, l'arrière s'ouvre presque toujours sur une cour minuscule où le soleil ne pénètre presque jamais.

L'aération est donc insuffisante, les gaz toxiques s'accumulent, et comme le citadin mène plutôt une vie sédentaire, il n'arrive pas à compenser par l'oxygénation qu'entraîne l'exercice physique, les inconvénents de l'air malsain qu'il respire. De là cette chloro-anémie et tant d'autres maladies du même genre qui sévissent avec une si grande intensité dans les centres populeux.

On doit donc activer par tous les moyens l'**aération** des maisons et des appartements, non seulement pour **renouveler l'air**, mais encore pour **chasser les gaz toxiques** produits par la *respiration*, le *chauffage*, l'*éclairage*, et aussi pour éviter cette accumulation de poussières et de microbes, qui n'est pas un des moindres dangers des milieux urbains.

Pour cela il faut d'abord respecter les règlements de police des grandes villes qui, ainsi que nous l'avons dit plus haut (p. 107), proportionnent la hauteur des maisons à la largeur des rues ; c'est un principe d'hygiène que **la largeur des rues doit être au moins égale à la hauteur des maisons**. De plus, comme le cubage des pièces est toujours insuffisant, ce qui importe c'est d'y avoir un air constamment renouvelé, par une bonne **ventilation** amenant, du dehors, l'air pur, c'est-à-dire chargé d'oxygène, et, ce qui est non moins important, entraînant au dehors l'air vicié par notre présence. Le mieux, pour opérer cette ventilation, serait évidemment d'avoir les **fenêtres constamment ouvertes**, ou tout au moins entr'ouvertes, et beaucoup de médecins le recommandent, en particulier dans le traitement de la tuberculose. Mais bien des personnes ne veulent pas mettre ce précepte en pratique. D'ailleurs, en hiver, son application n'est pas sans inconvénients. La ventilation naturelle se produit néanmoins, parce que, en général, les fenêtres et les portes joignent mal, ce qui permet à l'air de passer par leurs interstices ; l'aération se fait également par le tablier des cheminées. On a aussi parfois recours à des **vitres perforées** (mais leur entretien est difficile par suite de l'encrassement des trous), ou à des jeux de **vasistas**, disposés de manière qu'ils puissent être ouverts sans créer de violents courants d'air. Bien entendu, dans tous les cas, il faut ouvrir les fenêtres toutes grandes le plus souvent possible, pour laisser entrer l'air et la lumière.

Mais cette **ventilation naturelle** (*ventilation permanente*) est très souvent insuffisante ; on doit alors appliquer la **ventilation artificielle** (*ventilation intermittente*), qui consiste à agir par des moyens mécaniques, soit par *appel d'air*, soit par *insufflation*.

Lorsqu'on ventile par **appel d'air**, on crée dans la salle une dépression que l'air du dehors tend à combler constamment ; lorsqu'au contraire on ventile par **insufflation**, on force l'air extérieur à pénétrer dans les locaux à l'aide d'un excès de pression.

Dans les deux cas, il faut une *ouverture d'entrée* pour l'air pur, une *ouverture de sortie* pour l'air vicié et un *appareil pour mettre l'air en mouvement.* L'air doit toujours être introduit, *sans vitesse appréciable* pour éviter les courants d'air, et *chauffé modérément* pendant l'hiver. L'air vicié est toujours évacué à la partie supérieure des locaux.

Les appareils les plus simples pour mettre l'air en mouvement sont les **cheminées**, puisque 1 kilogramme de bois, en brûlant, évacue 100 mètres cubes d'air ; parfois l'appel d'air est si considérable qu'il se produit des courants d'air froid dans la salle. Pour les éviter, on construit des cheminées **dites ventilatrices**, dans lesquelles l'air d'entrée passe près du foyer où il s'échauffe et d'où il peut ensuite sans inconvénients être distribué dans la pièce.

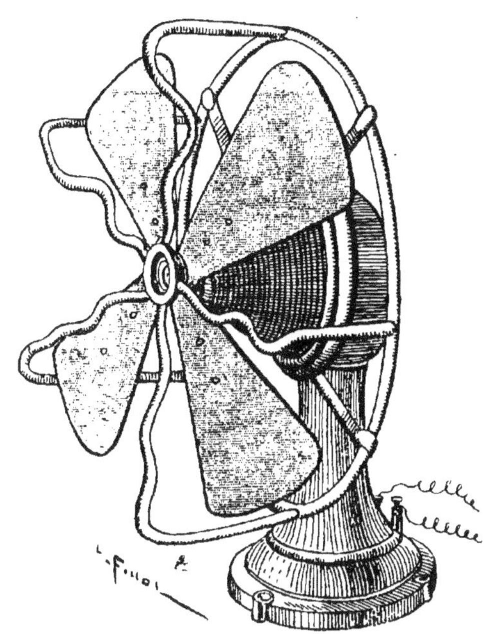

FIG. 149. — Ventilateur à ailettes.

Les **ventilateurs mécaniques** (*ventilateur à ailettes*) (*fig.* 149) sont appliqués à la ventilation des salles de réunion, théâtre, etc., où il faut faire circuler de grands volumes d'air.

**Eclairage.** — Nous n'avons qu'à rappeler ici ce que nous avons dit précédemment (p.108) de l'influence de la lumière sur l'hygiène de la vue ; on peut le résumer ainsi :

1° L'*éclairage naturel*, c'est-à-dire l'éclairage par la lumière du jour, doit être aussi copieux que possible ;

2° L'*éclairage artificiel*, c'est-à-dire celui à utiliser quand le soleil nous a quittés, doit se faire par voie de préférence *décroissante* par : 1° les lampes à incandescence ; 2° le gaz avec bec Auer ; 3° les lampes à huile ; 4° les lampes à essence minérale ; 5° les lampes à pétrole; 6° les bougies.

**Chauffage.** — La température qui nous convient le mieux est de 16° — un peu moins pour les personnes habituées au grand air, un peu plus pour les méridionaux et les personnes d'un naturel « frileux », lequel tient, d'ailleurs, presque toujours à un état maladif. Les moyens que nous avons à notre disposition pour réchauffer les pièces en hiver sont très variés ; chacun d'eux présente à la fois des avantages et des inconvénients.

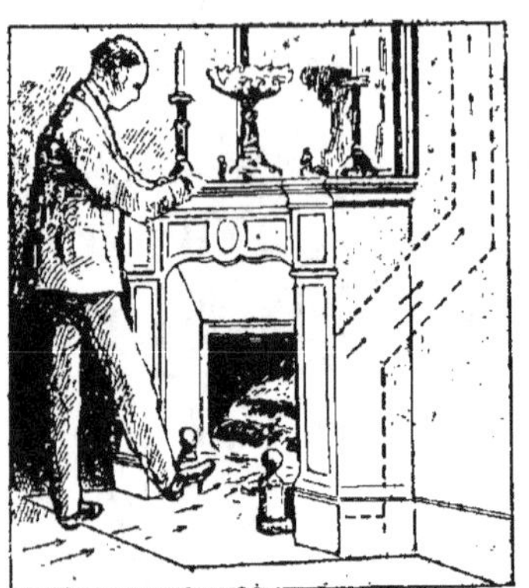

FIG. 150. — Coupe d'une cheminée.

Les **cheminées** classiques (*fig.* 150), à foyer largement ouvert, sont certainement à la fois les plus gaies par la vision du feu et les plus **hygiéniques**, parce que les produits de la combustion s'échappent largement par la cavité supérieure en entraînant en même temps l'air plus ou moins impur de la pièce. On a vu en effet qu'un kilogramme de bois, en brûlant, évacue 100 mètres cubes d'air par heure. Mais, d'autre part, ce système a l'inconvénient de ne laisser pénétrer dans l'appartement qu'une partie très faible de la chaleur produite par le combustible, un huitième pour le charbon de terre et le coke, un sixième pour le bois. Tout le reste s'en va dans la cheminée, entraîné par les produits de la combustion.

Les **poêles** donnent un rendement bien plus élevé, environ 70 à 75 0/0, mais ils sont peu esthétiques et, de plus, si leur clef — laquelle ne devrait d'ailleurs pas exister — vient à se fermer, l'**oxyde de carbone** se dégage dans la pièce elle-même, ce qui détermine l'asphyxie. Le même fait peut arriver aussi avec un poêle en fonte lorsque celui-ci est trop chaud : l'oxyde de carbone passe alors à travers les pores de la fonte et se répand dans la pièce ; de là résulte un malaise plus ou moins grave pour nous et parfois même la mort.

Les poêles à gaz devraient, pour éviter les mêmes inconvénients, être munis d'un tuyau de dégagement, ce qui, malheureusement, n'a pas souvent lieu ; d'autre part, ils donnent
peu de chaleur.

Les poêles mo-
biles ont l'avan-
tage de rester
allumés nuit et
jour, sans que
l'on est ait be-
soin de s'en
occuper ; mais,
comme ils pro-
duisent beau-
coup d'oxyde de
carbone, ils
doivent posséder
un mode de dé-
gagement abso-
lument parfait.
En tout cas, si
l'on peut les
déplacer sans
trop de danger
du salon à la
salle à manger

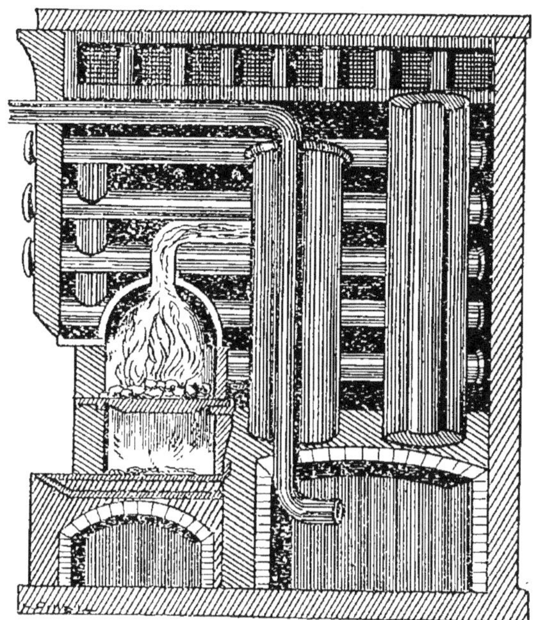

Fig. 151. — Calorifère à air chaud.

et inversement, on ne doit jamais les placer dans les chambres
où l'on passe la nuit, pour éviter les causes d'asphyxie.
D'ailleurs, d'une manière générale, les chambres à coucher,
sauf dans des cas exceptionnels, ne doivent pas être
chauffées. Si l'on n'a pas froid au moment où l'on va se
coucher, et si l'on a soin de se dévêtir rapidement, la tiédeur
du lit, la douceur de l'oreiller, la moiteur de l'édredon sont
bien suffisants pour empêcher les refroidissements.

Les calorifères à air chaud (*fig.* 151), très employés dans les
grands établissements, constituent un mode de chauffage commode, mais qui ne donne pas toujours un bon résultat. Ils
comprennent un foyer situé dans les sous-sols, qui fournit la
chaleur à un système de tuyaux aérifères qui circulent dans

les murs de la maison à chauffer et qui communiquent par des bouches de chaleur avec les différentes pièces. Très souvent *l'air amené, surchauffé dans les salles voisines du foyer, est complètement froid dans les salles les plus éloignées.* D'autre part ces appareils demandent un entretien trop coûteux.

Le meilleur chauffage est celui dit à la **vapeur d'eau**. La vapeur produite dans une chaudière se répand par une tuyauterie jusque dans des **radiateurs** à large surface (*fig.* 152), disséminés dans toute la maison. Ce mode de chauffage coûte malheureusement assez cher comme établissement, entretien et combustible.

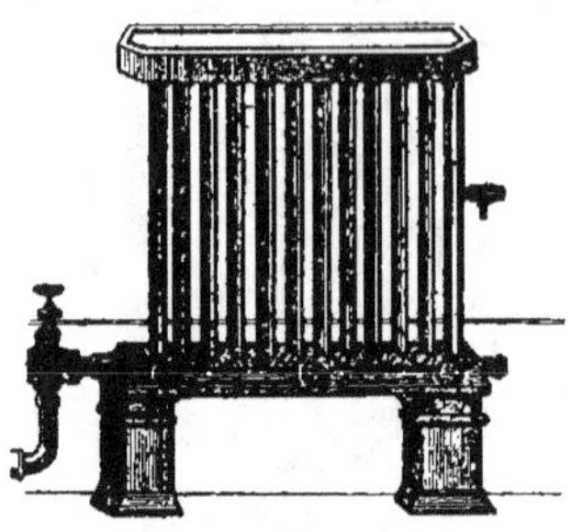

FIG. 152. — Radiateur.

**Propreté de la maison.** — La maison doit être entretenue sans cesse, avec soin, par raison d'hygiène et d'esthétique et aussi par raison d'économie, car les objets mal soignés se détériorent rapidement.

Pour les **meubles**, il faut, autant que possible, bannir l'emploi du *plumeau*, qui ne fait que déplacer la poussière d'un point à un autre et, dans l'intervalle, lui permet de pénétrer dans nos poumons.

Pour les **planchers**, il convient de ne les *balayer* que doucement pour ne pas en soulever la poussière et, en tous cas, ne pratiquer cette opération — au moins quotidienne — que les fenêtres grandes ouvertes. Pour les tapis, on doit les battre à la fenêtre. Il y aura grand avantage, lorsqu'ils sont fixés au plancher, à employer un *balai mécanique*, où la poussière est captée au fur et à mesure qu'elle est soulevée par une brosse cylindrique, ou le *nettoyage par le vide* (encore trop coûteux), qui aspire les poussières et les accumule dans un espace clos.

En ce qui concerne les **planchers cirés**, il est indispensable de les « frotter » de temps à autre avec de la cire d'abeille emmanchée au bout d'un bâton, puis de les faire briller avec une brosse actionnée par le pied. C'est là un travail assez fatigant et dont les femmes doivent s'abstenir si elles veulent s'éviter les trop nombreuses maladies abdominales qui les guettent. Il est préférable — mais un peu plus onéreux — d'utiliser l'encaustique, dissolution de cire dans de l'essence de térébenthine ; on l'étale sur le plancher et on le rend brillant en frottant à la main, à l'aide d'un chiffon de laine. la mince couche ainsi déposée. Si, de place en place, il y a des taches sur le parquet, on les gratte au préalable avec de la *paille de fer*.

Les pièces carrelées ou les planchers non cirés doivent être, naturellement, lavés à l'eau le plus souvent possible : c'est le nettoyage idéal.

On nettoie les vitres avec du blanc d'Espagne (craie lavée et moulée) délayé dans un peu d'eau de manière à en faire une sorte de lait. A l'aide d'un petit chiffon on en recouvre la vitre puis on frotte celle-ci avec un linge bien sec et, ensuite, avec un linge plus doux. On doit éviter de mettre d'avance le blanc sur les autres vitres, car il sèche et s'enlève ensuite difficilement.

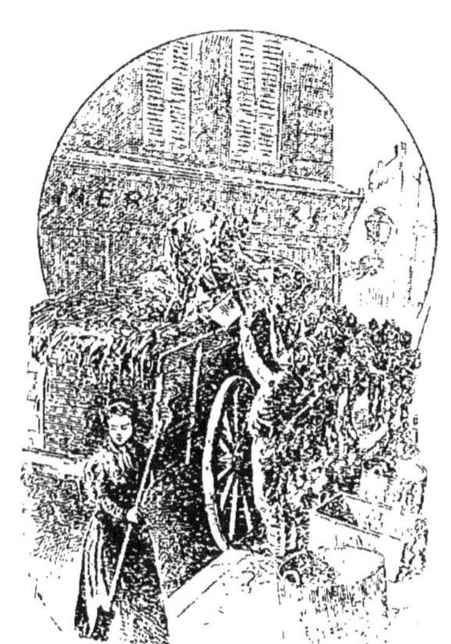

Fig. 153. — Enlèvement des ordures ménagères.

Pour nettoyer les objets en cuivre, suspensions, etc., il suffit de les frotter avec du *tripoli* ou avec des pâtes spéciales que l'on trouve dans le commerce. Pour les casseroles de cuivre et autres ustensiles de cuisine, on procède de même ; mais, auparavant, il faut enlever les taches en les frottant avec de l'« eau de cuivre », puis on leur donne du brillant au moyen de la pâte.

**Evacuation des immondices.** — a) *Ordures ménagères.* — **Les** ordures ménagères, qui proviennent surtout des *débris de cuisine*, des *cendres*, des *produits de balayage*, doivent être mises non dans une boîte en bois, qui se souille trop facilement, mais dans une boîte en tôle. Tous les matins, on porte cette boîte dehors, et le service de la voirie vient en recueillir le contenu (*fig.* 153). Quand elle est vide, on la lave à grande eau avant de la remplir à nouveau.

b) *Eaux ménagères.* — Les **eaux** **sales** sont versées soit sur l'évier de la cuisine, soit dans des « vidoirs » spéciaux, qui les conduisent à l'égout le plus voisin. Pour éviter le reflux des mauvaises odeurs, on donne au tuyau de dégagement la forme d'un U, suivi d'un U renversé ; c'est le système très pratique du siphon (*fig.* 154). Dans celui-ci reste toujours, en effet, une couche de liquide qui l'oblitère sans empêcher l'écoulement des eaux. Mais, pour que ce siphon ne s'obstrue pas, il faut naturellement n'y faire arriver que des

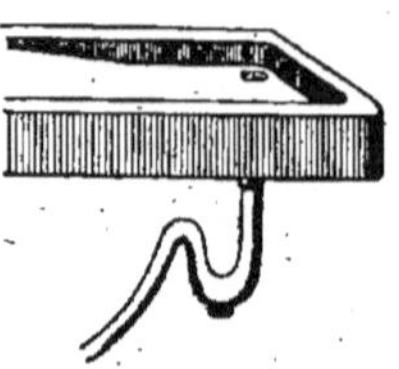

FIG. 154. — Vidoir muni d'un siphon.

substances liquides ; des produits solides auraient vite fait de le boucher. Dans ce dernier cas, cependant, **on** peut arriver à le nettoyer en desserrant deux vis spéciales qui permettent d'atteindre l'intérieur.

c) *Déjections.* — Les **matières excrémentielles** sont évacuées par les water-closets qui, trop souvent, ne sont pas soignés autant qu'on le devrait. Il est facile cependant, au moyen de lavages abondants et de nettoyages pratiqués à l'aide d'une balayette, de les entretenir dans un état parfait de propreté. Les matières s'écoulent, soit dans des **fosses étanches** (*fig.* 155), que l'on épuise de temps à autre à l'aide de gros tuyaux où elles sont aspirées par des machines à vapeur qui

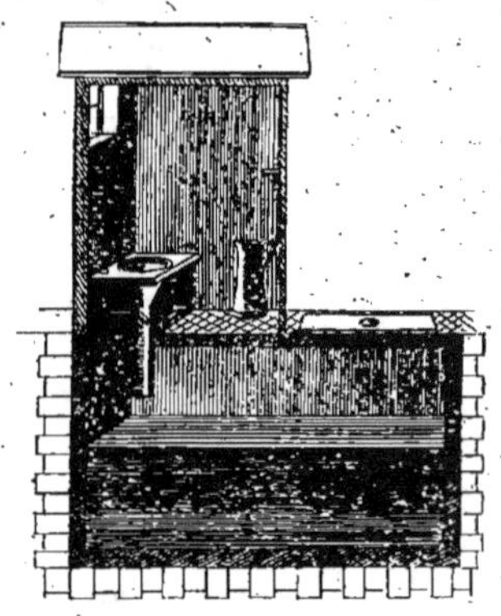

FIG. 155. — Fosse de water-closets.

y produisent le vide, soit au fur et à mesure, dans des égouts, puis de là dans une rivière. Ce système du « **tout à l'égout** » (*fig.* 156) est évidemment le meilleur de tous, mais malheureusement il est loin d'être applicable partout.

**Désinfection des locaux habités par des personnes atteintes de maladies contagieuses.** — L'appartement habité par une personne atteinte d'une affection épidémique ne doit être occupé de nouveau qu'après une désinfection complète (*fig.* 157). Une ventilation pendant deux ou trois jours doit précéder la rentrée des nouveaux habitants.

Tous les objets qui se trouvaient dans la chambre du malade et qui n'ont pas été passé à l'étuve doivent y être laissés pendant la désinfection.

La désinfection se fait soit avec un **liquide antiseptique**, soit au **formol**.

a) *Désinfection par un liquide antiseptique.* — On lave le plancher avec de l'eau de javel ou mieux avec des solutions fortes de sublimé. Si

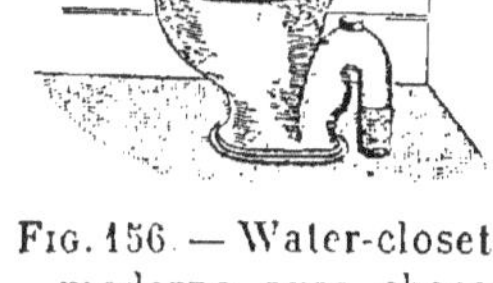

Fig. 156. — Water-closets moderne avec chasse d'eau entraînant « tout à l'égout ».

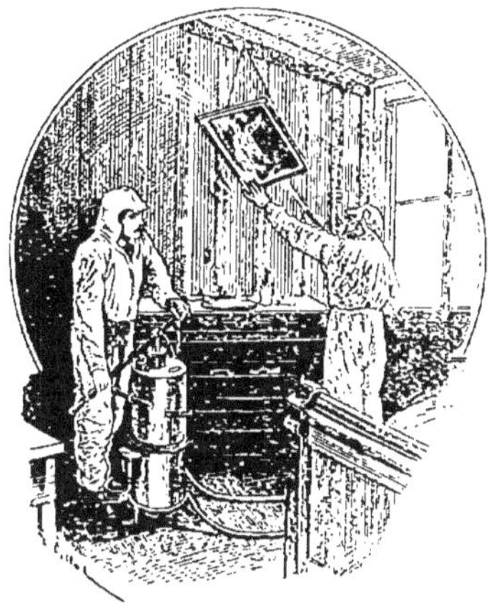

Fig. 157. — Désinfection d'un appartement à la suite d'une maladie contagieuse.

les murs et le plafond sont recouverts de peinture à l'huile, ils sont eux-mêmes lavés avec la même solution. Dans le cas où ils sont simplement crépis à la chaux ou recouverts de tenture, l'antiseptique est employé en pulvérisation.

b) *Désinfection par le formol.* — La désinfection par le formol est rendue pratique depuis l'usage des **fumigations**. (Voir leur emploi, page 65.) Le seul inconvénient de ce procédé est l'odeur pénétrante dégagée et laissée par ce gaz. D'ailleurs dans le cas de maladie à **déclaration** et **désinfection obligatoire** celle-ci est opérée par un service spécial, relevant dans les villes, du bureau d'hygiène ; elle est gratuite pour les indigents.

Les personnes chargées de la désinfection sont munies de vêtements spéciaux ; elles quittent ensuite ces vêtements après avoir opéré la désinfection ; ceux-ci ne sont repris qu'après avoir été passés à l'étuve.

La désinfection dans les maisons de rapport devrait être obligatoire, non seulement après une maladie contagieuse, mais à chaque changement de locataire.

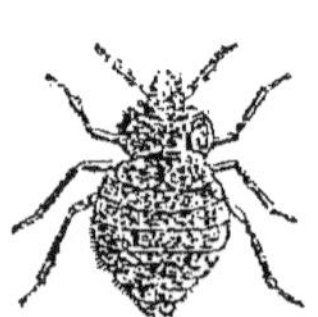

Fig. 158. Punaise.

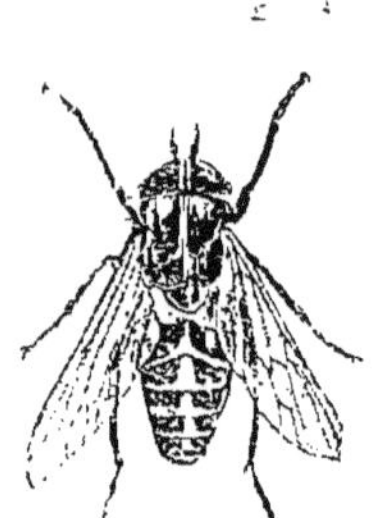

Fig. 159. Mouche.

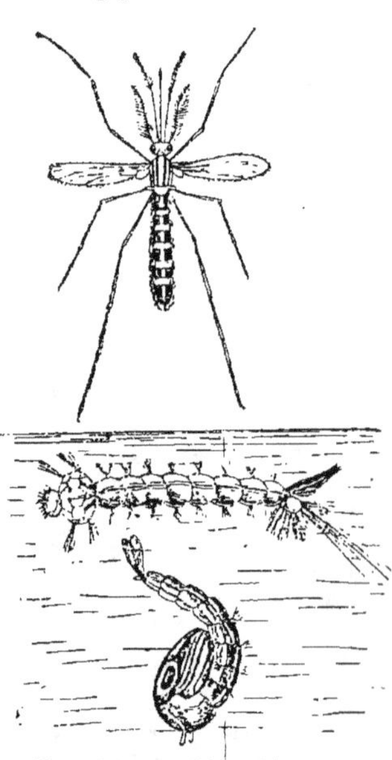

Fig. 160. — Moustique, avec sa larve et sa nymphe.

**Parasites de la maison.** — On doit lutter contre les divers parasites de la maison, qui sont parfois dangereux et toujours désagréables ; on en vient assez facilement à bout avec de la propreté : ce sont surtout les puces, dont on se débarrasse par le nettoyage soigné des parquets, surtout au niveau des fentes, où se logent leurs larves allongées comme des vers (*fig.* 133) ou encore en brûlant du soufre à la dose de 20 grammes par mètre cube (ne pas oublier que si le gaz sulfureux n'est pas un aussi bon bactéricide que le *formol* ou le *sublimé*, il est meilleur insecticide : en quelques minutes il détruit la plupart des insectes) ; les punaises (*fig.* 158) que l'on tue par le badigeonnage, *souvent répété*, des lits avec du pétrole ou par des pulvérisations de poudre de pyrèthre ; les mouches (*fig.* 159), que l'on capture à l'aide de carafes spéciales ou de *papiers gluants* (Papiers tue-mouches) imprégnés de poison à base d'arsenic, ou mieux avec un mélange à par-

ties égales de *lait* et de *formol*, placé dans des soucoupes et
renouvelé chaque jour; les moustiques (*fig.* 160), qu'il faut
atteindre dans leurs larves, lesquelles vivent dans les eaux
(par exemple, en évitant que celles-ci ne croupissent ou en
répandant du *pétrole* à leur surface)[1]; ils entrent dans les pièces
éclairées lorsqu'on a eu le tort de ne pas en fermer les

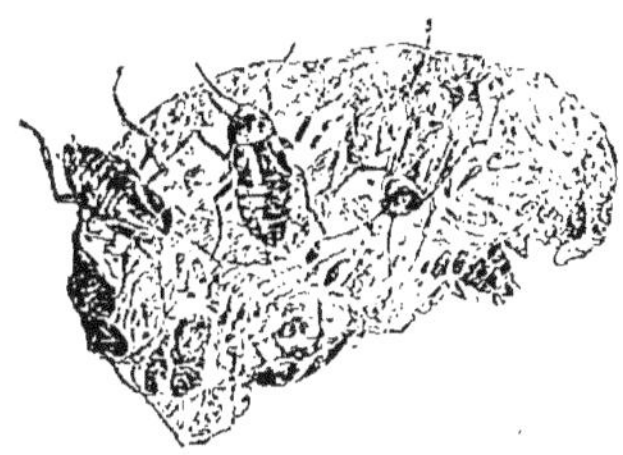

Fig. 161. — Cancrelats.

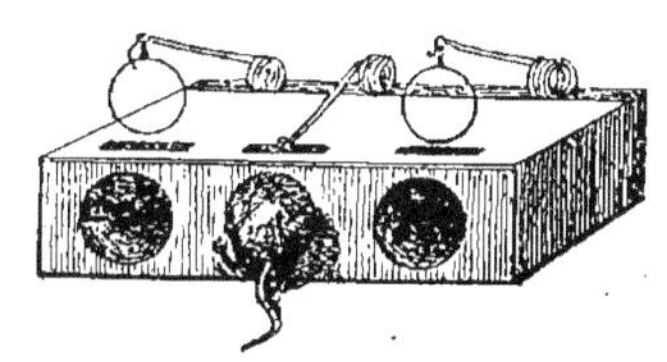

Fig. 162. — Piège à souris.

fenêtres au moment de l'allumage des lampes; les blattes ou
cancrelats (*fig.* 161), que l'on tue à l'aide de pâtes empoison-
nées; les rats et les souris, que l'on capture à l'aide de pièges
spéciaux (*fig.* 162) ou que l'on fait mourir à l'aide de tartines
enduites d'une pâte empoisonnée à base de phosphore ou
d'arsenic.

Pour préparer la pâte phosphorée on fait fondre au bain-marie 1 gramme
de *phosphore* dans 20 grammes d'eau, auxquels on ajoute autant de *suif*,
de *sucre* et de *farine*; on remue pour faciliter le mélange et on étend cette
pâte, dont les rats sont très friands, sur des croûtes de pain.

La pâte arsenicale s'obtient avec du *suif* et de la *farine* (100 grammes
de chaque) et addition de 100 grammes *d'acide arsénieux* en poudre fine.

Dès que les rats ont mangé de ces pâtes, ils ne tardent pas à succomber.

La destruction de toutes ces bêtes désagréables s'impose
d'autant plus qu'elles sont susceptibles de nous transmettre
diverses maladies, par exemple la *malaria* (par l'intermédiaire
des moustiques), la *peste* (par l'intermédiaire des rats), le
*charbon* (par l'intermédiaire des mouches), etc.

1. On a montré tout dernièrement qu'il suffisait d'élever des **Cyprins** ou
*poissons rouges* dans les pièces d'eau, pour se débarrasser des moustiques.
Ces poissons sont en effet très friands des larves de moustiques et en peu
de temps, ils en purgent les bassins. Ce procédé est donc préférable au
pétrolage des eaux qui est dispendieux et empeste l'air.

# TABLEAU SYNOPTIQUE DE L'HYGIÈNE
## DE LA MAISON

**Conditions de salubrité d'une habitation dépendent**

de la nature des *matériaux de construction*
- murs.
- toitures.
- planchers

de l'isolement *du sol* (drainer sols argileux).
de l'*orientation* (midi ou est, si possible).
de l'*aération* et de la *ventilation*.

de l'*éclairage*
- Électricité.
- Gaz.
- Lampes à pétrole.

du système de *chauffage*
- Cheminées.
- Poêles
  - ordinaires.
  - à gaz.
  - mobiles.
- Calorifères
  - à air chaud.
  - à eau chaude.

de la *propreté*
- Meubles.
- Plancher.
- Tapis.
- Vitres.

de l'*évacuation des immondices*
- Ordures ménagères.
- Eaux ménagères.
- Déjections.

**Désinfection des locaux par**
- un liquide antiseptique
  - Eau de javel.
  - Sublimé.
- un gaz : formol.

**Parasites de la maison**
Puces, punaises, mouches, moustiques, cancrelats, rats, souris.

# APPENDICE

## EN ATTENDANT LE MÉDECIN

Il arrive souvent que des accidents se produisent à l'école ou que des maladies à invasion subite se déclarent parmi les élèves. L'instituteur doit être en mesure de donner les premiers soins en attendant l'arrivée du médecin.

Trop fréquemment, les accidents provoquent chez les personnes qui en sont témoin, un affolement, compréhensible sans doute, mais aussi fort préjudiciable aux victimes de ces accidents. Le malade réclame l'aide des assistants et, faute de connaissances, tout le monde hésite; les conseils deviennent contradictoires et, au milieu de l'émotion générale, chacun perd son sang-froid.

En présence du trouble de ceux qui l'entourent, le blessé se démoralise, il s'effraye et s'exagère la gravité de son état. Il est d'autant plus excusable que, faute de soins intelligents donnés immédiatement, l'accident, souvent bénin, peut se compliquer et avoir des conséquences parfois mortelles. Celui qui assiste, impuissant et inerte, à un tel spectacle, éprouve une angoisse terrible à ne pouvoir porter secours, faute de notions élémentaires qu'il ignore.

Tel ne doit pas être le cas de l'instituteur, lorsque des accidents se produisent à l'école. Pour donner en connaissance de cause les premiers soins, point n'est besoin d'avoir fait des études médicales. Avec du sang-froid et de la bonne volonté, l'instituteur peut y suffire, à condition de posséder quelques notions sur les secours urgents qui concernent les accidents les plus fréquents.

Sans être médecin, on peut savoir arrêter le sang d'une plaie béante, appliquer un premier pansement sur une blessure, ranimer un noyé ou un pendu, lorsque la mort n'a pas encore fait son œuvre. Les connaissances scientifiques de l'instituteur sont suffisantes pour comprendre ces notions que chacun devrait connaître.

Bien entendu, **il ne s'agit pas de remplacer le médecin**; l'instituteur ne saurait y prétendre. Ce qu'il faut, c'est adoucir la souffrance et sauvegarder la vie du blessé, jusqu'à l'arrivée du docteur, qui doit **être appelé en toute circonstance.**

Une *hémorragie artérielle*, une *syncope*, un *empoisonnement* ne peuvent attendre pour être soignés : c'est le rôle de l'instituteur, lorsque ces accidents ont lieu en sa présence dans son école, de donner les premiers soins pour empêcher qu'ils ne s'aggravent ; comme c'est aussi son devoir, lorsqu'il y a danger, de conseiller à la famille de ne pas attendre pour appeler un médecin.

Le but de cet appendice est donc d'apprendre **ce qu'il faut faire** et **ce qu'il ne faut pas faire**, en cas d'accidents ou d'indispositions subites, avant l'arrivée du médecin.

Nous donnerons d'abord quelques notions sur les **médicaments les plus employés**, sur ceux qui devraient constituer la **pharmacie de famille**, puis nous étudierons les **principaux accidents** qui peuvent survenir à l'école, et donnerons pour terminer quelques notions sur les **maladies les plus communes**, qui nécessitent des soins immédiats.

# CHAPITRE I

## NOTIONS SUR LES MÉDICAMENTS LES PLUS USITÉS
## LEUR VOIE D'ABSORPTION

Les **médicaments** sont d'origine **minérale** (fer, *employé contre la chlorose,* sulfate de magnésie *employé comme purgatif;* bromures, *employés comme calmants, etc.*) ou **organique** (opium, *employé pour provoquer le sommeil et apaiser les douleurs;* digitale, *employée pour régulariser les mouvements du cœur, etc.*).

Les médicaments d'origine organique, proviennent surtout des végétaux. Jusqu'au début du siècle dernier, et encore aujourd'hui dans les campagnes, les végétaux étaient employés en nature pour combattre les maladies; ainsi, au lieu d'*opium* par exemple, on se servait d'une infusion de *têtes de pavot;* à la *quinine,* on substituait l'*écorce de quinquina,* etc.

Les progrès de la chimie ont permis de retirer de la plupart des végétaux leur **principe actif,** de sorte qu'actuellement ceux-ci sont utilisés directement.

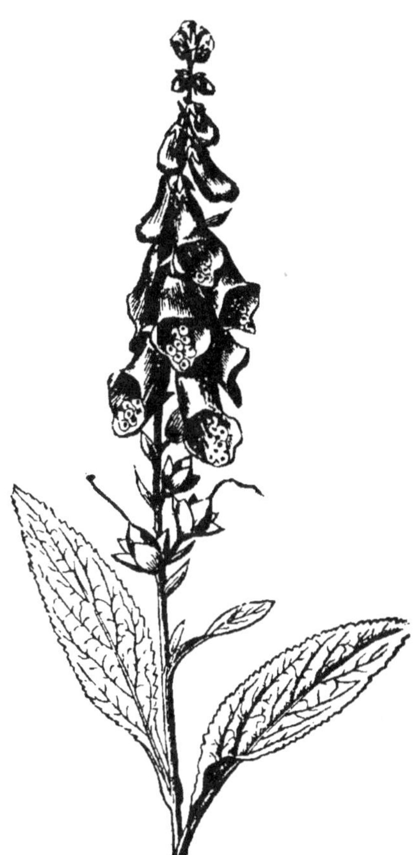

Fig. 163. — Digitale.

Il y a avantage à cette manière de faire, car les produits sont ainsi de composition constante et bien déterminée, ce qui n'était pas le cas avec les végétaux.

La teneur des végétaux en principe actif est en effet fort variable suivant les conditions de culture, d'altitude de climat, etc. Ainsi par exemple, 1 gramme de *feuille de digitale* (*fig.* 163) ne renferme pas toujours la même quantité de *digitaline*, principe actif de la digitale ; cette quantité peut varier du *double* au *quintuple*, selon que la plante s'est développée en plaine ou en montagne. Avec les végétaux on n'était donc pas toujours fixé sur la quantité de principe actif contenu dans le médicament ordonné.

Les médicaments n'agissent qu'après avoir pénétré dans l'intimité même de l'organisme et s'être **mêlés au sang**, aussi peuvent-ils s'absorber par diverses voies.

*a*) **Voie buccale.** — C'est la voie la plus commode, la plus naturelle, et la plus employée pour absorber les médicaments. Lorsque ceux-ci sont capables de **troubler la digestion**, comme l'*ipéca*, qui est un vomitif, ils devront être administrés à jeun ; ceux, au contraire, qui sont destinés à **faciliter la digestion** (*amers*, *pepsine*), seront donnés en même temps que les aliments. Il n'y a donc pas de loi absolue qui prescrive de prendre les remèdes à jeun ou pendant la digestion ; l'heure la plus opportune se règle d'après leur action.

La pharmacie possède de nombreux procédés pour faciliter l'absorption des médicaments par la voie buccale. Rarement ceux-ci sont pris, sous la forme de *poudre ;* le plus souvent, surtout lorsqu'il s'agit de végétaux, on en extrait la partie soluble en les traitant par l'*alcool*, et l'on a ainsi des **teintures** ou alcoolatures (Exemple : *teinture d'aconit, teinture de belladone, teinture de digitale*, etc., obtenues par macération dans l'alcool, de racines ou de feuilles de ces plantes) Les teintures sont généralement très actives et ordonnées par *gouttes*. D'ailleurs on les associe la plupart du temps à d'autres substances capables d'en modifier ou d'en masquer le goût souvent désagréable. C'est ainsi que l'on prépare des sirops (*sirop de digitale*), des **vins** (*vin de quinquina*), des **vinaigres** (*vinaigre aromatique*), des **pastilles** (*pastilles de Vichy*), etc., dans lesquels le principe actif se trouve en quantité déterminée.

Le plus souvent le médecin ordonne des **potions**, dans lesquelles se trouvent trois éléments : 1° le *principe actif* (teinture, par exemple); 2° le *véhicule* qui est de l'eau distillée, et 3° le *correctif* qui est un sirop. Ainsi un mélange dans des proportions déterminées de teinture de belladone, d'eau distillée et de sirop constitue une potion contre la toux.

Aujourd'hui on recherche surtout des préparations où le goût du remède est complètement masqué ; aussi emploie-t-on beaucoup les *pilules*, les *cachets* et les *capsules*, pour les médicaments à saveur désagréable.

Les **pilules** sont formées de *poudre* (*principe actif*), associée à des substances molles comme le *miel* ; on les avale sans les mâcher. Pour mieux préserver le palais, on les entoure parfois d'une mince pellicule d'argent ou d'or.

Les **cachets** se composent de deux godets de *pain asyme* entre lesquels on enferme une poudre médicamenteuse. Le malade les avale sans les écraser, avec une gorgée d'eau.

Les **capsules** sont des enveloppes ovoïdes de gélatine, dans lesquelles on inclut un liquide renfermant le principe actif ; elles s'avalent très facilement.

Cachets et capsules s'ouvrent dans l'estomac par suite de la digestion de l'enveloppe, et mettent alors le médicament en contact avec la muqueuse gastrique.

*b)* **Voie rectale.** — Lorsque la voie buccale est inutilisable, par exemple lorsque le malade a les mâchoires serrées ou une angine grave qui l'empêche d'avaler, on utilise la *voie rectale*. Introduits dans le rectum à l'aide de **lavements** (*fig.* 164), les médicaments sont partiellement absorbés à condition d'avoir au préalable, vidé le rectum par un lavement évacuateur.

Avec les enfants, on emploie aussi beaucoup les **suppositoires**. Ce sont de petits cônes de *beurre de cacao*, dans lesquels on a incorporé des substances médicamenteuses plus

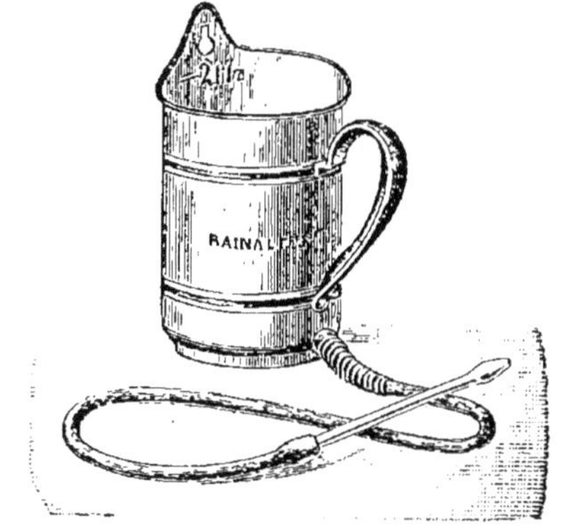


Fig. 164. — Bock pour lavement (La canule est introduite dans le rectum, puis le bock est élevé à 1 mètre de hauteur environ pour que son contenu puisse pénétrer dans l'intestin).

ou moins actives. Introduits dans le rectum, les suppositoires fondent et la muqueuse absorbe en partie le médicament. Ainsi, par exemple, les enfants ne pouvant avaler les cachets, on combat chez eux la fièvre avec des *suppositoires de quinine*.

*c)* **Voie bronchique.** — La voie bronchique est destinée à l'introduction de gaz ou d'essences volatiles dans le sang par osmose à travers l'épithélium pulmonaire. Lorsque ces gaz ou ces essences sont dégagés sous l'action de la chaleur, ils constituent des *fumigations* (fumigations de feuilles d'Eucalyptus) ; lorsqu'ils sont dégagés à la température ambiante, ce sont des *inhalations* (inhalations d'oxygène).

*d)* **Voie cutanée**. — Bien que l'absorption par la peau soit très discutée, on n'en continue pas moins à utiliser les *pommades* et les *onguents* en friction.

Les **pommades** ont la *vaseline* pour véhicule et sont le plus souvent au 1/10, c'est-à-dire qu'elles renferment pour 10 grammes de vaseline, 1 gramme de principe actif.

Les **onguents** en diffèrent en ce que l'*axonge* ou graisse de porc plus consistante, devient le véhicule. On les emploie surtout avec le *mercure*, qu'ils maintiennent en parties ténues dans leur masse, sous le nom d'*onguent gris* ou d'*onguent napolitain*.

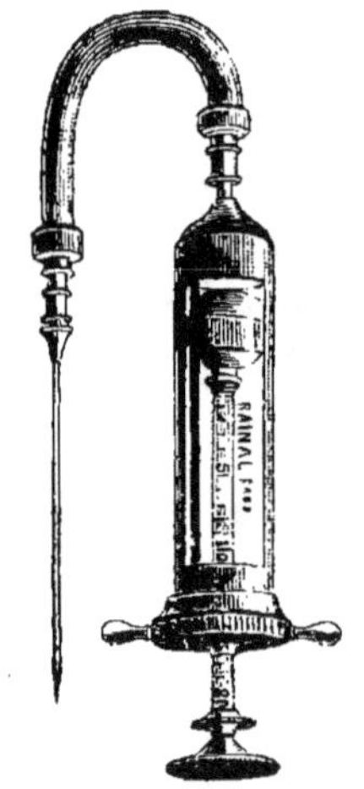

FIG. 165. — Seringue pour injection hypodermique.

*e)* **Voie hypodermique.** — La voie sous-cutanée est aujourd'hui des plus employées. Le principe actif est dissous dans l'eau et injecté sous la peau, avec une petite seringue en verre (*fig.* 165), (*seringue de Pravaz*) munie d'une aiguille stérilisée. L'absorption est des plus rapides; quelques minutes après l'injection, le médicament est dans le sang et produit son effet. C'est donc la **méthode de choix lorsqu'on veut aller vite** ; aussi dans le cas de syncope et d'asphyxie fait-on des injections sous-cutanées d'éther ou de caféine pour réveiller le cœur. Toutefois, il est indispensable, avant de faire ces injections, de désinfecter sérieusement la peau à l'endroit où l'on veut faire la piqûre en la frictionnant à l'*alcool* et à l'*éther*, sans quoi on pourrait provoquer la formation d'*abcès*. Ces injections ne sauraient d'ailleurs être faites, en toute sécurité, que par un *médecin*.

Notons, pour terminer ces différents modes d'absorption de médicaments, que souvent on badigeonne les *amygdales* avec des mélanges ayant la consistance du *miel* et connues sous le nom de **collutoires** et que parfois on verse sur la conjonctive de l'*œil* des solutions désignées sous le nom de **collyres** ; mais *collutoires* et *collyres* sont des médicaments qui limitent leur action au point d'application.

# CHAPITRE II

## PHARMACIE DE FAMILLE
## MÉDICAMENTS ET OBJETS DE PANSEMENTS QU'ON DOIT
## TOUJOURS AVOIR CHÉZ SOI A LA CAMPAGNE

Toutes les familles devraient avoir un petit nécessaire pharmaceutique qui, renouvelé de temps à autre, permettrait de donner à leurs malades les soins les plus urgents sans aller courir à la ville voisine. Ce petit nécessaire comprendrait les médicaments les plus employés par leur action *révulsive, fébrifuge, soporifique, vomitive, purgative*, en même temps que le matériel indispensable pour le *pansement des plaies*.

*a*) **Révulsifs.** — Les révulsifs ont pour objet de déterminer la *rougeur de la peau* pour engendrer une *anémie des parties profondes*. Ainsi, dans le cas de *congestion pulmonaire*, pour enlever, partiellement, le sang des poumons, on fait de la révulsion sur la poitrine.

Les révulsifs les plus employés sont la *teinture d'iode* et la *farine de moutarde*.

La **teinture d'iode** est employée en *badigeonnages* qui se pratiquent en étalant sur la peau le médicament avec un pinceau. Il est bon de recouvrir la surface badigeonnée avec une couche de ouate pour empêcher les vêtements en contact avec la peau de se tacher. Ces taches disparaissent d'ailleurs facilement par un lavage au savon.

Les applications réitérées de teinture d'iode déterminent assez souvent la chute de lambeaux épidermiques, surtout chez les personnes à peau délicate ; à ce moment il est prudent de suspendre les badigeonnages.

La **farine de moutarde**, sous forme de *cataplasmes sinapisés* ou de *sinapismes*, est très employée pour produire une révulsion plus intense que celle que l'on obtient avec la teinture d'iode ; malheureusement elle est de peu de durée.

Les *cataplasmes sinapisés* s'obtiennent en mélangeant 250 *grammes de farine de moutarde* avec de l'*eau tiède* en quantité suffisante pour avoir une pâte que l'on dispose sur une compresse en toile fine ; on applique ensuite le tout à nu sur la peau de la région malade.

Le **cataplasme doit** rester en place quinze à vingt minutes; la **douleur cuisante ressentie** par le malade indique d'ailleurs le moment où on doit **enlever ce révulsif.**

Lorsqu'on veut produire une révulsion moins rapide, mais plus prolongée, on emploie le *cataplasme sinapisé*, qui se prépare en saupoudrant avec de la farine de moutarde, un cataplasme émollient préparé avec de la *farine de lin*[1]; ce cataplasme peut rester appliqué plusieurs heures.

Les **sinapismes** préparés d'avance, dont les plus connus sont les *Rigollot*, ont la même action. Pour s'en servir on les passe dans l'eau tiède ou froide, et on les applique immédiatement après sur la peau; on ne doit pas les laisser en place plus de vingt minutes.

**Dans** le cas de congestion cérébrale c'est-à-dire lorsque le sang est à la tête et occasionne ces douleurs bien connues sous le nom de *migraines* (*céphalalgie*), on emploie assez communément les *bains de pieds sinapisés.*

Pour préparer un bain de pied sinapisé, on délaye environ 100 *grammes de farine de moutarde* avec de *l'eau tiède* en quantité suffisante pour que les membres inférieurs plongent dans le bain jusqu'à mi-jambe. Pour éviter au malade d'être incommodé par les odeurs de moutarde, on recouvre le vase avec une couverture qui se fixe autour des genoux. *La durée du bain de pied sera de douze à quinze minutes.*

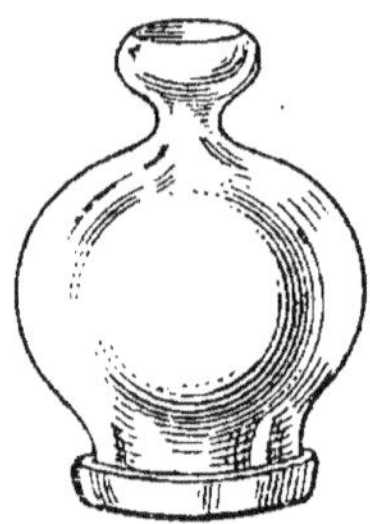

Fig. 166. — Ventouse.

Lorsqu'il s'agit de congestion pulmonaire provoquant l'*étouffement* par suite de l'afflux du sang aux poumons, pour aller vite on peut employer les **ventouses sèches** qui sont destinées à attirer le sang dans les capillaires superficiels de la cage thoracique. Pour faire ces ventouses on se sert de verres ayant la forme indiquée par la figure 166 ou à défaut, de verres à vin dans lesquels on projette un papier enflammé pour raréfier l'air; lorsque la combustion du papier est achevée, on retourne le verre sur la peau de la poitrine en exerçant une pression légère pendant quelques instants. On voit aussitôt après l'application, la peau soustraite à sa pression normale, bomber dans la ventouse et rougir par l'afflux du sang dans

---

1. Le cataplasme à la farine de lin se prépare en mélangeant de la farine de lin à l'eau, de manière à obtenir une *pâte épaisse* qu'on chauffe fortement en ayant soin d'agiter continuellement avec une cuiller de bois. La pâte est ensuite étalée sur une compresse et lorsque sa température est supportable, le cataplasme est mis en place.

les capillaires dilatés. La ventouse est laissée en place pendant cinq minutes au maximum.

Lorsqu'on veut agir plus activement, on peut faire des **ventouses scarifiées**, qui déterminent un écoulement sanguin. Après avoir fait des ventouses sèches, on scarifie la surface rougie, c'est-à-dire qu'on fait des incisions plus ou moins étendues en longueur, mais ne dépassant pas en profondeur la couche vasculaire de la peau, puis on replace le verre à ventouses. Le sang, attiré, s'échappe par les capillaires sectionnés ; au bout de cinq à six minutes, la ventouse est enlevée, la plaie lavée à l'*eau bouillie* et recouverte d'un linge fin, enduit de vaseline boriquée.

Pour provoquer des émissions sanguines, on se sert parfois de sangsues (*fig.* 167). Avant de poser les sangsues, il faut préalablement raser la peau s'il y a lieu, la laver et la ramollir pour faciliter la morsure de l'animal (*fig.* 167 à 170). On place ensuite les sangsues dans un petit verre que l'on retourne sur la région malade ; dès que les sangsues sont fixées, on enlève le verre. Si par hasard l'une d'elles se détache dès le début, c'est qu'elle est mauvaise et il faut la rejeter. Les sangsues tombent d'elles-mêmes lorsqu'elles sont

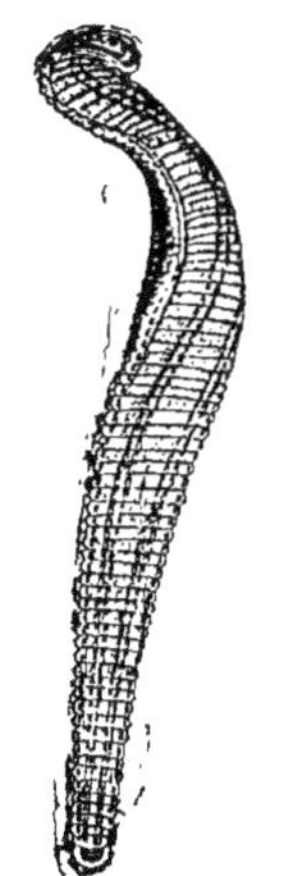

Fig. 167.
Sangsue
médicinale.

gorgées de sang, c'est-à-dire après une heure environ. La guérison des piqûres de sangsue est obtenue en deux ou trois jours. Bien entendu l'application des ventouses scarifiées ou des sangsues ne peut se faire que sur l'ordre du médecin.

Le procédé le plus énergique de révulsion consiste dans la vésication, qui détermine, à l'aide d'agents irritants, une modification de la surface cutanée se traduisant par l'accumulation de *sérosité* dans une poche formée par le soulèvement de l'épiderme. On se sert pour cela de **vésicatoires**, connus vulgairement sous le nom d'*emplâtres* ou de *mouches de Milan* et qui sont préparés avec de la *poudre de cantharide* (*fig.* 171) incorporée dans un savon insoluble, le tout étant

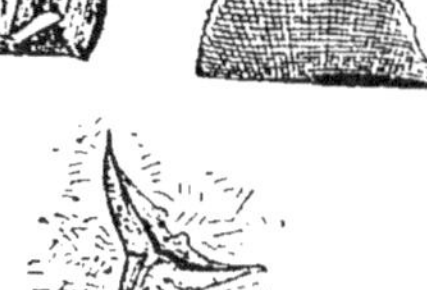

Fig. 168 à 170. — En haut : bouche de sangsue ouverte et une de ses mâchoires, grossie. — En bas : ouverture pratiquée par une sangsue dans la peau.

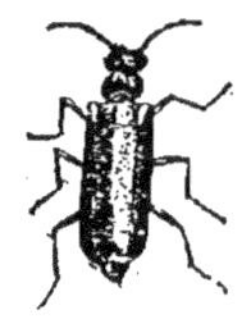

Fig. 171.
Cantharide.

étalé sur une toile gommée connue sous le nom de *diachylon*.

Le vésicatoire, coupé aux dimensions indiquées par le médecin, est placé sur la région malade après avoir rasé la peau au préalable ; il est maintenu en place par un bandage approprié.

La durée de l'application varie suivant la finesse de la peau ; elle sera de deux heures chez les enfants et de six heures environ chez les adultes. On active ensuite la formation de l'ampoule avec des cataplasmes et on ouvre la cloque dès qu'elle est assez volumineuse. La plaie guérit en quatre ou cinq jours, si l'on a soin de la laver à l'eau bouillie et de la recouvrir avec une gaze imprégnée de vaseline boriquée.

Les **vésicatoires** sont actuellement beaucoup moins employés qu'autrefois, car l'*élimination de la cantharide se faisant par le rein*, amène une *néphrite passagère*, qui se traduit par des *urines albumineuses* et des *mictions fréquentes et douloureuses* que l'on combat par des boissons alcalines (*eau de Vichy*) ; d'autre part les plaies mal soignées peuvent s'infecter et alors le remède devient pire que le mal. Malgré tout, ils jouissent d'une grande faveur dans les campagnes, et le médecin serait mal venu si, dans une fluxion de poitrine, il n'ordonnait pas le vésicatoire traditionnel.

*b*) **Fébrifuges.** — Les fébrifuges sont des médicaments destinés à « couper » la fièvre, autrement dit à *abaisser la température* dans les cas de maladies infectieuses ; aussi les désigne-t-on encore sous le nom d'antithermiques.

Très fréquemment, en même temps qu'ils abaissent la température, ils *calment la douleur*, ce qu'on exprime en disant qu'ils sont **analgésiques** (de *a* privatif et *algésie*, douleur).

Cette double action s'explique par les rapports étroits qui existent dans l'encéphale entre les *centres sensitifs* et les *centres thermiques*. Les fébrifuges sont donc encore désignés sous cette double dénomination d'antithermiques analgésiques.

Les plus employés sont les *sels de quinine*, l'*antipyrine* et le *pyramidon*, corps qui s'absorbent tous en cachets de 25 à 30 centigrammes à raison de 2 ou 3 cachets par jour au maximum.

Les **sels de quinine** (*sulfate, chlorhydrate*) n'ont pas d'influence sur la température normale, mais ils abaissent rapidement celle des fébricitants ; ils ralentissent en outre les combustions organiques en diminuant la consommation d'oxygène ; comme le quinquina dont ils sont extraits, ce sont donc des toniques.

La quinine est surtout utile dans la *grippe*, la *fièvre typhoïde* et le *paludisme*.

L'**antipyrine**, appelée encore *analgésine*, calme toutes les douleurs mais elle est surtout active dans les *migraines*, les *névralgies faciales* et les attaques de *rhumatisme articulaire*. Malheureusement, si son efficacité est remarquable pour atténuer les douleurs, le retour des accès n'est pas empêché par son emploi, et souvent les malades renoncent à un remède qui les calme sans les guérir et leur laisse un certain état d'épuisement s'ils en ont abusé.

Le **pyramidon** tend à se substituer à l'antipyrine, car, avec des doses plus faibles, on obtient une action antithermique et analgésique plus grande.

*c*) **Soporifiques.** — Les médicaments soporifiques sont ceux qui provoquent le sommeil et en même temps atténuent les douleurs; ils sont presque tous à base d'*opium*.

L'**opium** est sécrété par les fruits du *pavot officinal* (*Papaver somniferum*) (*fig.* 172); il renferme un certain nombre d'*alcaloïdes* dont les principaux sont la **morphine** et la **codéine**.

L'opium provoque une *diminution de la sensibilité*, de l'excitabilité et amène rapidement un *sommeil calme*, qui cesse après épuisement d'action du médicament. De plus, il tarit ou tout au moins *diminue les sécrétions intestinales* en même temps qu'il *atténue les mouvements péristaltiques* de l'intestin; c'est donc un anti-diarrhéique par excellence.

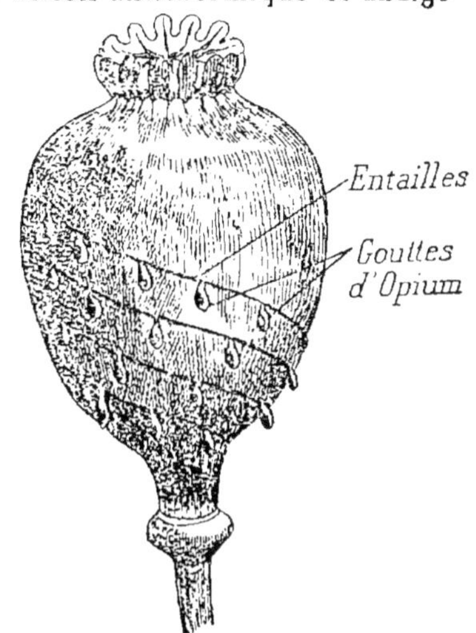


Fig. 172. — Fruit du pavot officinal donnant l'opium

L'opium s'ordonne le plus souvent sous forme de **laudanum**, vin composé qui se prend par gouttes (10 *gouttes au maximum*) dans une infusion, en cas de coliques, ou d'insomnie. Les sirops de morphine ou de codéine, principes actifs de l'opium, sont des calmants de la toux qui entrent dans la composition d'une foule de potions.

**L'opium est un poison pour les enfants**, aussi doit-on s'en abstenir dans le jeune âge, sauf avis contraire du médecin.

*d*) **Vomitifs.** — Les vomitifs sont les médicaments qui produisent les vomissements. Les plus employés sont l'*émétique* ou *tartre stibié* et la *poudre d'ipéca*. Le tartre stibié étant toxique à faible dose, il faut être très réservé dans son emploi et donner la préférence à l'ipéca.

**La poudre d'ipéca** est administrée chez les *adultes* par *doses de*

50 *centigrammes* dans un peu d'eau tiède. On **doit** prendre *trois doses au maximum*, à intervalles de dix minutes environ ; on s'arrête dès que le vomissement survient. Les efforts de vomissement à vide étant très douloureux, il est d'une bonne pratique de donner à boire un demi-verre d'eau tiède après **chaque vomissement**.

Chez les *enfants*, on se sert de **sirop d'ipéca** que l'on donne par cuillerée à café, de cinq minutes en cinq minutes, jusqu'à vomissement.

Les vomitifs sont donnés dans les cas *d'empoisonnement, d'embarras gastriques* ou *d'indigestion*.

*e*) **Purgatifs.** — Les purgatifs sont des remèdes avec lesquels on provoque des *selles plus nombreuses, plus abondantes* et *plus liquides* qu'à l'état habituel.

Les plus employés sont les *sels de magnésie* et *l'huile de ricin*.

Le *sulfate de magnésie* est le purgatif de choix chez les **adultes** ; il se prend dissous dans un verre d'eau, à la dose de 30 à 40 grammes.

Le *citrate de magnésie*, moins amer, se prescrit en limonades (*limonade Roger*), pour les personnes qui ne peuvent supporter le sulfate à cause de sa saveur désagréable ; toutefois ses effets sont moins certains.

Les *eaux purgatives* de Montmirail, Epsom, Sedlitz, etc., n'agissent que par leurs sels de magnésie.

L'*huile de ricin* est un excellent purgatif à la dose de 30 grammes chez un adulte. Malheureusement, la saveur nauséeuse de cette huile, la rend difficile à prendre ; on doit en masquer le goût par diverses associations, jus d'orange, bière mousseuse, etc.

C'est le *purgatif de choix des enfants*, à raison d'une cuillerée à café par année d'âge.

*f*) **Matériel indispensable pour le pansement des plaies.** — Le pansement des plaies doit être **antiseptique**, c'est-à-dire doit avoir pour but, comme première condition, de protéger celles-ci contre l'accès ou le développement des germes pathogènes ambiants qui créent l'infection.

L'infection d'une plaie peut s'opérer soit par l'*air*, soit par le contact avec l'objet qui l'a produite ou avec les matériaux de pansement. L'infection par l'air est celle qui est le moins à craindre ; il est même moins dangereux de laisser une plaie exposée à l'air libre que de la laver à l'eau ordinaire et de la recouvrir d'un linge quelconque. L'infection par contact est la plus fréquente et la plus redoutable. Si la plaie est de quelque étendue, il y a des chances pour qu'elle soit infectée, aussi est-il bon de commencer par la nettoyer. Pour cela, il faut la laver à l'eau bouillie et la faire trem per ensuite un bon quart d'heure dans une solution chaude de sublimé au 1/1000.

La plaie est ensuite recouverte par de la *gaze stérilisée* vendue encore sous le nom de *tarlatane*, puis entourée de coton ou *ouate hydrophile*. Ce coton se laisse facilement imbiber par l'eau et possède un pouvoir absorbant considérable pour les produits de sécrétion des plaies. Comme son contact est très doux, qu'il est facile à aseptiser, d'une compression facile et uniforme, c'est un excellent objet de pansement.

Le coton est entouré par une bande de gaze, de toile ou de tarlatane qui le fixe en place.

En somme, quelques *paquets de sublimé*, de la *tarlatane*, du *coton hydrophile* et des *bandes*, voilà tout le matériel nécessaire pour procéder au pansement des plaies.

# CHAPITRE III

## ACCIDENTS DE LA RUE ET DE L'ÉCOLE
## SOINS A DONNER D'URGENCE

Les accidents qui se produisent le plus fréquemment à l'école sont généralement sans gravité (*contusions, plaies, brûlures, etc.*); quelquefois cependant, au moment des récréations, peuvent se produire des accidents plus graves, tels que *entorse, luxation, fracture*. Nous allons donc indiquer rapidement les soins d'urgence à donner par l'instituteur, en attendant l'arrivée du médecin.

**Contusions.** — Les contusions proviennent d'un choc violent qui ne déchire pas la peau. Si la peau résiste à la rupture, c'est qu'elle est mobile et extensible, mais le tissu sous-cutané a plus ou moins souffert du choc et les capillaires ont pu se rompre. Le sang pénètre et imbibe ce tissu plus ou moins lâche, et il en résulte un gonflement ou *ecchymose* vulgairement appelé *bosse*.

L'ecchymose passe successivement par toutes les teintes : bleue noirâtre, ardoisé, vert et enfin jaune au moment de la guérison.

Le siège de la douleur est aussi celui de la lésion ; c'est donc là qu'il faut appliquer le pansement. Il suffit de faire quelques **lotions à l'eau blanche** ou à défaut à l'eau froide et d'exercer une certaine pression sur la *bosse* au moyen d'une pièce de monnaie; en quelques jours l'ecchymose a disparu.

**Plaies.** — Les plaies diffèrent des contusions en ce qu'il y a section ou *déchirure de la peau* avec rupture de vaisseaux et par suite *écoulement de sang* au dehors.

Une **plaie est simple** lorsqu'elle est *superficielle*, que ses bords en sont nets et peuvent bien s'affronter ; elle est **composée**, lorsqu'elle est *irrégulière* et *profonde*, c'est-à-dire accompagnée de section de tendons, de nerfs ou de gros vaisseaux. On dit qu'une *plaie est pénétrante*, lorsqu'elle entre dans une cavité naturelle de l'organisme (*cœur, poumons, estomac*, etc.).

Les **plaies simples** sont en général sans gravité, elles sont produites par *instruments piquants* (**piqûres**) ou par *instruments tranchants* (**coupures**).

Les **piqûres**, faites avec une *plume* ou avec une *aiguille*, d'une propreté absolue, sont accompagnées d'une douleur légère ; une gouttelette de sang en marque à peine la trace. La moindre occlusion antiseptique au *collodion* ou au *taffetas gommé* assure leur guérison en quelques heures.

Les piqûres causées par des *échardes de bois* ou des *instruments septiques* sont plus douloureuses et peuvent se compliquer d'inflammation ; tel est le cas des piqûres faites autour des ongles et qui dégénèrent souvent en panaris lorsqu'il y a eu infection. Chaque fois qu'on redoute une souillure de la plaie, il est prudent de ne pas s'en tenir au pansement occlusif, mais d'ouvrir le trajet de la piqûre pour le désinfecter avec une solution de *sublimé*.

Les *coupures* sont très variables ; celles qui sont produites par des *couteaux* ou des *rasoirs* sont régulières, ont les bords nets et ne laissent qu'une légère cicatrice linéaire ; celles, au contraire, qui sont produites par *écrasement* ou par *instruments à tranchant obtus* sont irrégulières, hachées et peuvent laisser une cicatrice assez étendue.

Trois phénomènes caractérisent les coupures : la *douleur*, l'*hémorragie* et l'*écartement des lèvres de la plaie*.

En présence d'une coupure, la première chose à faire, s'il y a lieu, c'est de **nettoyer la plaie** par des *lavages à l'eau bouillie*

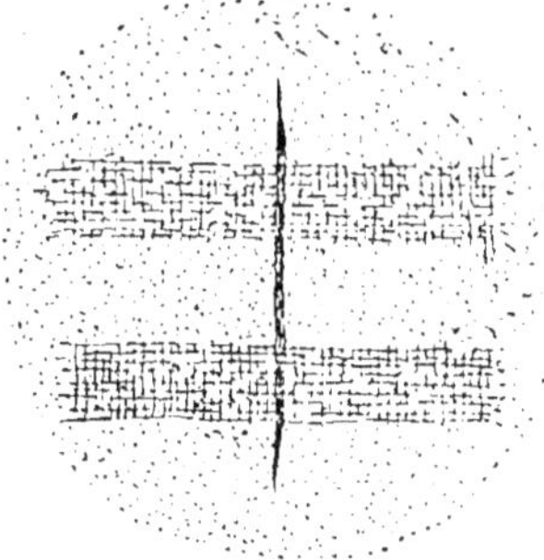

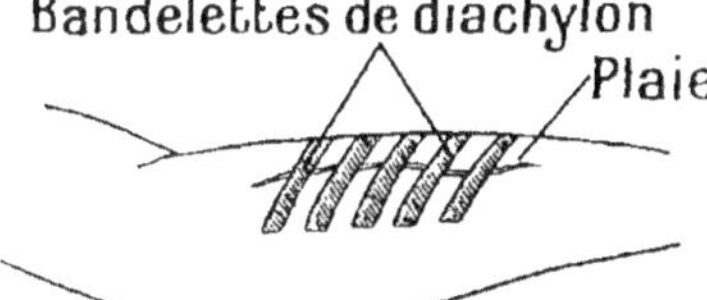


Fig. 172. — Plaie maintenue fermée avec deux bandelettes de baudruche gommée.

Fig. 173. — Plaie dont les bords sont rapprochés avec des bandelettes de diachylon.

*salée ;* au moyen de compresses aseptiques, on enlève ainsi les caillots sanguins, les détritus organiques, les corps étrangers, bref tout ce qui peut souiller la plaie. Si l'hémorragie persiste, on l'arrêtera comme il sera dit dans le paragraphe suivant. Ensuite, on affrontera les lèvres de la plaie le mieux possible, laissant au médecin le soin de faire des sutures, si cela est nécessaire. Pour empêcher l'écartement, on pourra placer perpendiculairement à la coupure quelques bandelettes de *baudruche gommée* (*fig.* 172) ou mieux de *diachylon* (*fig.* 173) d'une adhérence plus parfaite.

Sur cette plaie ainsi close, probablement aseptique, le meilleur pansement est le **pansement sec** ; de la gaze stérilisée est chiffonnée sur la surface et on fixe le tout avec une bande que l'on serre fortement (*fig.* 174), condition essentielle de l'affrontement des bords de la plaie.

Les **plaies composées** demandent des soins plus minutieux : ce sont le plus souvent des plaies par *écrasements* ou par *instrument contondant.* Le **danger immédiat réside dans l'hémorragie causée** par la **rupture d'un gros vaisseau.** D'autre part, il arrive souvent que, lorsqu'il s'agit d'un membre, le *membre écrasé ne tient plus que par quelques filaments :* un coup de ciseaux suffirait pour en débarrasser le blessé. Il faut bien se garder de le donner, quelque tentation que l'on en ait, car ces quelques filaments

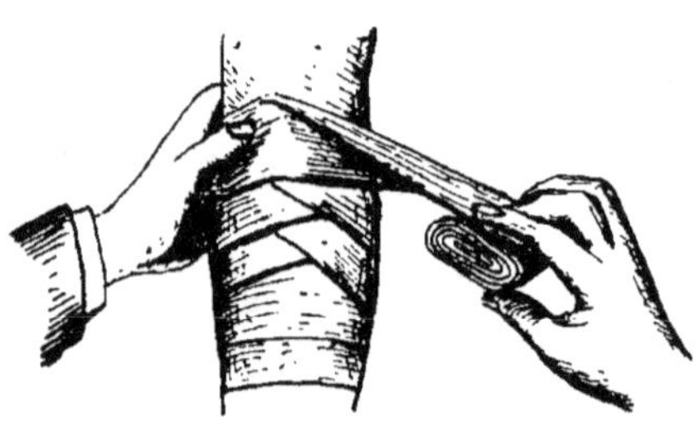

FIG. 174. — Bandage compressif d'une plaie.

sont le plus souvent des vaisseaux sanguins qui ont seuls résisté ; en les coupant, on provoquerait une hémorragie. Quelquefois d'ailleurs des **greffes** peuvent s'opérer, et la partie du membre que l'on était disposé à sacrifier, la croyant perdue, peut être conservée.

Donc, après avoir « remonté » le blessé par un cordial, il faut sans retard arrêter l'hémorragie, soit par la compression de l'artère avec le doigt, soit par la ligature du membre, comme nous le verrons dans le paragraphe suivant, et procéder immédiatement après, à la désinfection de la plaie. Il est prudent, après avoir enlevé les caillots et les corps étrangers à l'eau bouillie, de laisser tremper la plaie un certain temps dans **une solution chaude de sublimé** pour mieux assurer la destruction des germes infectieux. Le pansement se termine avec de la gaze stérilisée étendue à la surface de la chair, et avec du coton hydrophile placé par dessus ; on entoure le tout d'une bande fixatrice. *Dans les cas de plaie composée, un médecin doit être appelé d'urgence,* car le plus souvent il y a des **artères à ligaturer et des sutures à faire** pour rapprocher les bords de la plaie.

Lorsque les **plaies sont pénétrantes**, il faut le plus rapidement possible appeler un **chirurgien**, car une **opération est indispensable** ; plus vite elle est faite plus il y a de chance de guérison.

**Hémorragies.** — Les hémorragies sont dues à la rupture de capillaires ou de vaisseaux.

Les premières sont peu dangereuses et cèdent facilement aux

moyens les plus simples ; l'*eau glacée*, en **resserrant les capillaires**, suffit la plupart du temps à arrêter ces hémorragies. On peut également employer l'*eau vinaigrée*, l'*eau alunée*, l'*alcool pur*, qui **coagulent le sang** et amènent la contraction des vaisseaux et des tissus.

On ne saurait trop s'élever contre l'abus trop fréquent du *perchlorure de fer* dans les hémorragies externes ; ce sel souille la plaie, masque les hémorragies par sa couleur rougeâtre et entraine souvent des complications à cause de sa causticité. On doit également rejeter l'emploi de l'*amadou* et surtout celui de la *toile d'araignée*, qui sont sans doute d'excellents agents hémostatiques en formant avec le sang une croûte solide qui s'oppose à la continuation de l'hémorragie, mais qui sont le plus souvent contaminés et par suite infectent les plaies.

Dans les hémorragies nasales, connues aussi sous le nom d'*épistaxis*, c'est la rupture d'un petit bouquet vasculaire situé à la partie inférieure de la cloison, qui cause l'écoulement sanguin. Si l'hémorragie est légère, la compression de l'aile du nez sur la cloison (*fig.* 175) exercée avec le doigt, *l'aspiration d'eau vinaigrée ou mieux d'eau oxygénée, le refroidissement des tempes et du front avec des compresses imbibées d'eau glacée et, s'il le faut, un bain de pied sinapisé* suffisent ordinairement à arrêter l'épistaxis. On recommande de tenir la tête droite et de lever le bras du côté de la narine qui saigne pour que le sang arrive en moins grande quantité dans toute cette partie du corps.

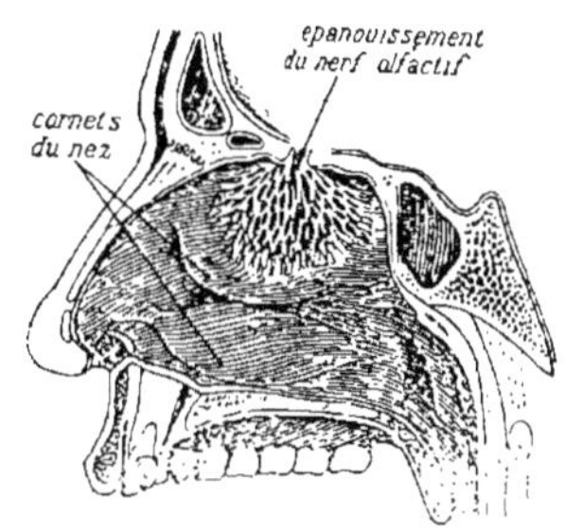



FIG. 175. — Coupe en long des fosses nasales.

Lorsque ces moyens échouent, ce qui est très rare, il faut porter dans la fosse nasale un tampon imbibé d'une *solution d'antipyrine* au 1/10 et, si cela est nécessaire, *tamponner la narine avec des bandelettes de gaze stérilisée*, qu'on laisse en place pendant quelques heures. Dans ce cas, il est bon de prévenir le médecin, qui cautérise le point de la cloison qui donne naissance à l'hémorragie.

Les hémorragies par **rupture de vaisseaux** sont plus graves et sont un des dangers immédiats des plaies.

Lorsque le vaisseau ouvert est d'un calibre un peu fort, le malade peut être « *saigné à blanc* » en quelques minutes.

Les plaies des artères sont surtout à craindre, celles-ci possédant dans leurs parois une membrane élastique qui maintient leur ouverture béante comme celle d'un tube de caoutchouc.

Lorsque le sang vient de l'intérieur d'un membre, il faut, sans perdre de temps, essayer la **compression directe**, soit en enfonçant dans la plaie un ou plusieurs doigts entourés d'un mouchoir très propre, soit de préférence, si la disposition de la plaie le permet, en rapprochant les bords par pincement avec les doigts, tout en appuyant fortement vers le fond. Il faut avoir soin de tenir le membre élevé aussi verticalement que possible pour gêner l'arrivée du sang.

Si, malgré tout, l'écoulement continue, il faut *opérer la compression sur le vaisseau lui-même* (fig. 176), du côté de la racine du membre, en cherchant par tâtonnement avec les pouces la direction de ce vaisseau. Un moyen plus simple consiste à *arrêter la circulation dans le membre* en appliquant à sa racine une ligature suffi-

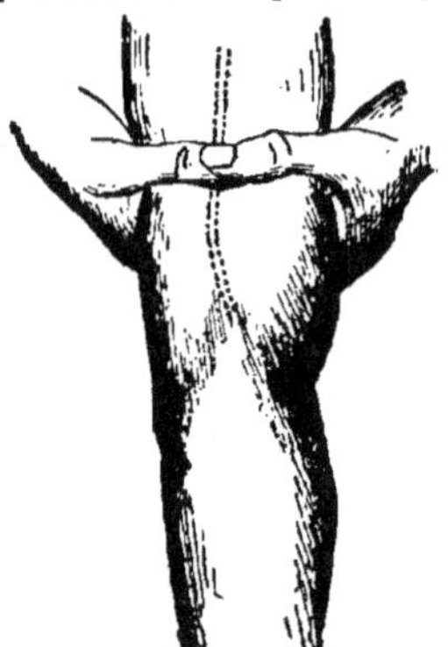

Fig. 176. — Compression directe d'une artère.

sante à l'aide d'un lien élastique, bretelle, ceinture en caoutchouc, etc. (*fig.* 177). A défaut, on se sert d'un mouchoir plié en cravate, noué solidement autour du membre; on passe sous le mouchoir un bâton (*garrot*) qu'on tourne pour serrer de plus en plus jusqu'à l'arrêt de l'hémorragie (*fig.* 178).

Bien entendu ces liens ne doivent pas rester en place plus de deux ou trois heures sous peine de **gangrène** du membre. Le médecin doit être demandé d'urgence; il ligature l'artère

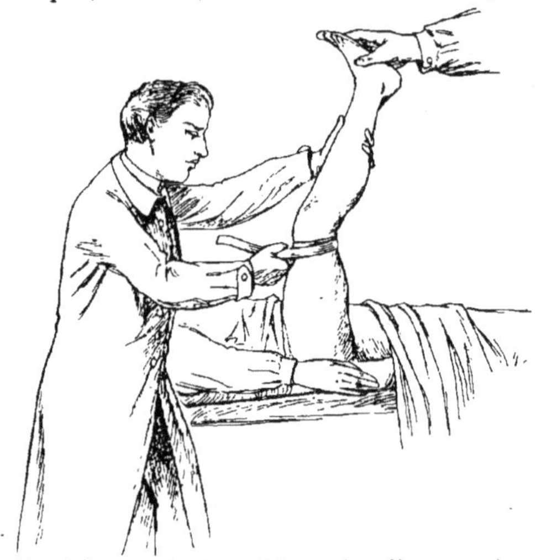

Fig. 177. — Ligature à la racine d'un membre pour arrêter provisoirement une hémorragie.

dans la plaie et ensuite coupe le lien; la circulation du sang reprend dans tout le membre, grâce aux artères collatérales, qui grossissent et suppléent l'artère qui est ligaturée.

Lorsque la plaie est à l'intérieur du corps, on en est réduit à la compression directe, qui malheureusement est souvent insuffisante.

**Corps étrangers.** — Très souvent il arrive dans les classes que les enfants, en s'amusant avec des *pois, billes, grains de blé, boulette de papier*, les font pénétrer dans une cavité naturelle (*oreille, fosses nasales*, etc.).

Ces corps étrangers provoquent des souffrances plus ou moins vives et peuvent amener des inflammations gênant le bon fonctionnement de l'organe dans lequel ils se trouvent, d'où la nécessité de les enlever le plus rapidement possible. Nous allons examiner successivement les différents cas qui peuvent se présenter.

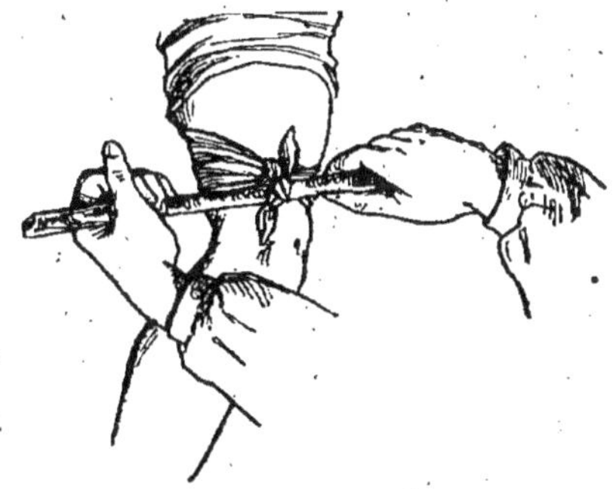

Fig. 178. — Emploi du garrot pour arrêter une hémorragie.

a) *Corps étrangers de l'oreille.* — Les corps étrangers introduits dans le conduit auditif externe de l'oreille (*fig.* 123) se logent dans une dépression terminale voisine du tympan; il faut donc éviter de les sortir avec une pince sous peine de perforation de cette membrane. On a généralement recours à des injections d'huile qui, la plupart du temps, ramènent le corps étranger au dehors.

Parfois les bourdonnements d'oreille sont dus à un **bouchon de cérumen**, matière cireuse sécrétée par les glandes du conduit auditif externe, qui se forme par défaut de propreté; ce bouchon se ramollit au contact de l'eau tiède; il est donc facile de l'enlever avec quelques irrigations d'eau chaude.

b) *Corps étrangers dans les fosses nasales.* — Rien de plus facile que de provoquer la sortie de ces corps; il suffit de faire **éternuer** en faisant respirer un peu de tabac à priser.

c) *Corps étrangers du pharynx.* — Il s'agit dans ce cas d'arêtes de poissons ou de barbes de plumes fixées aux amygdales. On cherche à entraîner le corps étranger en faisant avaler de la croûte de pain grossièrement mâchée ou, s'il est à portée, en procédant à son extraction avec une pince. Si aucun de ces moyens ne réussit, on doit ordonner un vomitif et appeler d'urgence le médecin.

d) *Corps étrangers dans l'œil.* — Ces corps sont le plus souvent des poussières, ou des insectes microscopiques qui s'introduisent sous les paupières et provoquent leur inflammation. Tout d'abord il faut résister au besoin de se frotter l'œil (*fig.* 179) et, après s'être lavé les mains, soulever la paupière supérieure et faire souffler à plusieurs reprises dans la direction du coin de l'œil pour y amener le corps étranger. Si l'on aperçoit ce corps, on peut le conduire au dehors au moyen d'une bague ou d'un corps arrondi quelconque.

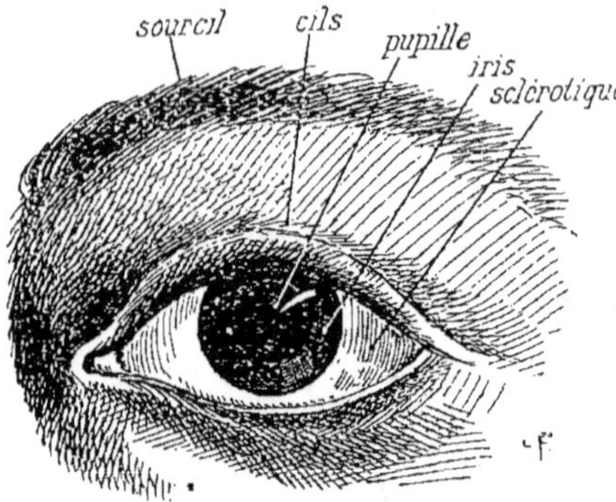


Fig. 179. — Un œil vu de face.

Dans tous les cas, il faut calmer l'irritation par l'application de compresses d'eau fraîche.

**Brûlures.** — Les brûlures ordinaires sont en général superficielles ; malgré tout elles sont accompagnées d'une douleur vive, cuisante et de la formation de cloques ou **phlyctènes** qui se remplissent d'une sérosité claire et limpide.

Les phlyctènes, après un certain temps, se déchirent, la sérosité s'écoule ; l'épiderme détaché se dessèche et tombe par lambeaux ou par desquamation.

En raison des douleurs vives qu'elles entraînent, les brûlures doivent être soignées avec ménagements. On évitera de déchirer les phlyctènes qui protègent la surface brûlée contre l'action de l'air et on calmera la douleur avec des compresses imbibées d'eau froide. Le traitement consiste à empêcher le contact de l'air pour éviter l'infection et à maintenir la fraîcheur dans la région brûlée pour apaiser la douleur.

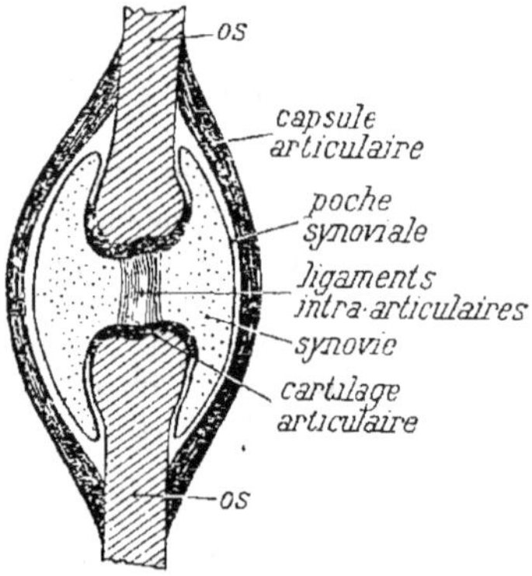

Le pansement est fait avec du **liniment oléo-calcaire** (mélange d'huile d'amande douce et d'eau de chaux) ou à son défaut avec une huile quelconque se recommandant par sa valeur isolante.

Fig. 180. — Coupe en long d'une articulation.

**Entorse.** — L'entorse est produite par un mouvement forcé qui cause la rupture des ligaments qui entourent et renforcent une articulation (*fig.* 180). La douleur est vive et intolérable au moment de l'accident; elle se calme en quelques heures, mais persiste assez longtemps sous une forme sourde et profonde.

L'entorse la plus commune est celle du pied (*fig.* 181). Le **massage** est le traitement de choix; il doit commencer dès le début, être doux, progressif, se faire avec les pouces imprégnés de vaseline pour faciliter leur glissement et toujours dans la direction de l'extrémité du membre à sa racine, c'est-à-dire suivant le trajet du sang veineux.

Une entorse simple, bien massée, immobilisée de bonne heure, malgré la douleur, guérit chez un sujet jeune en dix ou quinze jours.

**Luxation**. — La luxation est un degré de plus que l'entorse; non seulement les ligaments de l'articulation sont brisés, mais encore la tête de l'os sort de sa cavité articulaire; c'est ce qu'on appelle vulgairement le *déboîtement*. Le blessé est alors comme impotent; il ne peut plus se servir de son membre.

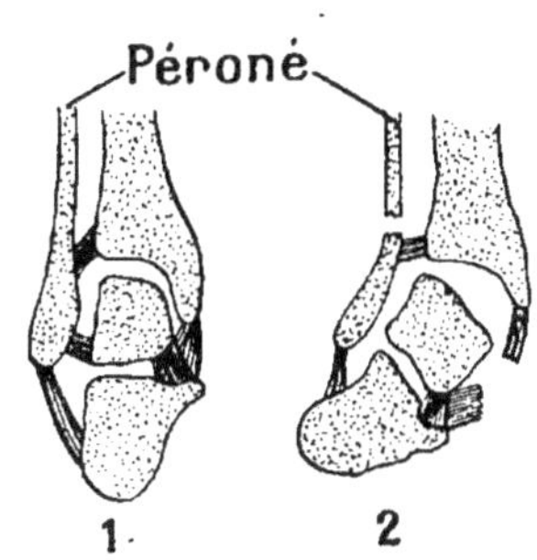


Fig. 181. — Entorse du pied.
(1, articulation normale. 2, ligament interne rompu et péronné brisé.)

Les luxations les plus communes sont celles de l'épaule (*fig.* 181); elles résultent d'une chute sur le côté; le bras du malade ne peut effectuer aucun mouvement, la tête humérale ayant quitté sa cavité articulaire pour se porter sous la clavicule. Les luxations de la **hanche** (*fig.* 183) sont beaucoup plus rares, la tête fémorale étant plus profondément enfoncée dans sa cavité articulaire.

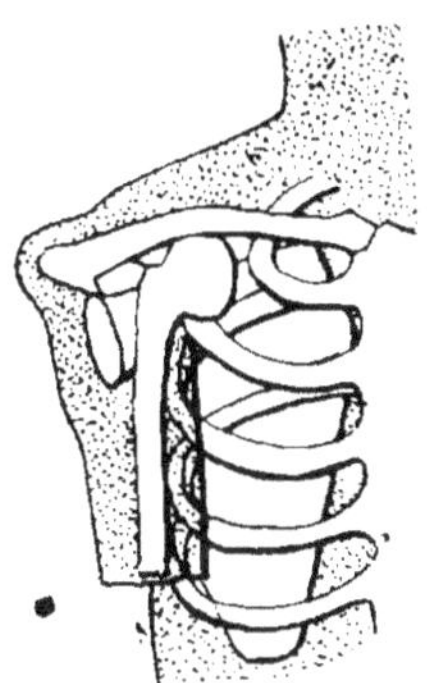

Fig. 182. — Luxation de l'épaule (la tête humérale a quitté sa cavité articulaire pour se porter sous la clavicule).

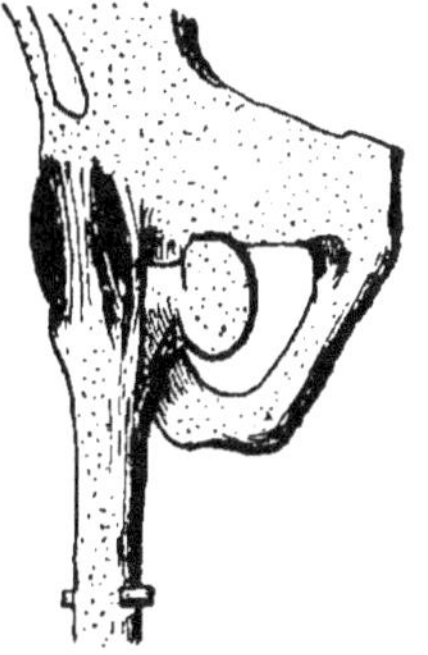

Fig. 183. — Luxation de la hanche (la tête fémorale est en avant de la cavité articulaire).

Dans les deux cas il faut faire appeler d'urgence le médecin, car il serait imprudent d'essayer soi-même de remettre les os en place. *Plus une luxation est traitée rapidement, plus elle est facile à réduire.*

**Fractures.** — Les fractures sont fréquentes dans le jeune âge, à cause de la présence des *cartilages de conjugaison*, points de moindre résistance, sur les os longs. Ces cartilages sont situés aux deux extrémités de l'os, entre la *diaphyse* et les *épiphyses* (*fig.* 184).

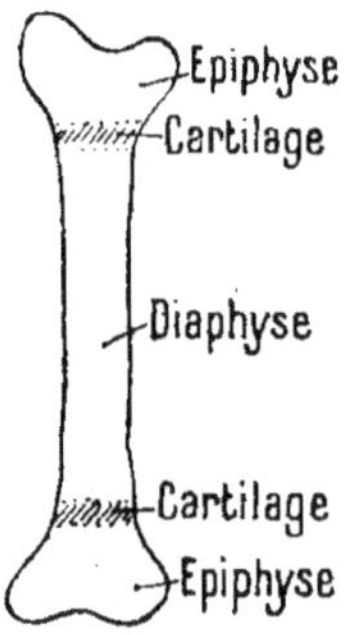

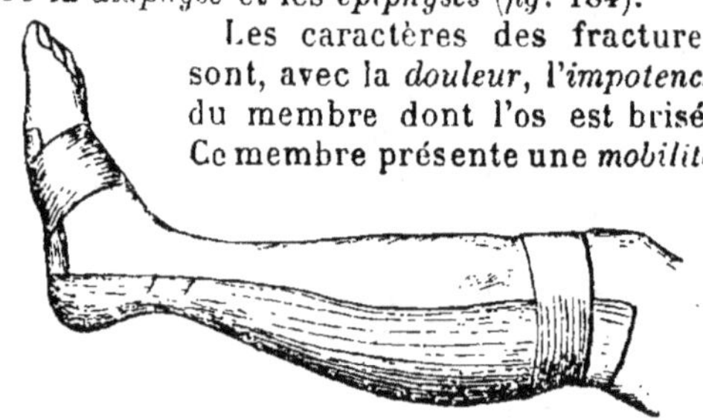


Fig. 184. — Accroissement en longueur d'un os.

Les caractères des fractures sont, avec la *douleur*, l'*impotence* du membre dont l'os est brisé. Ce membre présente une *mobilité*

Fig. 185. — Goutière en plâtre pour fracture de la jambe.

*anormale* puisque la fracture crée comme une nouvelle articulation ; les mouvements normaux deviennent donc impossibles.

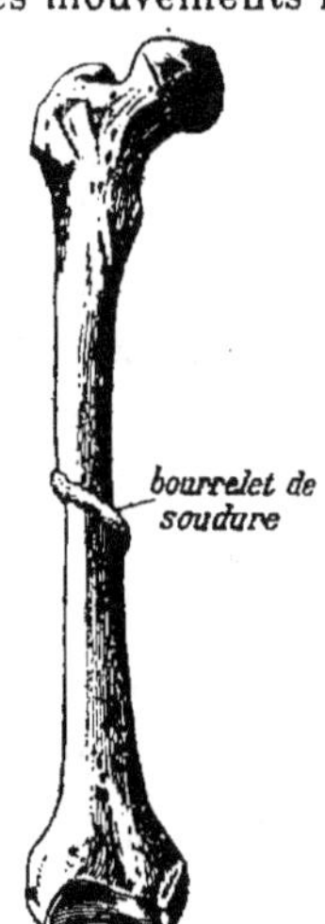


Fig. 186. — Os fracturé qui s'est ressoudé.

Lorsque l'os est brisé, sans production de plaie s'ouvrant à l'extérieur, on dit que la **fracture est simple** ou fermée ; dans le cas contraire, lorsque la peau est perforée, la **fracture est dite composée** ou ouverte.

On peut résumer en deux mots les indications générales du **traitement d'une fracture simple** : *réduction* et *immobilisation*.

Réduire une fracture c'est chercher à rendre à l'os brisé sa longueur, en même temps que la direction et la forme qu'il avait avant l'accident. Le plus souvent les fragments ont subi des déplacements variés ; parfois ils se sont écartés, d'autres fois ils se sont pénétrés réciproquement ; la réduction par des *tractions en sens contraire des extrémités du membre blessé* place ces fragments bout à bout.

*L'immobilisation de la fracture réduite* s'obtient par l'application d'appareils en plâtre (*fig.* 185) qui moulent le membre dans une enveloppe rigide (*gouttière*) et maintiennent les os fracturés dans une position constante.

En une vingtaine de jours, un mois au plus, les fragments brisés se soudent par la production d'un *bourrelet osseux* (*fig.* 186) appelé *cal*, et l'appareil est enlevé.

Lorsque la fracture est ouverte, l'antisepsie de la plaie doit naturellement précéder la réduction.

La réduction des fractures ne peut être opérée que par un médecin, mais, en attendant son arrivée, quelques précautions sont à prendre.

Tout d'abord il faut transporter le blessé à domicile. Or, avant la

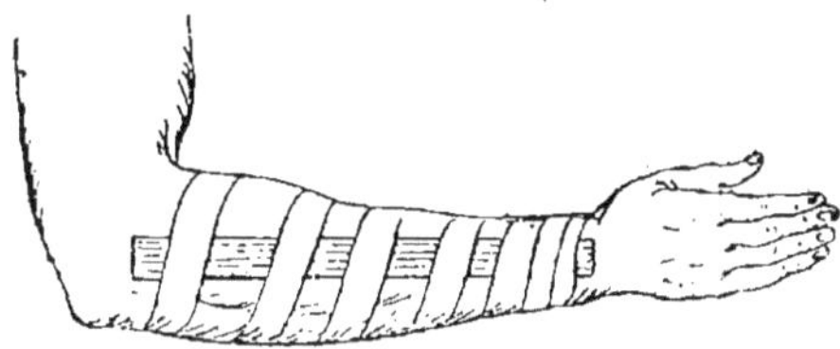

Fig. 187. — Avant-bras cassé maintenu provisoirement par des morceaux de bois.

production de tout mouvement de sa part, qui pourrait transformer une fracture fermée en fracture ouverte à cause des bords tranchants des os brisés, il faut **immobiliser le membre blessé** (*fig.* 187), le moins mal possible, par dessus les vêtements, si on ne peut faire autrement, ce qui atténue également la souffrance pendant le transport.

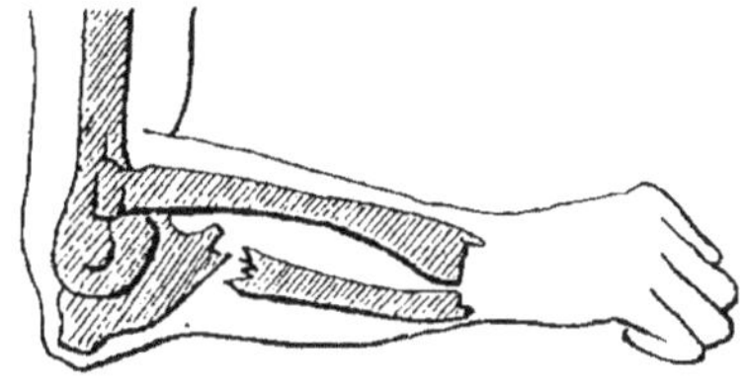

Fig. 187. — Fracture de l'avant-bras.

a) *Fracture du membre supérieur.* — S'il s'agit du membre supérieur, de l'avant-bras en particulier (*fig.* 188), l'immobilisation est des plus simples et s'obtient en plaçant l'**avant-bras fléchi** entre deux bandelettes comme le montre la figure, **dans une écharpe** fabriquée avec un mouchoir ou une serviette. On peut, à défaut d'écharpe, découdre ou fendre la manche de la chemise ou de l'habit et fixer les bords de cette gouttière improvisée sur le devant du vêtement avec quelques épingles.

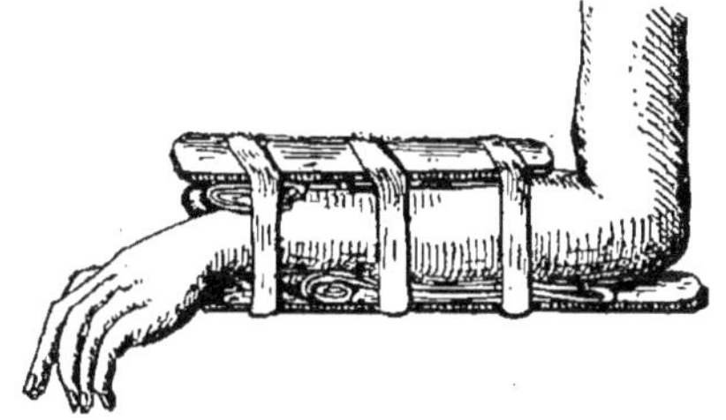

Fig. 188. — Appareil pour consolidation des fractures de l'avant-bras.

Un morceau d'écorce d'arbre placée autour du membre en forme de **gouttière** et maintenue par des bouts de ficelle, fournirait **un** excellent appareil d'immobilisation.

Lorsqu'il s'agit du **bras** (*fig.* 189), celui-ci doit être *en plus* **fixé contre le thorax** par une large cravate qui enserre le bras et la poitrine comme un bandage de corps (*fig.* 190).

b) *Fracture du membre inférieur.* — Ces fractures (*fig.* 191) sont plus graves que celles du membre supérieur; en règle générale *il ne faut jamais faire transporter un blessé de cette catégorie sans avoir préalablement immobilisé le membre fracturé.* Les moyens d'immobilisation sont nombreux, variés, et le plus souvent on devra s'inspirer des circonstances pour utiliser les objets à sa portée qui sont le mieux approprié au but cherché.

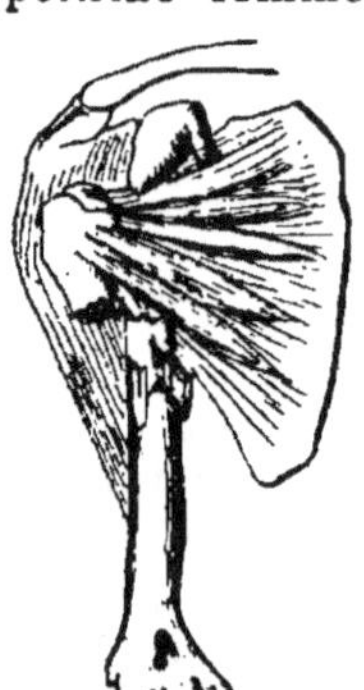

Fig. 189.
Fracture du bras.

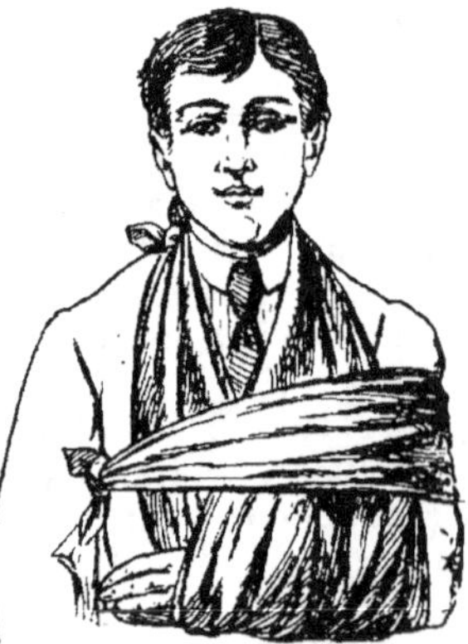

Fig. 190. — Bandage pour fracture du bras.

S'il s'agit de la **jambe**, à défaut de tout autre moyen, on peut se contenter de *rapprocher la jambe blessée du membre sain*, servant d'attelle [1], en les fixant ensemble avec

Fig. 192. — Attelles.

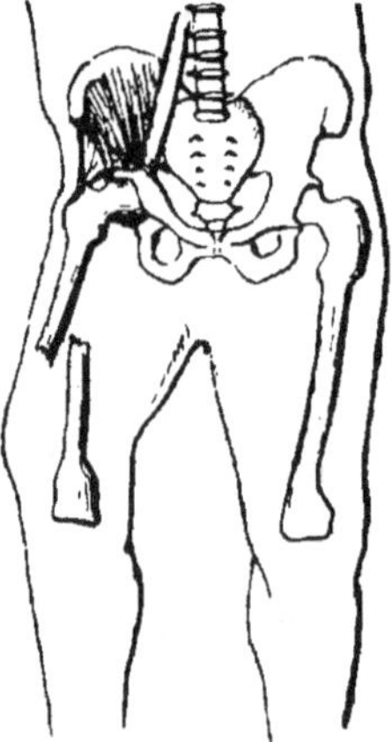

Fig. 191. — Fracture du fémur.

des mouchoirs; mais ce moyen sera beaucoup plus efficace si l'on a disposé préalablement autour de la jambe une ou deux *attelles improvisées*, faites d'écorces d'arbre ou de petites branches reliées entre elles par des cordelettes.

L'immobilisation de la **cuisse** s'obtient par des moyens analogues,

1. Une *attelle* (*fig.* 192) est une pièce résistante (règle en bois, bâton), destinée à servir de tuteur aux membres fracturés.

mais les attelles improvisées devront être plus longues et arriver
jusqu'au-dessus de l'os de la hanche, pour pouvoir être fixées autour
du bassin. Le membre malade sera toujours lié au membre sain.

*Relèvement et transport du blessé.* — Après avoir opéré l'immobilisation de la fracture, il faut relever le blessé et le transporter à
domicile.

Les blessés atteints de fracture du membre supérieur sont le
plus souvent capables de se relever seuls et de se transporter à
pied ou en voiture dans l'endroit où ils pourront recevoir les soins
définitifs.

Pour relever un blessé ayant une fracture du membre inférieur,
il faut opérer délicatement et *soutenir le membre fracturé*, afin
d'éviter tout mouvement irrégulier et toute secousse douloureuse.
Le transport en brancard est le meilleur dans ce cas; à défaut on
peut étendre le malade sur un matelas, placé sur une échelle.

Le médecin, dans tous les cas, sera appelé dans le plus court
délai; c'est à lui seulement qu'il est permis de faire l'examen complet de la lésion, de réduire la fracture et d'appliquer l'appareil
plâtré.

# CHAPITRE IV .

## MALADIES DEMANDANT DES SOINS IMMÉDIATS

Parmi les maladies, un certain nombre sont à invasion subite et exigent des soins d'urgence ; elles ne peuvent attendre l'arrivée du médecin. Parmi elles, on peut citer l'*asphyxie*, les *empoisonnements*, les *syncopes*, etc.

Nous allons donner rapidement quelques conseils sur la conduite à tenir, lorsqu'on se trouve en présence de ces différents cas.

**Asphyxie.** — L'asphyxie est causée par l'arrêt momentané ou définitif de la respiration. Les causes les plus fréquentes sont : la *submersion* et la *strangulation (pendaison)*.

Dans les cas d'**asphyxie par submersion**, il faut tout d'abord *éviter de suspendre le noyé par les pieds*, sous prétexte de lui faire rendre l'eau qu'il est censé avoir avalée. On doit se hâter de le *déshabiller*, en coupant au besoin ses habits mouillés, qui sont difficiles à enlever, puis le *coucher sur le côté droit* et *nettoyer sa bouche* avec un linge fin, pour la débarrasser des mucosités qui l'emplissent.

Il faut sans plus tarder procéder à la **respiration artificielle** par les *tractions rythmées de la langue* ou les mouvements des bras, ainsi que nous l'avons décrit, page 93.

En cas d'insuccès, on essayera de l'*insufflation*. L'insufflation est une injection d'air faite directement dans le poumon ; elle doit être faite de bouche à bouche. On applique ses lèvres sur celles du noyé, et on lui souffle fortement et à intervalles réguliers dans la bouche. Le mieux serait de *faire respirer de l'oxygène*, si l'on pouvait rapidement s'en procurer.

On pose en principe que chez les noyés, la respiration artificielle doit être prolongée pendant plusieurs heures. Elle doit être faite alors même que le noyé est resté submergé une heure et plus. Des rappels à la vie ont été ainsi obtenus aux prix d'efforts persévérants, dans des cas qui semblaient ne laisser aucun espoir. Pendant ce temps, des aides cherchent à ramener la chaleur et la circulation par des *frictions*, des *briques*, des *fers chauds* promenés sur le corps en interposant une flanelle.

Il est bon d'approcher de temps à autre, des narines, un peu d'*alcali volatil*, ou à défaut, de *vinaigre*, pour provoquer une irritation de la muqueuse nasale qui peut réveiller le centre respiratoire.

Dès que le malade commence à respirer, on peut lui faire absorber quelques cuillerées de café additionné de rhum ou de cognac pour accélérer les mouvements du cœur.

Le grand principe dans les soins à donner en cas d'asphyxie, c'est de ne pas se décourager.

**L'asphyxie par strangulation** est causée par une constriction violente autour du cou, causée le plus souvent par une corde ou un lien serré (*pendaison*).

Dans ce cas, il faut se hâter de desserrer le lien passé autour du cou, après avoir coupé la corde qui suspend le corps. Bien entendu, il faut se garder d'obéir au préjugé, malheureusement trop répandu, qui consiste à ne toucher à un pendu qu'en présence des autorités, c'est-à-dire lorsque la mort a fait son œuvre.

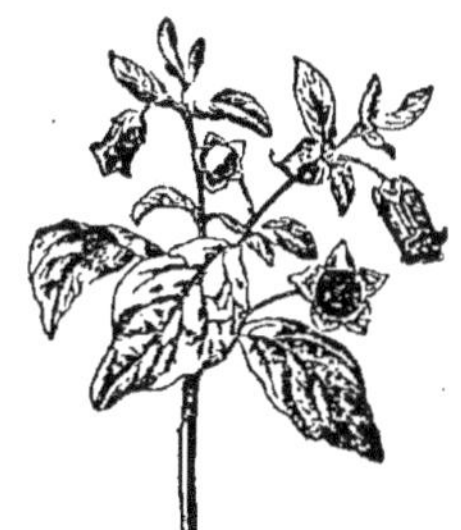

Fig. 193. — Belladone, plante très vénéneuse renfermant de l'atropine.

Les soins ultérieurs sont les mêmes qu'en cas de submersion : *respiration artificielle* et *réveil de la circulation.*

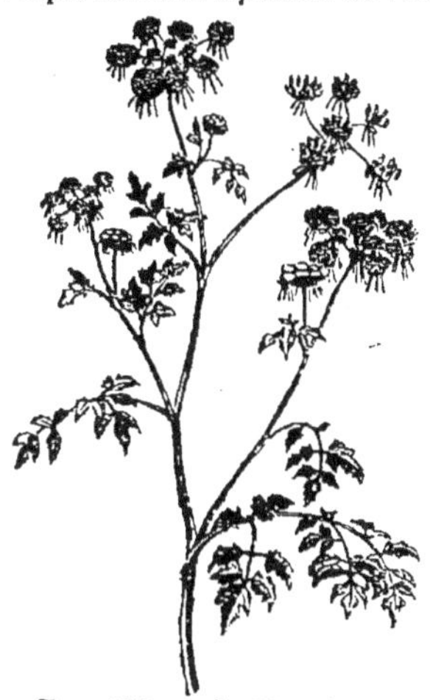

Fig. 194. — Petite ciguë.

**Empoisonnements.** — Les empoisonnements peuvent se faire par *voie digestive*, c'est-à-dire être causés par l'absorption de matières toxiques ou par *voie sanguine*, c'est-à-dire être causés par l'inoculation de venin, soit par les vipères, soit par les insectes.

a) *Empoisonnements par voie digestive.* — Les empoisonnements par voie digestive, les plus fréquents, ont lieu par absorption d'une **substance minérale caustique** (*acides, phosphore, arsenic*) ou par absorption d'une substance végétale [*opium, morphine, belladone* (*fig.* 193), *ciguë* (*fig.* 194), etc.].

En attendant l'arrivée du médecin, qui doit être appelé d'urgence, on doit provoquer les **vomissements** soit avec l'ipéca, soit, à défaut, en chatouillant le fond de la gorge avec une plume d'oie et en faisant boire de l'eau tiède au malade. Il est bon de *conserver les matières vomies*, pour les soumettre au médecin, à son arrivée.

Lorsqu'on connaît la *nature du poison*, on peut agir plus efficacement. Ainsi par exemple, pour les acides, on doit faire prendre, après vomissement, de l'*eau alcaline* (eau de Vals, eau de Vichy); pour les **alcalis**, on donnera de l'*eau vinaigrée* ou du jus de citron. On calmera les douleurs dues à l'action **corrosive** de ces substances, avec du *lait* ou de l'*eau albumineuse* (blancs d'œufs battus avec de l'eau sucrée).

S'il s'agit d'un empoisonnement par un **alcaloïde** ou par **sel métallique** (*sel de plomb*, de *mercure*, de *cuivre*), le mieux, après avoir débarrassé l'estomac, est d'ordonner du *tanin* qui forme avec ces substances des composés insolubles. A son défaut, on emploie le *thé* ou la *feuille de noyer* en infusion, à cause de leur richesse en tanin. Le *café* a en outre l'avantage « de remonter » le cœur; aussi est-il également indiqué dans ces cas d'intoxication.

**Seul, le médecin a qualité pour administrer un contre-poison.**

b) *Empoisonnements par voie sanguine.* — Nous nous contenterons d'indiquer à ce sujet, bien que ce ne soient pas de véritables empoisonnements, les soins à donner en cas de morsures de vipères et de piqûres d'insectes venimeux.

*Morsures de vipère.* — Les morsures de vipère produisent deux piqûres, grâce aux deux crochets conducteurs du venin (*fig.* 195), qui s'enfoncent dans la peau. La douleur causée par ces piqûres annonce la blessure; la peau devient dure, violacée, l'enflure apparaît, gagnant le membre tout entier et parfois tout le corps.

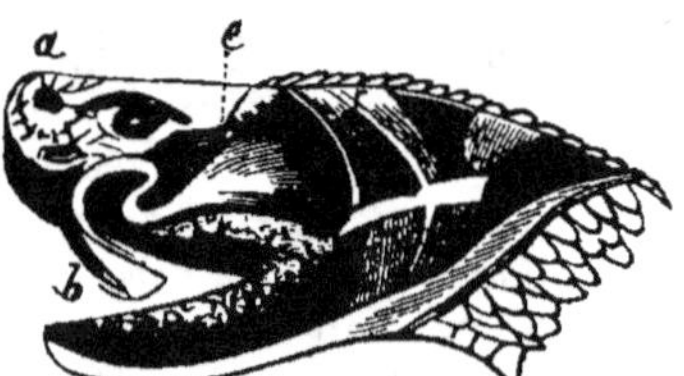


FIG. 195. — Appareil venimeux
d'un Serpent.

e, glande à venin; a, canal; b, crochets.

La morsure de vipère est rapidement mortelle pour les enfants; même dans les cas qui se terminent par la guérison, les désordres sont graves : nausées, vomissements, coliques, syncope, etc.

Le traitement immédiat consiste à **empêcher le venin de s'étendre hors de la région blessée ou à détruire encore ce venin sur place.**

Le premier de ces moyens repose sur des expériences récentes de physiologie. Si l'on pratique la ligature d'un membre de façon à arrêter la circulation veineuse et lymphatique dans ce membre, en injectant à cet endroit un venin on produit dans cet espace clos une véritable sérothérapie; le venin est détruit par la lymphe en contact avec lui.

Il suffit donc, en cas de morsure de vipère, de pratiquer une ligature entre la partie atteinte et le cœur, afin d'éviter que le venin soit emporté par le courant circulatoire. Après deux ou trois heures de ligature, on délie de temps à autre pour rétablir par degrés la circulation dans la région blessée ; la lymphe en contact avec le venin a détruit ses propriétés toxiques.

Dans la pratique, on fera bien de ne pas s'en tenir à ce moyen et d'essayer de détruire le venin sur place.

Le *sérum anti-venimeux de Calmette,* déjà bien employé, l'injection de *permanganate de potasse* au centième, celle d'*hypochlorite de chaux* ou de *chlorure d'or* à la même concentration, sont les principales substances mises à contribution, parce qu'elles forment avec le venin un précipité insoluble. Ces solutions sont injectées sous la peau, à la dose

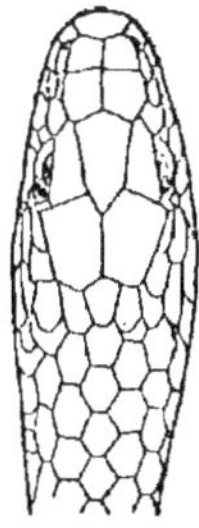
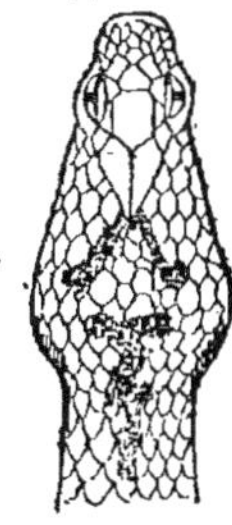



Fig. 196 et 197. — Comparaison de la tête d'une Couleuvre (reptile non venimeux) et de celle d'une vipère.

de 10 à 30 centimètres cubes, par piqûres disséminées autour du lieu d'inoculation.

A défaut, on peut *élargir la blessure,* la *laver à grande eau,* la *faire abondamment saigner,* soit en suçant avec la bouche (avoir soin de cracher au fur et à mesure que le liquide arrive dans la cavité buccale), soit au moyen de ventouses pour éliminer le venin au dehors. On *cautérise ensuite à l'alcali* ou au fer rouge ce qui est douloureux et malheureusement peu efficace.

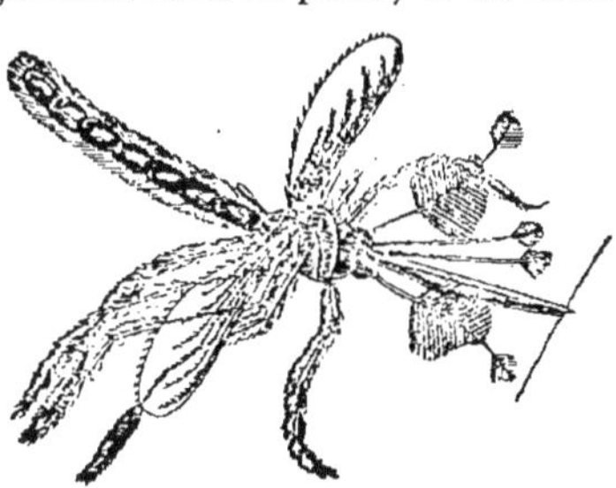

Fig. 198. — Moustique en train de piquer.

*Piqûres d'insectes venimeux.* — Ces piqûres, dues en général aux abeilles, aux guêpes ou aux moustiques (*fig.* 198), ne donnent pas lieu habituellement à des accidents sérieux. Après avoir enlevé le dard qui a pu rester dans la plaie, on *cautérise avec de l'ammoniaque* ou de la *teinture d'iode* ou à défaut avec du *vinaigre.*

**Coup de chaleur.** — Le coup de chaleur ne doit pas être confondu avec le *coup de soleil.* Ce dernier est une rougeur plus ou moins étendue des parties découvertes de la peau (*visage, mains*) due à l'action directe des rayons lumineux ; il est fréquent dans les ascensions en pays de montagnes. C'est une variété de brûlure pouvant aller de la rougeur simple jusqu'à la production de cloques. Si le coup de soleil est douloureux, il n'offre en général aucun danger.

Le *coup de chaleur,* appelé à tort **insolation,** car il peut se produire même par temps couvert se traduit par un *malaise général* avec *tendance syncopale ;* dans les formes graves, le malade s'affaisse sans connaissance, et si des soins ne sont pas prodigués d'urgence, la mort peut s'en suivre.

Sous l'influence de la chaleur extérieure, l'oxygénation du sang est incomplète, de sorte que la combustion est limitée à l'intérieur des organes, et en particulier du cerveau, d'où *fatigue, malaise,* et *syncope.*

Les premiers soins à donner en attendant l'arrivée du médecin consisteront à placer le *malade au frais,* à *desserrer ses vêtements* et à lui *flageller la figure avec des linges mouillés pour réveiller le centre respiratoire ;* au besoin faire respirer du vinaigre ou de l'alcali dans le même but.

**Syncope.** — La syncope, connue vulgairement sous le nom de *faiblesse, évanouissement,* est caractérisée par l'arrêt subit et momentané des battements du cœur, suivie de la perte de connaissance par anémie cérébrale. La respiration peut elle aussi s'interrompre de sorte que cet état est celui de la *mort apparente.*

Le sang n'arrivant plus au cerveau par suite de l'arrêt presque complet de la circulation, l'action régulatrice de cet organe s'anéantit faute de son excitant naturel et les *sensations,* les *mouvements* qui sont, ainsi que la *respiration* sous la **dépendance immédiate de l'encéphale,** sont interrompus ; le malade a d'abord le visage pâle, couvert de sueurs froides, puis ses jambes flagellent, il s'affaisse et tombe inanimé.

Les syncopes ont des causes très variables ; tantôt ce sont des *causes morales* (émotions, impressions vives, etc.) tantôt au contraire des *causes physiques* (affections du cœur, perte de sang, etc.).

Dans le premier cas, la syncope est causée par l'excitation du *pneumo-gastrique,* nerf modérateur du cœur.

Le cœur est innervé, on le sait, par des filets nerveux dépendant les uns du *Grand Sympathique,* les autres du *Pneumogastrique.* Les premiers sont des *filets accélérateurs :* lorsqu'on les excite, les battements se multiplient ; les seconds, sont des *filets modérateurs :* lorsqu'on les excite, les battements se ralentissent et peuvent même s'arrêter. C'est donc ce dernier nerf, qui agit comme un frein brusquement mis en action, dans les cas de syncope survenant à la suite d'impressions vives ou de fortes émotions, d'où l'expression de **cœur brisé.**

Dans le second cas, la syncope est causée par l'irrigation insuffisante des centres nerveux.

Lorsque le *cœur est malade,* il envoie le sang avec moins de force dans les vaisseaux de sorte qu'il arrive assez difficilement dans les capillaires cérébraux ; le *cerveau mal nourri,* n'excite plus les centres respiratoires et circulatoires, et le malade tombe en syncope. Pour la même raison, la syncope doit se produire à la suite d'une hémorragie abondante.

Dans les deux cas, de même que dans le coup de chaleur, il faut *transporter le malade dans un endroit frais, desserrer ses vêtements* et le **coucher sur le sol de tout son long** pour, qu'à défaut de l'impulsion cardiaque, le sang arrive aux vaisseaux de l'encéphale par son propre poids. Pour réveiller les centres respiratoires et circulatoires, on doit flageller le malade au visage avec une serviette imprégnée d'eau froide et lui faire respirer de l'*alcali*, du *vinaigre* ou de l'*éther*.

Si ces moyens ne suffisent pas, il faut relever les jambes et le bas du tronc, de manière à faire affluer le sang vers la tête et opérer des frictions énergiques avec des flanelles chaudes.

Dès que le malade revient à lui, le visage se colore, la respiration d'abord saccadée, se rétablit normalement et le cœur se met de nouveau à battre régulièrement. On relève alors les forces du malade avec un cordial ou mieux avec un peu d'éther sur du sucre.

Dans certains cas, la syncope peut être causée par la **suspension subite**, plus ou moins complète, de l'**action cérébrale**, consécutive à une **attaque d'apoplexie**[1]. Cette attaque, occasionnée par l'afflux du sang au cerveau (**congestion cérébrale**) amène le plus souvent, la rupture d'une artère et par suite un épanchement sanguin dans l'encéphale (**coup de sang**). Le malade tombe, privé de connaissance et de mouvement, la *face est injectée, rouge vineuse*, le *pouls plein*, sans fréquence ; parfois il y a des *convulsions musculaires* : c'est ce qui caractérise le **coma**.

Cette syncope est grave, car souvent le malade succombe et s'il se rétablit l'attaque laisse après elle une **hémiplégie** (paralysie de la moitié droite ou gauche du corps) ou la **perte de la parole** (aphasie) états qui peuvent être passagers ou persistants.

Dans les attaques d'apoplexie, il faut agir à l'inverse de ce que l'on fait pour les syncopes ordinaires, c'est-à-dire **ramener le sang aux pieds** en *dressant le corps*, en *aspergeant la tête d'eau froide* ou en mettant sur elle un *sachet de glace* et enfin en plaçant des *sinapismes* aux extrémités inférieures.

Le **coma** peut parfois durer longtemps. Heureusement l'apoplexie ne menace généralement pas les enfants ; ce n'est guère que les personnes d'un certain âge, les **alcooliques** principalement, qui en sont atteints.

**Épilepsie.** — L'épilepsie, maladie nerveuse désignée plus com-

---

1. **Apoplexie.** Affection qui présente pour caractère essentiel la formation brusque et spontanée d'un foyer sanguin dans un organe quelconque, notamment dans le cerveau (*apoplexie cérébrale*) ou dans le poumon (*apoplexie pulmonaire*).

munément sous le nom de mal caduc parce qu'on tombe à terre, ou de **haut mal** parce que son siège est dans la tête, partie la plus élevée du tronc, est malheureusement assez fréquente chez les enfants.

**Les attaques** se produisent brusquement et sont caractérisées par une *perte subite de connaissance*, accompagnée de *pâleur de la face* et de la *chute* à terre. Celle-ci est instantanée : le malade s'affaisse sur place comme une masse inerte ; il n'a pas le temps de choisir le lieu, il *tombe de toute sa hauteur* à l'endroit même où il est frappé, *dans le feu, dans l'eau*, etc., en même temps qu'il pousse un *cri unique*. Avec la chute, arrive la perte de toutes les facultés : plus de volonté, plus de sensibilité, plus de notion du monde extérieur. Bien mieux, à son réveil le patient ne garde aucun souvenir de ce qui s'est passé.

Une fois à terre, le malade reste 20 à 30 secondes dans l'immobilité puis commencent les **convulsions** : le *front se plisse*, les sourcils se rapprochent, les paupières entr'ouvertes laissent voir les yeux fixes ou roulant dans l'orbite, la *face est grimaçante*, la mâchoire inférieure est soulevée et parfois la *langue est coupée ;* une *écume sanguinolente* apparaît au coin des lèvres. Le corps violemment soulevé retombe sur le dos ou sur le ventre, il est tordu en divers sens et roule sur le sol. Après un quart d'heure environ, le malade revient à lui et tombe dans un sommeil lourd et prolongé.

En présence d'un **accès** d'épilepsie, il faut *donner de l'air au malade, desserrer ses vêtements* et *le garantir contre les chocs violents* en le plaçant sur une couverture ou sur un matelas. Si la langue est sortie, il faut la faire rentrer dans la bouche pour éviter qu'elle ne soit pas coupée par les dents ; au besoin, on peut passer un coin de bois entre les deux mâchoires et il n'y a plus qu'à attendre patiemment la fin de l'accès. Si l'attaque se produit en classe, il faut soustraire le malade à la vue des autres enfants, en les envoyant en récréation pour éviter de les impressionner trop vivement.

**Conclusion.** — Tels sont les principaux accidents et les principales maladies à invasion subite que l'instituteur aura l'occasion de constater dans sa carrière. S'il possède les quelques notions élémentaires que nous venons de développer, il pourra, dans chaque cas, donner les soins les plus urgents et s'assurer la reconnaissance des enfants et des familles. Son rôle ne sera pas de remplacer le médecin ; il n'a pas le droit de soigner le malade, mais il a le devoir de sauvegarder la vie d'un de ses élèves, indisposé subitement ou blessé accidentellement, jusqu'à l'arrivée du médecin, qu'il doit faire appeler d'urgence. C'est pourquoi nous avons intitulé ces quelques conseils, qui pourront être d'un grand secours dans la vie de l'instituteur : « **En attendant le médecin.** »

# TABLE DES MATIÈRES

## HYGIÈNE

## CHAPITRE VI
### HYGIÈNE ALIMENTAIRE



## CHAPITRE VII
### HYGIÈNE DE LA PERSONNE

#### I. — Hygiène corporelle.



#### II. — Exercice physique.



## CHAPITRE VIII
### HYGIÈNE DES VÊTEMENTS



## CHAPITRE IX
### HYGIÈNE DE LA MAISON

Tours. — Imp. DESLIS FRÈRES et Cⁱᵉ, 6, rue Gambetta.

Dr PERRIN & H. COUPIN

# Cours d'Hygiène

## A L'USAGE DES ÉCOLES NORMALES

### (JEUNES GENS)

## COMPLÉMENT

PARIS

FERNAND NATHAN

ÉDITEUR

Tous droits réservés.

10- G.

# TABLE DES MATIÈRES

## MALADIES VÉNÉRIENNES



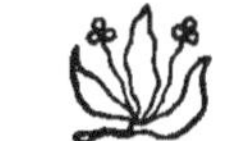

# MALADIES VÉNÉRIENNES

## ORIGINE DES MALADIES VÉNÉRIENNES

Les **maladies vénériennes** (de *venereus*, relatif à Vénus, déesse de la volupté) sont ainsi appelées parce qu'au début elles désignaient des maux dont les *parties génitales* seules pouvaient être atteintes ; on les attribuait presque uniquement aux **relations sexuelles impures**, d'où leur nom de **maladies de la volupté**. Et comme les organes génitaux étaient considérés autrefois comme des *parties honteuses*, ces maladies ne devaient pas tarder à bénéficier du même qualificatif : les **maladies honteuses** devenaient ainsi le stigmate du vice, la rançon méritée de la débauche.

Par la force de l'habitude s'est ainsi perpétuée une **erreur** aussi dangereuse qu'injuste. Ces maladies n'ont pas toujours en effet une origine sexuelle ; elles peuvent frapper des *innocents* et des *personnes d'une haute moralité*. L'enfant qui naît syphilitique, la nourrice et le médecin qui sont infectés par accident professionnel, le malheureux qui s'inocule le mal en se servant d'un objet usuel qu'il croit propre (*pipe, verre, rasoir*) et qui malheureusement est contaminé par un syphilitique, ont-ils contracté la terrible maladie par des actes vénériens ? Et peut-on dire sans commettre une injustice que ces personnes sont atteintes d'une maladie honteuse ?

Même en cas d'origine sexuelle, croit-on que ce soit les individus les plus vicieux, les plus fréquemment atteints ? Ne sont-ce pas plutôt les jeunes gens timides et ignorants, qui, sans précaution, cèdent à leur instinct et à leur passion, sans se douter du danger qu'ils peuvent courir ?

Aussi combien injustifié était ce qualificatif de maladies

honteuses, attribué aux maladies vénériennes. Et n'est-ce pas à ce préjugé que l'on doit de constater la dissémination de ces maladies ainsi que leurs ravages ?

Les maladies vénériennes sont le plus souvent des maladies contractées dans la jeunesse et malheureusement, plus on est jeune, moins on ose aller trouver le médecin. On confie son mal à un camarade plus âgé, que l'on croit à tort plus expérimenté : on se soigne suivant ses conseils, en cachette, sans méthode et, le plus souvent, le mal persiste et empire ! Pendant ce temps de nouvelles relations amènent de nouvelles contaminations et ainsi croît le nombre des vénériens !

Déplorable pour l'individu, qui loin de se débarrasser de sa maladie par des soins de fortune, la voit au contraire s'aggraver, ce préjugé est encore néfaste pour la prophylaxie des maladies vénériennes, car, en empêchant le traitement rationnel, la période de contagion est accrue.

Les recherches bactériologiques ont montré que les **maladies vénériennes sont de véritables maladies infectieuses**, et dans chaque cas, on a pu déterminer la nature du microbe pathogène. Il en résulte que si l'infection a lieu le plus souvent par des relations sexuelles impures, elle peut aussi avoir lieu accidentellement, comme nous l'avons indiqué pour la syphilis, puisque la cause de ces maladies est en somme une **inoculation microbienne**.

En réalité, les maladies vénériennes ne devraient donc pas être séparées des autres maladies infectieuses, si par un préjugé inexplicable on ne continuait à voir en elles des maladies honteuses. Ces maladies sont au nombre de deux principales : la **blennorrhagie** et la **syphilis**.

Chacune d'elles a son microbe spécifique et est nettement caractérisée par un certain nombre de lésions. Rien de commun entre ces maladies, si ce n'est qu'elles sont *toutes les deux inoculables et par suite contagieuses*.

Comme, dans la plupart des cas, leurs effets se font d'abord sentir sur les organes génitaux, il est indispensable pour bien comprendre l'évolution de ces maladies, d'étudier d'abord sommairement l'appareil génital de l'homme et de la femme

## Appareil génital de l'homme.

L'appareil génital de l'homme (*fig.* 199) se compose essentiellement de deux parties : 1° *d'organes glandulaires pairs*, les **testicules**, auxquels incombe l'importante fonction d'élaborer le liquide fécondant ou *sperme ;* 2° d'un long conduit destiné à transporter au dehors ce liquide, conduit qui prend successivement les noms de canal déférent, vésicule séminale, urèthre ou conduit uro-génital, situé à l'intérieur du pénis.

Les testicules sont renfermés dans des enveloppes, connues sous le nom de *bourses* ou *scrotum*. Ils se forment dans la cavité abdominale de chaque côté des *lombes* et descendent dans les bourses vers le sixième mois de la vie intra-utérine. Ils arrivent d'abord au niveau de l'orifice interne d'un canal qui prend naissance vers le milieu de la racine de la cuisse (*canal inguinal*), puis pénètrent dans ce canal qu'ils parcourent lentement, de façon à arriver dans le scrotum avant la fin de la vie fœtale.

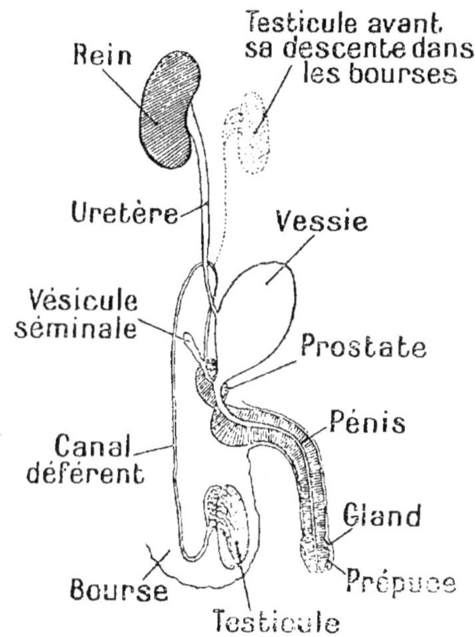


Fig. 199. — Appareil génital de l'homme.

Les testicules peuvent accidentellement s'arrêter au cours de leur descente et se fixer, durant une partie ou même toute la vie, sur un point plus ou moins éloigné des bourses. Cette anomalie, qui, comme on le voit, n'est que la persistance d'une disposition normale, mais transitoire, chez le fœtus, a reçu le nom d'*ectopie testiculaire*.

Chaque testicule (*fig.* 200) est constitué par une enveloppe fibreuse très épaisse et très résistante connue sous le nom d'albuginée, renfermant dans son intérieur un certain nombre de lobules, formés par des *canalicules sécréteurs du sperme* et appelés pour cela **canalicules séminifères**. Ces canalicules aboutissent à leur sortie du testicule dans des *canaux excréteurs* dont l'ensemble forme un corps allongé qui surmonte le bord postérieur du testicule à la façon d'un cimier de casque et qu'on appelle **épididyme**.

Au sortir de l'épididyme, le sperme chemine dans un long

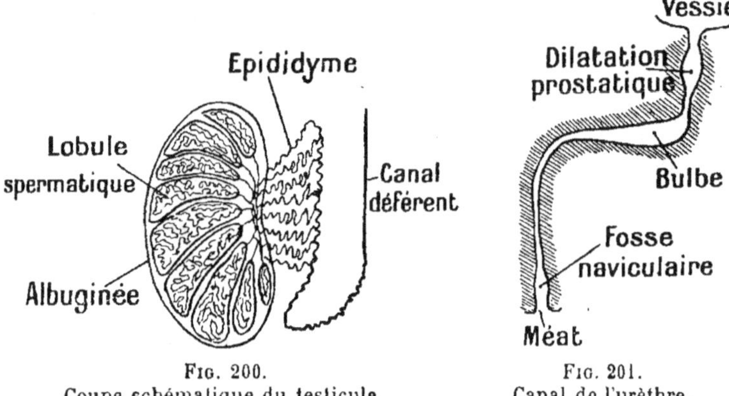


<table>
<tr><td align="center">Fig. 200.<br>Coupe schématique du testicule.</td><td align="center">Fig. 201.<br>Canal de l'urèthre.</td></tr>
</table>

canal, le **canal déférent**, qui le dépose momentanément dans un réservoir situé à la partie inférieure et postérieure de la vessie, la **vésicule séminale**. La vésicule séminale et le canal déférent sont continués par un court canal (*canal éjaculateur*), lequel projette le sperme dans le canal de l'urèthre, et de là à l'extérieur.

L'urèthre (*fig.* 201), qui est un canal commun aux voies urinaires et aux voies génitales, présente **deux renflements** l'un situé en arrière, le **bulbe**, l'autre situé en avant, la **fosse naviculaire**. Ces renflements joueront un grand rôle dans l'étiologie de la blennorrhagie. En arrière du bulbe on trouve une dilatation de moindre importance, laquelle est entourée par une glande qu'on appelle la **prostate**, d'où le nom de **dilatation prostatique** qu'on lui donne. C'est au niveau de cette dilatation que débouchent les conduits venant des vésicules séminales.

En résumé, le système génital de l'homme comprend deux organes glandulaires, les **testicules**, et un système de **canaux** (*épididyme, canal déférent, vésicule séminale* et *canal éjaculateur*) continuant chaque testicule et se déversant dans un conduit (*urèthre*) de calibre fort variable suivant les régions et commun aux voies génitales et aux voies urinaires.

### Appareil génital de la femme.

L'appareil génital de la femme (*fig.* 202), profondément situé dans le bassin, se compose essentiellement de deux parties : 1° d'un corps glandulaire, l'**ovaire**, dans lequel se forment les *ovules ;* 2° d'un long conduit qui s'étend du voisinage de l'ovaire à la peau et qui prend successivement les noms de **Trompe de Fallope**, d'**Utérus** et de **Vagin**.

Les **ovaires**, au nombre de deux sont des glandes de la forme et de la grosseur d'une amande verte. De couleur blanchâtre, à surface libre et unie dans le jeune âge, les ovaires se couvrent de cicatrices et prennent un aspect crevassé à partir de l'âge de la puberté. Chaque cicatrice résulte de la déchirure d'une poche microscopique appelée

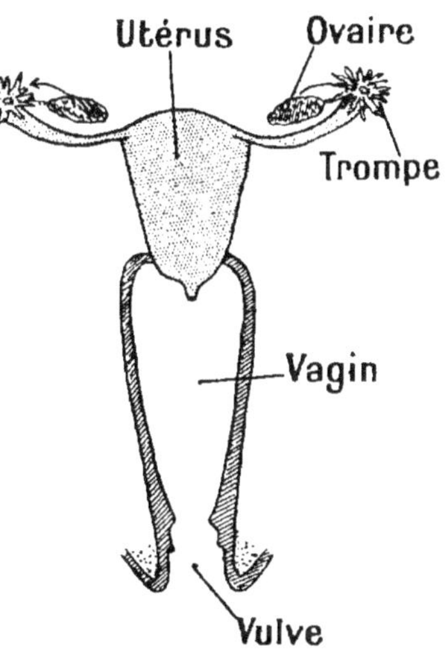


Fig. 202. — Appareil génital de la femme.

*vésicule de Graaf* ou *ovisac*, à l'intérieur de laquelle était un *ovule* qui a été expulsé.

L'ovisac se gonfle quand l'ovule est mûr et finit par éclater ; l'ovule expulsé est recueilli par le *pavillon de la trompe de Fallope*, pourvue de cils vibratiles. Le mouvement ciliaire fait émigrer l'ovule le long de cette trompe, plus connue sous le nom d'**oviducte**, jusque dans l'*utérus*. S'il a été fécondé pendant ce trajet, l'ovule demeure dans l'utérus; dans le cas contraire, il est entraîné au dehors.

L'**utérus**, vulgairement appelé **matrice**, est un organe creux à parois épaisses et contractiles destiné à servir de réceptacle à l'ovule après la fécondation ; c'est donc l'*organe de la gestation*, c'est-à-dire que c'est dans son intérieur que l'embryon va se développer jusqu'à son expulsion au dehors.

La forme de l'utérus est celle d'une poire de 7 à 8 centimètres de longueur, dont la partie élargie (*corps*) regarde en haut et la partie rétrécie (*col*) s'engage plus ou moins dans l'orifice supérieur du vagin.

L'utérus est tapissé intérieurement par une muqueuse dont l'épithélium se renouvelle périodiquement en déterminant une hémorragie plus ou moins abondante, connue sous le nom de *menstrue*.

La menstruation est intimement liée au phénomène de l'ovulation, de sorte que, lorsque l'ovule n'est pas fécondé, il est entraîné au dehors avec le flux menstruel.

Le **vagin** est un conduit musculo-membraneux qui s'étend de l'utérus aux organes génitaux externes connus sous le nom de *vulve*.

Continuant la cavité utérine, il livre passage au flux menstruel, aux produits de sécrétion de l'utérus, et au moment de l'accouchement au fœtus et à ses annexes.

L'**appareil urinaire** de la femme est complètement indépendant des organes génitaux; l'urèthre, d'ailleurs très court, part du col de la vessie pour s'ouvrir directement au dehors, à la partie supérieure de la vulve : c'est donc un conduit exclusivement urinaire, contrairement à ce qui a lieu chez l'homme.

Enfin, détail à signaler, les conduits génitaux chez la femme (*trompes* et *utérus*) font communiquer la cavité péritonéale avec l'extérieur, de sorte que leur infection est encore plus dangereuse que chez l'homme, puisqu'elle peut provoquer l'*inflammation du péritoine* et occasionner une **péritonite mortelle**.

## ÉTUDE DES MALADIES VÉNÉRIENNES

### I. — La blennorrhagie.

Le terme de **blennorrhagie** a été employé pendant longtemps pour désigner les *inflammations de l'urèthre* ou **uréthrites** de quelque nature qu'elles soient. Actuellement il **sert à** désigner uniquement les uréthrites dues à l'action d'un microbe bien défini, le **gonocoque de Neisser**.

Or un certain nombre d'uréthrites, peu graves il est vrai, ne sont pas d'origine gonococcique et par suite n'ont rien de blennorrhagique ; elles sont causées par les microbes normaux de l'urèthre, qui en temps ordinaire sont inoffensifs, mais qui, sous certaines influences, deviennent virulents et provoquent un écoulement. Mais cet *écoulement reste clair*, grisâtre et toujours moins épais et moins vert que le pus blennorrhagique.

D'ailleurs la *douleur est peu vive*, les sensations de brûlures au moment de la miction sont exceptionnelles, et la *guérison en moins d'une semaine sans traitement est la règle*.

La **blennorrhagie**, au contraire, ne peut naître d'elle-même : elle ne se développe dans un urèthre qu'après inoculation de **gonocoques de Neisser** ou de pus blennorrhagique renfermant ce microbe dont l'**absence est constante dans l'urèthre normal**.

Ce **gonocoque** a été découvert en 1879 par Neisser dans du pus blennorrhagique.

C'est un *diplocoque* formé de deux cocci symétriques, en forme de haricots, lesquels se regardent par leur concavité (*fig.* 203). Ce microbe jouit de la propriété d'attaquer les épithéliums à la surface desquels il est déposé, pour pénétrer dans leur intérieur ; il n'a nullement besoin d'excoriation préalable. Placé dans un urèthre sain, il provoque la blennorrhagie. Au début, lorsqu'il prend possession du canal, il existe seul, et semble se substituer aux microbes normaux de l'urèthre. Bientôt des espèces variées poussent à côté du gonocoque et prospèrent d'autant mieux que la muqueuse uréthrale est plus altérée, ce qui explique la persistance de l'écoulement. Le gonocoque crée donc pour l'urèthre une réceptivité spéciale à l'égard des microbes purulents auxquels il ouvre le canal de l'urèthre.

### LA BLENNORRHAGIE CHEZ L'HOMME

**Etiologie.** — En dehors des inoculations expérimentales faites avec du pus blennorrhagique, l'uréthrite gonococcique de l'homme ne se contracte guère que par les relations sexuelles impures.

La nature, dans certains cas, préserve de la contamination. Le **gonocoque** demande en effet pour se développer un **milieu alcalin** ; or la muqueuse uréthrale, grâce au passage de l'**urine** dans le canal, baigne dans un liquide **acide** défavorable à **sa** culture. Malheureusement cette muqueuse possède des glandes qui, par leur *sécrétion alcaline*, peuvent neutraliser cette acidité. Toutes les circonstances qui provoquent le fonctionnement de ces glandes favorisent donc l'infection, telles l'abus de la bière, des boissons alcooliques, du thé, du café, etc.

**Incubation.** — On considère comme *période d'incubation* le temps écoulé entre l'inoculation et la constatation des premiers symptômes. En réalité, la blennorrhagie est installée longtemps avant qu'elle se révèle. La plupart des malades ne s'en aperçoivent guère qu'au moment où le pus commence à apparaître dans l'urèthre. On peut admettre comme durée d'incubation moyenne trois ou quatre jours; après ce temps, le pus commence à se former et l'écoulement s'établit.

**Caractères de la maladie.** — Le malade est averti du début de la maladie par une sensation de démangeaison légère et continue au niveau de la fosse naviculaire. Peu après, le suintement de l'urèthre se manifeste par la production d'un mucus peu abondant et de couleur blanchâtre.

Les premiers phénomènes douloureux n'apparaissent qu'au cours de la miction. L'urination devient extrêmement pénible : les malades comparent la douleur qu'ils éprouvent, lorsque l'urine traverse le canal, à celle d'une brûlure par un *fer rouge*.

Les sécrétions de l'urèthre, de rares et séreuses, qu'elles étaient au début, deviennent plus abondantes, plus épaisses et plus colorées. Après une semaine, elles sont nettement **purulentes** et forment des **taches jaune verdâtre** sur le linge.

Le **pus blennorrhagique** (*fig.* 203) est formé par des débris de **cellules épithéliales** éclatées par suite de la multiplication des gonocoques qui se développent dans leur intérieur, par des leucocytes et enfin par des **gonocoques** extrêmement abondants pendant la période de franche suppuration.

Après une quinzaine de jours, les symptômes s'amendent : la paroi uréthrale qui s'était légèrement sclérosée, s'assouplit ; la miction cesse progressivement d'être douloureuse. L'écoulement semble se tarir, faisant place à une forte

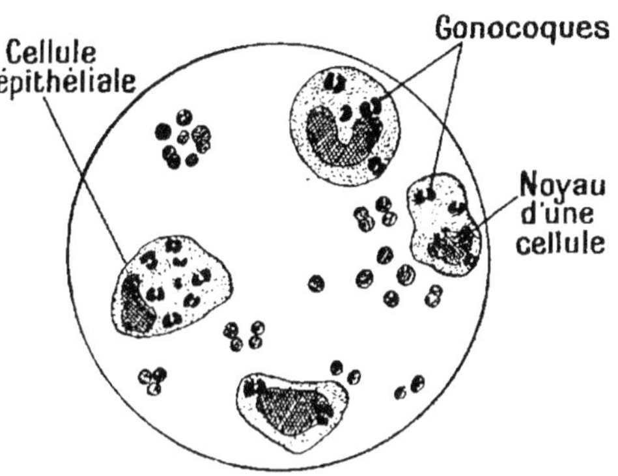


FIG. 203. — Pus blennorrhagique vu au microscope.

**goutte intermittente**, *jaune*, puis *blanchâtre*. Sous cette forme, la blennorrhagie peut durer indéfiniment, elle ne guérit jamais spontanément. Tout au plus arrive-t-il que, sans traitement, l'écoulement se réduise presque à rien, que la douleur devienne inappréciable, mais le gonocoque existe encore : l'**uréthrite chronique** est en train de se constituer sous le nom de **blennorrhée**.

C'est ce que résume ce vieil aphorisme : « *Si l'on sait quand une blennorrhagie commence, on ne sait quand elle finira.* »

**Complications de la blennorrhagie.** — Le gonocoque n'envahit en général que la partie de l'urèthre qui s'étend de la *fosse naviculaire* au *cul-de-sac du bulbe*, c'est-à-dire l'**urèthre antérieur**. Par la suite, l'urèthre postérieur présente un *rétrécissement* qui s'ouvre dans la dilatation prostatique, lequel arrête généralement l'invasion gonococcique. Dans certains cas cependant, l'urèthre **postérieur** peut également être envahi : c'est la **première complication de la blennorrhagie.**

De là, l'inflammation peut gagner la *prostate* (*prostatite*), la *vessie* (*cystite*) et enfin par propagation de proche en proche atteindre successivement les *canaux éjaculateurs*, le *canal déférent*, l'*épididyme* et enfin le *testicule*, occasionnant alors une maladie extrêmement douloureuse connue sous le nom d'**orchite**, qui entraîne fréquemment la **stérilité**.

Comme complications à distance, n'arrivant parfois qu'une dizaine d'années après la blennnorrhagie, nous devons mentionner le **rétrécissement de l'urèthre** et le **rhumatisme blennorrhagique**.

Lorsque, pendant le traitement de la maladie, il y a eu des éraillures de la muqueuse uréthrale, ou des déchirures plus ou moins étendues, il se forme lentement, à ces niveaux, des cicatrices constituées par un tissu fibreux, dense et inextensible. En ces points l'urèthre n'a plus son calibre normal : il est rétréci et la *miction s'en trouve gênée*.

Il est exceptionnel que la cicatrice oblitère complètement l'urèthre ; comme dans ces tiges de verre creuses qu'on étire à la lampe, il restera toujours un passage capillaire, mais ce rétrécissement fait obstacle à l'ondée urinaire et la vessie ne se vide que très lentement

Le plus souvent il faut **dilater le canal avec des sondes** pour lui rendre son calibre normal ; parfois même, si le rétrécissement est trop serré, il faut l'ouvrir, ce qui est une opération qui n'est pas toujours sans danger.

Le rhumatisme blennorrhagique traduit une infection gonococcique généralisée. La douleur se localise aux articulations, à celle du *genou gauche* en particulier, laissant après elle de la raideur des jointures, des attitudes vicieuses et parfois des ankyloses.

La blennorrhagie chez l'homme est donc une maladie fort douloureuse, qui peut devenir grave par ses complications.

Ce n'est donc pas une « bagatelle » comme disent quelques-uns, ni un « brevet de virilité dont il faut rire », comme ajoutent d'autres plus sottement ; par ce qui précède, on peut juger combien le rire est peu de circonstance !

### LA BLENNORRHAGIE CHEZ LA FEMME

La blennorrhagie chez la femme est encore beaucoup plus complexe et plus grave. Laissant de côté les *professionnelles* qui presque toutes sont contaminées, on peut dire que les accidents blennorrhagiques qui se produisent chez les *femmes mariées* sont dus à l'imprudence des maris, qui, de bonne foi, se croient guéris d'une ancienne blennorrhagie alors qu'ils sont encore atteints de **blennorrhée**, autrement dit porteurs d'une **uréthrite chronique**. L'écoulement semble avoir disparu, et cependant il existe encore. Il suffit, pour le montrer, d'effectuer, en se levant le matin, une pression sur le canal de l'urèthre, pour faire sourdre à son extrémité une goutte de liquide semi-transparent connue sous le nom de *goutte matinale* ou **goutte militaire** : c'est cette goutte que l'on croit inoffensive qui va contaminer la femme.

En examinant cette goutte au microscope, on peut déceler dans son intérieur un nombre plus ou moins grand de **gonocoques** qui, mis en contact avec les organes génitaux de la femme, trouvent là un milieu de culture favorable et se multiplient avec rapidité en même temps que croît leur virulence.

Bien mieux, il peut arriver qu'à la suite d'un traitement sévère et d'une bonne hygiène, l'urèthre soit totalement desséché et ne sécrète plus. Puis brusquement, à la suite d'un écart de régime, après l'abus de boissons alcooliques par exemple, le pus réapparaît. Le malade croit à une nouvelle blennorrhagie, dont il cherche avec anxiété l'origine, alors qu'il ne s'agit que du réveil momentané d'une vieille uréthrite chronique tombée dans l'oubli.

Le gonocoque ne disparaît que très lentement de l'urèthre; pendant longtemps il peut sommeiller sans produire aucun désordre apparent. Au malade de faire en sorte de ne pas le réveiller par un écart de régime, car alors il reprend sa virulence et l'écoulement réapparaît.

Ainsi s'expliquent les nombreux accidents blennorrhagiques qui se produisent chez d'honnêtes mères de famille, contaminées à leur insu; ces malheureuses femmes sont des victimes de la blennorrhée masculine, ce sur quoi nous ne saurions trop attirer l'attention.

Le gonocoque, déposé sur la muqueuse vaginale, y provoque une rougeur diffuse et une sécrétion plus ou moins abondante connue sous le nom de leucorrhée gonococcique.

Peu à peu il se multiplie et pénètre dans le col de l'utérus, occasionnant la formation de pus et par suite un écoulement analogue à celui qui se produit dans l'urèthre masculin après contamination.

Lorsque la plus grande partie de la muqueuse utérine est infectée, on dit que la malade est atteinte de **métrite blennorrhagique** (*fig.* 204). L'écoulement purulent est abondant et le plus souvent accompagné d'**hémorragie**.

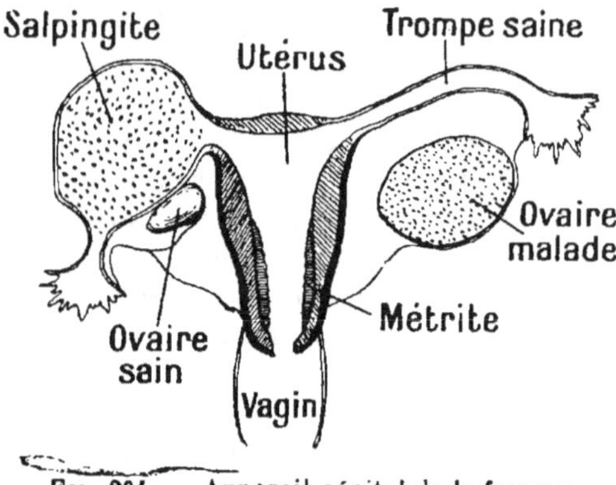


Fig. 204. — Appareil génital de la femme blennorrhagique.

Dans beaucoup de cas, ces pertes sont les seuls accidents appréciables, au moins jusqu'au jour où les **trompes seront envahies** à leur tour.

Tout au plus les malades se plaignent-elles de douleurs lombaires et de fatigue générale à cause de leur anémie.

L'envahissement des trompes par le gonocoque occasionne une maladie plus grave connue sous le nom de **salpingite**. Tantôt cet envahissement se produit rapidement, quelques semaines après le début de l'infection, tantôt au contraire la salpingite s'installe lentement et silencieusement au cours d'une blennorrhagie ancienne et latente.

Dans les deux cas, la trompe est dilatée et dans la poche ainsi formée se collecte du pus.

**L'ovaire** ne tarde pas à être malade lui-même, et la vie de la femme est compromise, si une opération chirurgicale n'enlève pas tous ces organes purulents. Pour peu que du pus arrive dans la cavité péritonéa.e par rupture de la trompe ou par son orifice interne : c'est la **péritonite** et la mort.

C'est donc surtout sur les organes génitaux que le gonocoque occasionne des désordres chez la femme ; contrairement
à ce qui se passe chez l'homme, l'infection uréthrale est
secondaire et sans gravité.

Le traitement de la blennorrhagie chez l'homme comme
chez la femme relève du médecin; malheureusement, à cause
de la gravité des complications chez cette dernière, l'intervention du chirurgien est souvent indispensable.

### LA BLENNORRHAGIE DE L'ENFANT

La blennorrhagie chez l'enfant siège aux yeux. On sait
aujourd'hui que la terrible **ophtalmie purulente** des **nouveau-
nés** n'est qu'une conjonctivite à gonocoques, contractée au
moment de la naissance. Cette maladie produit des **perfora-
tions de la cornée** qui amènent rapidement la **cécité**, c'est-à-
dire la perte de la vue. Nous avons vu (page 186 du *Cours
d'Hygiène*) comment il est facile de préserver l'enfant de cette
infirmité.

## II. — La syphilis.

La **syphilis** — l'*avarie*, comme on s'est habitué à l'appeler
depuis quelques années, — est une maladie contagieuse et
parasitaire, due à un **protozoaire flagellé**, découvert en 1905
par Schaudinn et connu sous le nom de *Treponema pallidum* (*fig.* 205). C'est une maladie de la seule espèce humaine;
à peine, en ces derniers temps a-t-on pu l'inoculer à quelques
singes anthropoïdes.

Contrairement au gonocoque qui se développe sur la
muqueuse uréthrale, le tréponème a besoin d'une *porte
d'entrée;* il ne peut entamer un épithélium sain. Pour contracter la syphilis, une **excoriation de la muqueuse** est donc
indispensable, si petite soit-elle.

**Etiologie.** — Les relations sexuelles impures constituent le
mode le plus habituel de la contagion. Mais, à côté d'elles, il y
a la série des **syphilis professionnelles**, comme celles des *médecins*, des *accoucheurs*, des *verriers*, des *nourrices* où le parasite
est inoculé par des instruments souillés (*pinces, aiguilles, cannes
de verriers*), ou par **succion** (nourrice allaitant un enfant syphi-

litique). Quelquefois même la maladie a été inoculée par des vaccinations pratiquées avec une lymphe empruntée à des nourrissons syphilitiques.

**Caractères de la maladie.** — L'évolution de la syphilis est caractérisée par **trois périodes** : les périodes primaire, secondaire et tertiaire.

a) *Période primaire.* — La période primaire ou période d'incubation va de l'instant de l'inoculation à l'apparition des éruptions cutanées qui constituent la **roséole**.

Tout d'abord, une **vingtaine de jours** après l'infection, et sans que jusque-là aucun symptôme n'ait annoncé la maladie, apparaît un **chancre** à l'endroit contaminé, c'est-à-dire où siégeait l'excoriation au moment de l'inoculation.

Ce chancre est une petite tumeur superficielle, indolore, de couleur cuivrée et de volume très variable (de celui d'une tête d'épingle à celui d'une pièce de deux francs). Le plus souvent il est **unique** et dur au toucher, d'où le nom de chancre **induré** qu'on lui donne.

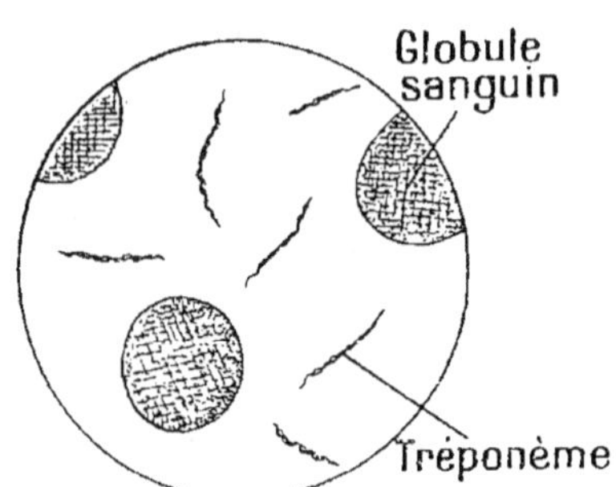


Fig. 205. — Microbe de la Syphilis
(*Tréponème*)
vu à un très fort grossissement.

Ces caractères permettent de le distinguer du **chancre mou,** qui est de nature bacillaire et causé surtout par la malpropreté.

Le chancre mou est l'apanage de la basse prostitution ; il est douloureux, multiple, purulent et apparaît deux ou trois jours après l'inoculation. Bien entendu l'infection reste localisée et, après la guérison du chancre, l'organisme redevient normal.

Le chancre syphilitique traduit au contraire une infection sanguine généralisée et, après sa disparition, de nouveaux accidents caractérisant la période secondaire ne tardent pas à se produire.

b) *Période secondaire.* — La période secondaire commence vers le **quarantième jour** après la constatation du chancre. Elle est annoncéc par l'apparition de rougeurs distribuées en plaques circulaires plus ou moins cohérentes à la surface de la peau : c'est la **roséole**.

La roséole syphilitique envahit tout le corps, mais respecte habituellement la face. Sa marche est rapide ; elle disparaît en l'espace de quelques jours sans laisser de trace.

Peu de temps après, les *muqueuses de la bouche*, **des lèvres**, *et du vagin* se couvrent de *plaques* rougeâtres dites **plaques muqueuses** d'une grande persistance. C'est alors la grande période de contagion de la maladie. A elle seule la plaque muqueuse cause plus de contaminations que tous les autres accidents syphilitiques réunis. « Par elle-même c'est un bobo, de par sa contagiosité c'est une peste », dit le professeur Fournier.

La plaque muqueuse est bourrée de *tréponèmes* et la moindre excoriation permet l'inoculation.

*La gravité de la période secondaire est donc surtout une gravité pour autrui.*

Celle-ci peut durer **deux ou trois ans**, et avec elle se termine **la contagion** et le plus souvent la maladie, si un traitement rigoureux a été suivi.

c) *Période tertiaire.* — Dans le cas contraire, les accidents tertiaires ne tardent pas à apparaître.

Leur fréquence atteint son maximum au cours des deux ou trois années qui suivent la disparition des plaques muqueuses ; au fur et à mesure que le malade s'éloigne de son chancre, le nombre des accidents tertiaires diminue.

La période secondaire est surtout dangereuse pour autrui, avons-nous dit, puisque c'est la période de grande contagion ; **la période tertiaire est grave**, *très grave*, **pour le syphilitique**.

C'est alors, en effet, qu'apparaissent les **gommes** qui rongent les tissus, provoquent des gangrènes, des mutilations (*perforation du voile du palais, de l'os nasal*, etc...). Mais ce n'est pas tout : ces gommes étendent leur action à tous les organes, et l'on peut dire que leurs effets sont véritablement multiformes ; **les poumons, le foie, le cœur, les artères, les reins** sont à leur merci. Il s'agit là, on le voit, d'organes essentiels à la vie, et l'on comprend quels risques de mort la période tertiaire amène avec elle.

Mais le terrain de prédilection des gommes, c'est le **cerveau** ; la syphilis y occasionne les désordres les plus graves. Si le virus syphilitique constitue un poison de tout l'être, c'est encore plus spécialement un **poison du système nerveux.**

Le professeur Fournier établit, à ce sujet, une statistique éloquente : sur un total de **4.700** malades tertiaires intéressés, il a constaté **2.000** cas de paralysies générales et affections nerveuses diverses ; soit plus de **40 0/0** de la totalité.

Et que faut-il entendre par affections nerveuses diverses ? Hémiplégies (*paralysie qui affecte la moitié droite ou gauche du corps*) ; paraplégies (*paralysie de la partie inférieure du corps*) ; paralysie **du nerf optique** (*cécité, c'est-à-dire perte de la vue*) ; troubles sensoriels divers, troubles intellectuels : délire, folie, gâtisme, etc...

La plupart de ces affections entraînent fréquemment la mort prématurée au milieu d'atroces souffrances. Ici encore laissons la parole au professeur Fournier : sur 100 cas de syphilis cérébrale — et il s'agit d'un pourcentage obtenu après analyse de plusieurs centaines d'espèces — il constate : 22 guérisons, 19 morts, 9 résolutions en paralysies, gâtisme, déchéance intellectuelle. Soit **78** non-guérisons parmi lesquelles **19** morts : **25 0/0**. Et, en effet, le syphilitique, et cela est très fréquent, qui fait de la **paralysie générale** ou du **tabès** (*affection caractérisée par des désordres dans les mouvements par suite d'incoordination*) n'a plus aucun **recours** ; il meurt bientôt dans d'effroyables douleurs, ou alors il végète tristement, lamentablement, car les médicaments spécifiques de la syphilis **n'ont plus d'action** sur ces affections.

**Syphilis héréditaire.** — Voilà pour les parents, et n'est-ce pas assez ? Voici maintenant pour la descendance, car la syphilis, maladie généralisée, causée par la présence du **tréponème** dans le sang, se transmet par hérédité, se retrouve dans les enfants du malade. D'autant mieux que, même en pleine période d'infection, la fécondation peut encore s'effectuer.

Toutefois, et c'est là précisément un effrayant pronostic, tant au point de vue de la **famille** qu'au point de vue **social**, la conception chez les femmes syphilitiques aboutit, **en règle générale**, à l'avortement spontané, ou à la **mort** du nouveau-né dans les premiers jours. On a pu compter, pour une même malade, **jusqu'à 19 décès** successifs d'enfants, fausses couches ou mort du nouveau-né !

Lorsque l'enfant de parents syphilitiques réussit à vivre, il n'est qu'un **avorton**, bientôt frappé d'arrêt de développement, à l'aspect chétif, au

faciès de vieillard. Ou bien ces pauvres êtres, ces déshérités, c'est bien le
cas de le dire, déshérités de ce bien inappréciable, la santé, présentent
des malformations, parfois même des monstruosités variées [bec-de-
lièvre (*lèvre supérieure fendue comme celle du lièvre*) ; pied bot (*pied dévié
de sa position normale*); microcéphalie (*petite tête*) ; hydrocéphalie (*grosse
tête à demi remplie d'eau, d'où petit cerveau*); atrophie testiculaire,
surdi-mutité (*sourd-muet*), etc.]

Le syphilitique n'est donc pas seulement atteint dans sa
personne, mais encore dans **sa descendance**. La syphilis est
ainsi doublement nocive : d'abord par les dommages individuels qu'elle inflige au malade ; ensuite — et ce n'est pas la
moindre considération — par ses conséquences héréditaires
occasionnant une effroyable mortalité infantile et une dégé-
nérescence fatale de la race.

## Prophylaxie des maladies vénériennes.

Les maladies vénériennes, dont nous venons de faire le
redoutable bilan, ont une si funeste action sur l'individu, sur
sa famille et sur la société, que l'Etat a le devoir de veiller à
leur prophylaxie.

Ces maladies se contractant, dans la majorité des cas, à la
suite de rapports sexuels avec des prostituées, quelques personnes bien intentionnées avaient pensé que le mieux était de
supprimer la prostitution. Hélas, il n'y a guère à y songer,
car il faudrait une réforme absolue des mœurs, et ici les mœurs
sont fonction de l'espèce.

La prostitution étant un mal soi-disant nécessaire, tout ce
qu'on a pu faire, c'est de réglementer ce qu'on appelle la
*police des mœurs*, de façon à ne pas laisser en circulation des
femmes contaminées et dangereuses pour la société.

Surveillées et inscrites sur un registre spécial, les prostituées sont tenues de se présenter aux **visites sanitaires** pres-
crites par l'administration ; dès que l'une d'elles est reconnue
malade, elle est d'office envoyée à l'hôpital, d'où elle ne peut
sortir que lorsque tout danger de contamination a disparu.

Malheureusement, ces règlements ne sont pas toujours
appliqués dans leur extrême rigueur, de sorte que beaucoup
de prostituées échappent à la visite sanitaire ou savent se pré-

munir contre le diagnostic éventuel qui les enverrait à l'hôpital.

Et d'ailleurs, à côté des prostituées surveillées, il y a les **prostituées clandestines** que l'on ne connaît pas et qui échappent en masse à toute visite médicale. Entre toutes, ce sont de beaucoup les **plus dangereuses**; elles le sont même dans une proportion étonnante. Les statistiques s'accordent pour attester que sur 100 de ces femmes arrêtées pour délits, on en trouve toujours **un tiers** de malades. Mais, si ces dernières sont plus dangereuses, cela ne veut pas dire que les prostituées surveillées ne le sont pas. A supposer même qu'elles subissent régulièrement la visite sanitaire, celle-ci n'a lieu qu'une fois la semaine, et telle fille reconnue saine aujourd'hui peut être demain une fille malade, donc contagieuse.

Et la prophylaxie des maladies vénériennes en est là à ce jour ; on conviendra que c'est peu pour préserver l'humanité de tels fléaux !

C'est assez dire qu'il vaut mieux s'en prendre aux mœurs et essayer de les réformer. On peut bien faire contre les maladies vénériennes ce que l'on fait contre l'alcoolisme et la tuberculose.

Des préjugés d'autre temps, unis à une fausse pudeur, ne devraient pas empêcher la société d'essayer de se défendre efficacement contre un fléau si funeste pour l'individu et pour l'espèce humaine.

C'est sur les idées courantes qu'il faut réagir, car ce sont elles qui font traiter les maladies vénériennes de **maladies honteuses**, dont on doit rougir et qu'il faut à- tout prix tenir secrètes.

Le jour où les jeunes gens considèreront, ainsi que leur famille, *qu'il n'est pas plus honteux de se faire soigner une syphilis qu'une pleurésie ou une pneumonie*, ce jour-là un grand **pas** sera fait pour la prophylaxie des maladies vénériennes.

C'est· qu'en effet on ne demandera plus les *conseils du camarade* pour se traiter ; on n'ajoutera plus foi aux *réclames des charlatans* qui couvrent les vespasiennes et qui promettent des guérisons miraculeuses, on ne se rendra plus en cachette dans quelque *vague officine* acheter des drogues plus ou moins malfaisantes; on ira tout simplement trouver son *médecin* qui ordonnera, après examen, le *traitement appro-prié*. Et cette blennorrhagie commençante, qui, mal soignée, aurait pu durer des mois et des années et avoir pour l'avenir de graves conséquences, sera, la plupart du temps, guérie pour toujours, en moins de trois semaines.

Au point de vue social, le **rôle du médecin** est plus impor-tant encore. C'est lui qui indiquera *le moment où le vénérien ne sera plus dangereux pour autrui;* c'est lui qui interdira le mariage au syphilitique avant la période tertiaire, époque généralement non contagieuse pour la femme et sans graves dangers pour les enfants futurs; c'est lui enfin qui donnera les conseils propres à éviter la diffusion de ces maladies.

Le jour où le médecin aura la direction du traitement des maladies vénériennes, leur danger individuel et social dimi-nuera sensiblement.

La prophylaxie de ces maladies tient donc moins dans des règlements que dans la *réforme des mœurs* et dans le *relève-ment de la moralité publique.*

La meilleure des prophylaxies, c'est la **prophylaxie indivi-duelle**, à savoir celle que chacun peut et doit exercer sur lui-même. « Commençons par nous protéger nous-même, dit le professeur Fournier, cela vaudra mieux, cela sera bien plus sûr que de nous en rapporter pour notre sauvegarde, à la vigi-lance d'autrui ! »

Mais suffit-il, pour réaliser cette protection de soi-même par soi-même, de prendre la ferme résolution de soigner mé-thodiquement, sans honte et sans faiblesse, les maladies vé-nériennes qui pourront survenir ?

Hélas, non! car les maladies vénériennes ne sont pas toujours et à coup sûr guérissables ! En ce qui concerne la syphilis, du moins, le problème, de l'avis des médecins les mieux informés ne se résout pas aussi facilement qu'on le croit. Certes le *mercure* et l'*iodure de potassium* sont d'excellents spécifiques quand ils sont administrés à temps, comme il convient et avec persévérance ; **mais ils ne sont pas infaillibles** ; ils ont, comme tous les remèdes, leurs « défaillances, leurs échecs, leurs cas réfractaires », dit le professeur Fournier. Et qui donc peut savoir, **d'avance,** s'il rentrera dans la règle générale de guérison ? Ne peut-on pas précisément être un cas réfractaire ? En vérité il y a là un doute terrible ?

D'autre part,— et nous insisterons sur ce point,— un homme même très averti, même très raisonnable, n'est jamais sûr **qu'il aura la force de se soigner jusqu'à complète guérison.** N'oublions pas, dans le cas de syphilis, qu'il s'agit d'un *traitement espacé, non sur des mois, mais sur des années.* Et, au cours de ces années, que d'invitations à l'imprudence ! La période secondaire est si peu gênante ! Par quelque beau jour ensoleillé, lorsque la lumière vivifiante baigne l'organisme, l'imprègne d'une vigueur nouvelle, le syphilitique ne se frappera-t-il pas, lui aussi, la poitrine en s'écriant : « Guéri, je suis guéri ! » Il croira cette accalmie passagère et trompeuse plus que l'avis du médecin, il cessera toute médication, et quand l'implacable mal le ressaisira tout entier, il sera peut-être trop tard : *sournoise, la période tertiaire l'enserrera de son hideux cortège de maladies !*

Peut-être aussi rencontrera-t-il la jeune fille qu'il souhaitera d'avoir pour compagne définitive. Alors l'amour, le véritable amour cette fois, l'amour qui brise toutes les résistances, contourne tous les obstacles, l'amour qui, de tous ses sophismes étouffe la voix de la raison, le persuadera, lui aussi, qu'il est guéri. Et il se mariera, créera un foyer ! Ephémère et lamentable foyer qu'un souffle destructeur balaiera, apportant avec lui la maladie, la discorde et la ruine !

S'exposer à commettre une telle faiblesse, qui n'est pas l'exception, soyons-en persuadés, invite sans doute à penser que l'**avarie** n'est pas seulement un redoutable mal physique, mais aussi un **fléau social.** Encore n'est-ce pas tout : le commerce habituel des femmes galantes, les stations répétées dans les brasseries de filles entraînent souvent à leur suite le besoin de la volupté. Les « professionnelles », rendons-leur ce triste hommage, savent d'ordinaire superbement parer leur marchandise spéciale. Leur action sur l'imagination et les sens n'est pas sans altérer fréquemment, de manière profonde, et le moral et le physique. Il en résulte, au point de vue sexuel, une réelle perversion que l'on voudrait en vain qualifier de satisfaction d'un besoin naturel.

D'autre part et le programme d'hygiène des Ecoles Normales

par son paragraphe final (Les trois grandes plaies qui menacent l'existence de la société sont : l'alcoolisme, la tuberculose et les maladies vénériennes) nous invite à placer ici cette constatation, à la perversion de l'instinct sexuel s'ajoutent généralement les habitudes d'intempérance. Dans les milieux qui nous occupent, la discrétion en matière de boissons alcooliques n'est guère de mise ! Ainsi le péril vénérien se trouve accru du péril alcoolique : du même coup l'on s'habitue aux amours malsaines et aux beuveries ; le poison blennhorragique ou syphilitique épargne-t-il le jeune habitué des brasseries de femmes, en lui s'infiltre sûrement le poison alcoolique. Et remarquez bien que ces deux fléaux : maladies vénériennes, alcoolisme, se prêtent un redoutable et mutuel appui : si les prostituées excitent à boire, l'alcool déchaîne les passions sexuelles, annihile la raison qui, sans doute, eût fait réfléchir à l'immoralité et aux funestes conséquences de telles défaillances ; de plus, du même coup, il met l'individu dans un état indiscutable de moindre résistance aux « avaries ». *La blennhorragie est souvent fille de l'intempérance ;* elle est, en tout cas, entretenue soigneusement par elle ! Quant à la syphilis elle rencontre chez l'alcoolique un terrain de prédilection. Ces maladies spéciales, comme, en général, toutes les maladies infectieuses, sont encouragées à la malignité par un organisme que l'alcool a débilité. *L'alcool fait le lit de la tuberculose, dit-on justement ; on pourrait ajouter qu'il prépare celui des maladies vénériennes.*

Eh bien ! c'est tout ce faisceau d'habitudes mauvaises, *besoins érotiques, besoin de boire* que l'on prétendra rompre en un seul jour, celui du mariage ! Le jeune homme enterrera sa vie de garçon et tout sera oublié, dit-on ! Vraiment il est bien permis de rester sceptique sur la vertu de tels enterrements et sur la valeur des dictons du genre de celui-ci : « Il faut bien que jeunesse se passe ! »

Certes nous ne voulons pas nier l'action sédative et moralisante du mariage ; nous croyons bien que l'amour, l'amour véritable, l'affection d'une honnête femme, la venue d'un enfant, ramènent l'ordre, la normale dans la vie sexuelle. Mais le « vieil homme », celui des brasseries est-il mort à tout jamais ? Restera-t-il sourd aux occasions ?

Voici que la femme est momentanément à la campagne; voici que l'on sort d'un banquet entre hommes où l'on a retrouvé de vieux camarades, une partie de sa vie passée! L'on retourne, comme autrefois, en tout bien, tout honneur, dans quelque brasserie fréquentée jadis ; insidieuse, la tentation se présente ; les habitudes de jeunesse, endormies, se réveillent et l'on se dit : « Bah ! une fois n'est pas coutume! » L'on commet, cette fois, une **faute d'autant plus grave qu'elle peut être irréparable. La presque totalité des avaries conjugales n'ont pas d'autre origine:** elles sont la suite lointaine des habitudes de jeunesse !

Or, la blennorrhagie ou la syphilis de l'homme marié sont, de toute façon, d'épouvantables drames.

Le foyer conjugal, de par son intimité propre, est une maison de verre. Comment, dès lors, se soigner incognito? **De toute nécessité la femme saura !**

L'imprudent mari aura-t-il le courage d'avouer, de s'abstenir de toutes relations sexuelles : la femme peut-être sera épargnée au physique, mais au moral? C'est l'écroulement de ses affections les plus chères, l'anéantissement de toute sa confiance, la destruction de tout son respect pour le chef de famille. Ces désordres moraux se traduiront soit par le divorce légal, soit par le divorce de fait; dans un cas comme dans l'autre, c'est la *ruine de la famille.* Si l'on continue la vie commune pour une raison ou pour une autre, quel avenir gros de querelles et de reproches; quelle humiliation, quelle diminution pour le chef de famille avarié, comme si ces deux mots ne hurlaient pas d'être accouplés! Le pardon jamais ne viendra ; il y aura toujours, à de certains moments, des regards chargés de mélancolie, la mélancolie de la confiance perdue !

Du reste, ce n'est pas ainsi que vont habituellement les choses. Le mari endommagé s'affole : cacher, cacher à tout prix, voilà son unique préoccupation ! Force lui est donc de se mal soigner et de continuer les relations sexuelles. Dès lors, nous le savons, c'est la mère souillée, frappée dans sa descendance; c'est la maladie, les infirmités, les monstruosités, la mort qui s'installent au foyer ; c'est encore, souvent, comme si ce n'était pas assez, l'incapacité de travail du mari et, avec elle, la misère et la ruine.

Tel peut être le triste bilan d'une erreur d'un moment !

Et maintenant concluons :

En présence de telles possibilités, il ne peut être qu'une conclusion rigoureusement juste : éviter les amours faciles, ne pas rechercher les sollicitations de la rue ; **s'abstenir**.

**S'abstenir**, oui ! telle est la prophylaxie individuelle seule efficace. Cette attitude paraîtra peut-être aux jeunes gens une hérésie physiologique, une boutade de professeur, une impraticable utopie, quand les appels de la puberté se font sentir, impérieux comme un fait ?

Eh bien, tout d'abord, les jeunes gens devront aller au fond des choses et ne pas mettre sur le compte de l'instinct sexuel à son éveil tout ce que la **civilisation** y a surajouté : surexcitation qui leur vient de la vie moderne ; nous voulons dire celle des *spectacles de la rue*, celle qu'ils trouvent dans les *music-halls* et les *brasseries*, celle qu'ils puisent dans certaines lectures, celle aussi qui leur vient de l'exemple, de l'indulgence de leurs aînés dans la vie. L'instinct sexuel n'a rien à voir avec ces **excitations** factices. La nature a donné à l'homme cet instinct, non pour les **jeux** de l'amour, mais pour la **procréation** qui est un but très noble. Là est la vérité physiologique, n'en doutons pas, et elle concorde avec la vérité morale.

Ils devront aussi se rappeler que si, la nature a doté l'homme *d'organes spéciaux* avec des *servitudes spéciales*, elle lui a fait cadeau, par surcroît, d'un **cerveau** qui est le siège de l'intelligence et de la volonté, dons précieux qui ont, eux aussi, leur raison d'être : celle précisément de diriger, de discipliner les **instincts** de la « **bête** ». Vraiment, il serait étrange d'oublier, dans le cas qui nous occupe, l'éminente dignité de la nature humaine, ce qui, justement, en fait une nature privilégiée dans l'ordre universel.

Si l'appétit sexuel se montre tyrannique, l'on fera donc **appel à la dignité, à la volonté**. Elles ne supprimeront pas l'instinct sexuel, ce qu'elles ne veulent pas d'ailleurs, mais elles lui imposeront une **règle de conduite**, une direction.

Comment cela ?

Tout d'abord en invitant à considérer la femme comme un être humain, une valeur sociale, et non comme un organisme dispensateur de plaisir, soumis, comme tel, aux caprices passagers du mâle. Avoir le **respect de la femme** c'est tendre à vivre dans un milieu honnête, loin de la tentation des filles, à l'écart des maux qu'elles enveloppent de leur sourire.

C'est employer le temps que l'étude, les occupations journalières laissent libre, plus utilement à coup sûr, **et tout aussi agréablement**, qu'à user parfois prématurément des forces naissantes. C'est, par exemple, cultiver les **sports**, dont la riche variété offre à chacun l'exercice qui convient à son tempérament particulier. En vérité, le *champ de foot-ball* avec le grand air, l'effort musculaire général qu'il demande, et aussi l'énergie, l'esprit de décision qu'il exige, n'est-il pas mieux à sa place dans la vie d'un jeune homme que l'atmosphère enfumée des brasseries ? Participer, chacun pour soi, au mouvement de renaissance physique qui secoue actuellement la France, n'est-ce pas là, la vérité physiologique et la vérité sociale ? Il faut insister sur la pratique des sports, parce que c'est, avec l'habitude des ablutions, un incomparable régulateur, une discipline certaine de l'instinct sexuel. *Les peuples qui aiment les sports et les peuples qui aiment l'eau, en général, ne sont pas parmi les sociétés débauchées.* Il semble que la prostitution recule devant le souci de la culture physique, qu'elle soit fonction inverse de celle-ci. Regardez la carte d'Europe, à ce point de vue spécial.

Mais la véritable solution, et c'est par là que nous terminerons, est celle-ci : **le mariage.** Les jeunes gens doivent se marier tôt. Nous voulons dire par là, dès que leur situation sociale est, non pas **définitivement** établie, mais suffisante. Il ne nous paraît pas bon, sous quelque prétexte que ce soit, d'encourager les mariages tardifs.

Car de tels mariages ne sont pas dans la **vérité physiologique** : la nature, en vertu même de l'instinct qu'elle éveille en l'homme encore à l'aube de la vie, a voulu précisément qu'il choisisse sa compagne quand ils sont, tous deux, jeunes et prometteurs d'une descendance nombreuse et saine, indispensable à la **survivance** de l'espèce, au jeu de la **sélection**.

Ils ne sont pas non plus dans la **vérité morale** : le mariage ne saurait justement être considéré comme la conclusion, le rachat, pour ainsi dire, d'un passé égoïste et souvent frivole. Son action régulatrice et moralisante doit non pas rétablir l'ordre et la dignité dans la vie individuelle, mais l'assurer, dès l'origine.

Ils ne sont pas enfin dans la **vérité sociale**; aux groupements humains il faut, pour durer et pour prospérer, des familles jeunes, riches en possibilités de toutes sortes, riches surtout en naissances futures, c'est-à-dire en cellules nouvelles qui remplaceront les anciennes, fatiguées, **et que l'universelle** évolution entraîne vers la décrépitude, **vers la mort.**

# TABLEAU SYNOPTIQUE DES MALADIES VÉNÉRIENNES

**Appareil génital de l'homme**

- Organes glandulaires : **Testicules**
  - Leur migration de l'abdomen dans le scrotum.
  - Leur constitution
    - albuginée.
    - Lobules spermatiques.
    - Canalicules séminifères.
    - Epididyme.
- Conduit excréteur du sperme
  - Canal déférent.
  - Vésicules séminales.
  - Canal éjaculateur.
  - Urèthre.

**Appareil génital de la femme**

- Organes glandulaires : **Ovaires** donnant *ovules*.
- Conduit conducteur des ovules
  - Trompe de Fallope ou oviducte.
  - Utérus ou matrice (*organe de gestation*).
  - Vagin s'ouvrant à l'extérieur par la vulve.

**Blennorrhagie**

Sa cause : envahissement de l'urèthre par le gonocoque de **Neisser**.

- Chez **l'homme**
  - Étiologie : Relations sexuelles avec une femme **contaminée**.
  - Incubation : Quatre jours.
  - Symptômes
    - Douleur à la miction.
    - Écoulement purulent.
    - Erection douloureuse.
  - Complications
    - Infection peut gagner urèthre postérieur.
    - Prostatite (inflammation de la prostate).
    - Cystite ( — de la vessie).
    - Orchite ( — des testicules).
    - Rétrécissement du canal de l'urèthre.
    - Rhumatisme blennorrhagique.
- Chez **la femme**
  - Étiologie : Relations sexuelles avec un homme **contaminé** ou atteint de *goutte militaire*.
  - Complications
    - Métrite (inflammation de la muqueuse utérine).
    - Salpingite (inflammation des trompes).
    - Ovarite (inflammation de l'ovaire).
- Chez l'enfant : Ophtalmie purulente des nouveau-nés.

**Syphilis**

Sa cause : envahissement du sang par le *Treponema pallidum*.

- Étiologie
  - Relations sexuelles avec une personne syphilitique.
  - Inoculation accidentelle (médecins, nourrices, etc.).
- Symptômes 3 périodes
  - *Période primaire*
    - Infection sanguine généralisée en quelques jours.
    - Apparition d'un *chancre induré* 20 jours après l'inoculation.
    - Durée : 2 mois.
  - *Période secondaire*
    - Roséole.
    - Plaques muqueuses de la bouche et du vagin.
    - Période de contagion.
    - Durée 2 ou 3 ans.
  - *Période tertiaire*
    - Apparition des gommes.
    - Désordres organiques **graves**.
    - Période non contagieuse.

**Prophylaxie des maladies vénériennes**

- Réglementation de la prostitution.
- Réforme des mœurs.
- Relèvement de la moralité publique et privée.
- Pratique des sports.
- Mariage précoce.

---

Tours. — Imp. DESLIS FRÈRES et Cⁱᵉ, 6, rue Gambetta.